U0233119

40 项常用护理技术实训指导

主　编　陶艳玲　管玉梅

副主编　黄淑芳　舒香云　何　茹　王丹丹

　　　　黄　玲　谭海云　梁文仙

编　委(排名不分先后)

　　　　罗远芳　吴　薇　罗翠玲　梁雁玲

　　　　罗选红　周秀红　张　庆　江敏君

　　　　徐琼英　吴文娜　韩　颖　陈普新

　　　　郑醒云　姚　鑫　欧阳晓红

山西出版传媒集团　山西科学技术出版社

图书在版编目（CIP）数据

40项常用护理技术实训指导/陶艳玲，管玉梅主编. --太原：山西科学技术出版社，2020.9
ISBN 978-7-5377-6038-6

Ⅰ.①4… Ⅱ.①陶…②管… Ⅲ.①护理学Ⅳ.①R47

中国版本图书馆CIP数据核字(2020)第137326号

40项常用护理技术实训指导
40XIANG CHANGYONG HULI JISHU SHIXUN ZHIDAO

出 版 人	赵建伟	
主　　编	陶艳玲　管玉梅	
特 约 编 辑	张忠丽	
策 划 编 辑	宋　伟	
责 任 编 辑	翟　昕　杨兴华	
封 面 设 计	吕雁军	

出 版 发 行　山西出版传媒集团·山西科学技术出版社
　　　　　　　太原市建设南路21号　邮编：030012
编辑部电话　0351-4922078
投 稿 邮 箱　shanxikeji@qq.com
发行部电话　0351-4922121
经　　销　各地新华书店
印　　刷　山西基因包装印刷科技股份有限公司

开　　本　880mm×1230mm　1/16
印　　张　24.5
字　　数　530千字
版　　次　2020年9月第1版　2020年9月第1次印刷
书　　号　ISBN 978-7-5377-6038-6
定　　价　108.00元

○ 编委名单 ○

主　编

陶艳玲　　　主任护师　　　深圳市龙岗中心医院
管玉梅　　　主任护师　　　深圳市龙岗中心医院

副主编

黄淑芳　　　主任护师　　　深圳市龙岗中心医院
舒香云　　　主任护师　　　深圳市龙岗中心医院
何　茹　　　主任护师　　　深圳市龙岗中心医院
王丹丹　　　副主任护师　　深圳市龙岗中心医院
黄　玲　　　副主任护师　　深圳市龙岗中心医院
谭海云　　　副主任护师　　深圳市龙岗中心医院
梁文仙　　　副主任护师　　深圳市龙岗区骨科医院

编　委（排名不分先后）

罗远芳　　　主任护师　　　深圳市龙岗区耳鼻咽喉医院
吴　薇　　　副主任护师　　深圳市龙岗区第六人民医院
罗翠玲　　　副主任护师　　深圳市龙岗区第五人民医院
梁雁玲　　　副主任护师　　深圳市龙岗区第三人民医院
罗选红　　　副主任护师　　深圳市龙岗区第四人民医院
周秀红　　　主任护师　　　深圳市龙岗中心医院
张　庆　　　主任护师　　　深圳市龙岗中心医院
江敏君　　　主任护师　　　深圳市龙岗中心医院
徐琼英　　　副主任护师　　深圳市龙岗中心医院
吴文娜　　　副主任护师　　深圳市龙岗中心医院
韩　颖　　　副主任护师　　深圳市龙岗中心医院
陈普新　　　主管护师　　　深圳市龙岗中心医院
郑醒云　　　副主任护师　　深圳市龙岗中心医院
姚　鑫　　　主管护师　　　深圳市龙岗中心医院
欧阳晓红　　副主任护师　　深圳市龙岗中心医院

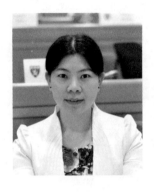

陶艳玲 江西九江人,主任护师,硕士研究生导师,深圳市龙岗区优秀专家,哈佛大学校友会成员。现任深圳市龙岗中心医院护理部主任,深圳市龙岗区护理质量控制与临床教育中心主任,中华护理学会护理管理委员会专家库成员,广东省护理学会教育专业委员会副主任委员,广东省护士协会社区护士分会副会长,深圳市护理学会静脉治疗护理专业委员会副主任委员,深圳市护士协会管理咨询分会副会长。曾赴英国伯恩维尔大学、美国加州大学、哈佛医学院进修。主要研究方向为护理管理、临床护理教育、静疗护理与社区老年护理。主编著作《63项危重症护理必备技能》,发表论文20余篇。

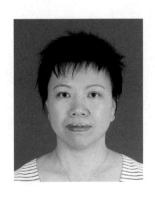

管玉梅 广东大浦人,主任护师,硕士研究生导师。现任深圳市龙岗中心医院延续服务部主任,深圳市龙岗区护理专业委员会主任委员,中华护理学会老年护理专业委员会专家库成员,广东省护理学会老年护理专业委员会副主任委员,深圳市护理学会老年护理专业委员会主任委员,深圳市护士协会教育分会会长。曾赴澳大利亚进修学习,主要研究方向为护理管理与老年护理。副主编著作2部,发表论文20余篇。

○ 内容简介 ○

    《40项常用护理技术实训指导》共分六章，包括评估、标本采集、照护、给药、急救及医院感染防控等40项临床常用护理技术，涵盖了国家卫生和计划生育委员会《新入职护士培训大纲》(国卫办医发[2016]2号)中的护理技术操作项目，并纳入了生活自理能力(BADL)、跌倒、压力性损伤等护理评估技能，内容翔实。每项技能从定义、目的、操作者资质、操作流程及要点说明、常见并发症及预防处理、操作考核清单、案例要点解析、相关知识链接等八个部分展开，以整体护理观为指导，详细解读了每项技能的操作流程、关键要点与最新进展，同时结合并发症预防与案例解析，启发训练护士操作中的评估思辨能力与临床实务能力。考核评价表采用考核清单的形式，依据流程要素与关键点设定分值，遵从患者安全、舒适与良好结局导向，避免了传统评分表将评分值罗列到每一个操作点而可能导致的见物不见人的机械化作业。

    该书紧密结合临床需要，清晰直观，具有系统性、先进性、实用性、可操作性，既可作为护生在校培训、护士岗前培训与规范化培训的教材，也可作为护士专业技术能力考评的标准。

前 言

护理技术操作是护理学的重要组成部分,在临床应用十分广泛。随着社会进步与医学科学的发展,护理新技术、新项目不断涌现,对护理工作质量与护士临床能力的要求也越来越高。传统的基础护理技术操作项目、操作规程与考核标准已不能适应"以病人为中心"的整体护理模式与现代护理观的需要。为此,我们集合了一批具有丰富临床实践经验,长期从事临床护理技能培训与考核的护理人员共同编写了《40项常用护理技术实训指导》,编写内容与临床紧密结合,每项技术以护理程序为框架,通过详尽的操作流程与关键要点解读,结合并发症预防与深入浅出的案例解析,强化学习者的临床思维与综合运用能力。考核标准设计时则采用考核清单的形式,在重点把握操作原则与合理的操作规程基础上,遵从患者良好结局导向,加大人文关怀分值,既要考出护士的技术操作水平,更要考出护士的服务意识水平、语言沟通能力、解决问题能力和应掌握的相关知识,使技术操作考核体现出全过程的优质服务。

本书具有以病人为中心、以临床为导向、知识与技能融合性强、涵盖学科进展、内容丰富、运用价值高、实用性强等特点。不仅为护理专业学生及临床护士提供了清晰的以患者舒适、安全为导向的操作指引,也为护理教学、培训及考核提供了便利、实用、可参考、可借鉴的专业性实训指导教材。可供护理专业学生、规范化培训护士、临床护理老师、护理教育者、护理管理者等参考和借鉴。

在本书的编写过程中,得到了严肃主任、管玉梅主任等各级领导的支持和帮助,也有周小玲、周书剑、黄苑芬、刘海英、唐琦玲等各专业病房护士长与专科护士的加盟添彩,限于篇幅,没有一一罗列。在此,一并对她们的积极参与和大力支持表示衷心的感谢!

限于编者水平,书中难免存在疏漏或错误之处,祈请广大读者不吝惠正,将书中存在的问题及时反馈给我们,以便再版时修正。

编 者

2020年8月

目 录

第一章 常用评估技术 ……………………………………………………… 1

　　第一节 生命体征评估技术 ……………………………………… 1

　　第二节 意识和瞳孔评估技术 …………………………………… 10

　　第三节 跌倒风险评估技术 ……………………………………… 17

　　第四节 基本生活活动能力(BADL)评估技术 …………………… 26

　　第五节 压力性损伤风险评估技术 ……………………………… 34

第二章 常用标本采集技术 ……………………………………………… 41

　　第一节 静脉血液标本采集法 …………………………………… 41

　　第二节 动脉血气标本采集法 …………………………………… 48

　　第三节 尿标本采集法 …………………………………………… 55

　　第四节 粪便标本采集法 ………………………………………… 59

　　第五节 痰标本采集法 …………………………………………… 62

　　第六节 鼻咽拭子标本采集法 …………………………………… 65

第三章 常用给药/注射技术 …………………………………………… 69

　　第一节 口服给药术 ……………………………………………… 69

　　第二节 皮内注射法 ……………………………………………… 75

　　第三节 肌内注射法 ……………………………………………… 84

　　第四节 胰岛素注射 ……………………………………………… 92

第五节 静脉备血输血护理 ……………………………………… 105

第六节 外周静脉留置针输液术 ………………………………… 121

第七节 PICC导管维护指引 …………………………………… 134

第八节 院内床边快速血糖监测 (POCT) …………………… 145

第四章　常用照护技术 ………………………………………… **152**

第一节 口腔护理 ………………………………………………… 152

第二节 会阴护理 ………………………………………………… 161

第三节 物理降温法 ……………………………………………… 167

第四节 雾化吸入法 ……………………………………………… 191

第五节 留置胃管 (胃肠减压/鼻饲) ………………………… 199

第六节 导尿术 …………………………………………………… 209

第七节 灌肠术 …………………………………………………… 220

第八节 引流管护理 ……………………………………………… 230

第九节 卧床患者更换床单 ……………………………………… 242

第十节 患者约束法 ……………………………………………… 250

第十一节 轴线翻身法 …………………………………………… 257

第十二节 患者搬运法 …………………………………………… 268

第五章　常用急救技术 ………………………………………… **283**

第一节 2015版成人双人心肺复苏操作流程 ………………… 283

第二节 除颤仪的使用 …………………………………………… 296

第三节 心电监护仪 ……………………………………………… 307

第四节 微量注射泵 ……………………………………………… 316

第五节　氧疗技术 …………………………………………… 323

第六节　吸痰技术 …………………………………………… 329

附件1.急救物资管理 ………………………………………… 340

附件2.急救车喉镜管理 ……………………………………… 341

附件3.护理人员应急能力考核记录 ………………………… 342

第六章　医院感染防控技术 ………………………………… **347**

第一节　手卫生 ……………………………………………… 347

第二节　无菌技术 …………………………………………… 356

第三节　标准预防技术 ……………………………………… 365

参考文献 ……………………………………………………… **373**

第一章　常用评估技术

第一节　生命体征评估技术

一、定义

生命体征是体温、脉搏、呼吸及血压的总称,是机体内在活动的客观反映,是衡量机体状态的可靠指标。

二、目的

1.判断生命体征有无异常。

2.动态检测生命体征的变化,了解机体重要脏器的功能活动情况。

3.协助诊断,为预防、治疗、康复和护理提供依据。

三、操作者资质

1.清醒患者:护士或经过培训合格的护理员。

2.昏迷/危重患者:有执业资质并经过培训合格的护理人员。

四、操作流程与要点说明

操作流程	要点说明
评估: 1. 核对患者身份。 2. 患者的年龄、病情、意识、治疗及用药情况,确定评估时机。 3. 有无影响生命体征测量的因素。 4. 患者的心理状态、自理能力、理解与合作程度。 5. 测量部位是否适合测量。 6. 测量工具性能是否完好。 7. 操作者:符合资质要求,衣帽整洁,洗手,必要时戴口罩、手套。 8. 环境:安静、安全、舒适,温湿度适宜。	1. 同时使用两种方法、两种信息确认患者身份。 2. 患者在测量前有剧烈运动、进食、饮用冷热饮、热敷、洗澡、灌肠、使用退烧药等活动与治疗时,须过30min后再测量。 3. 婴幼儿、精神异常或烦躁不合作者,应注意患者的安全防护,慎用水银体温计。 4. 测量体温的部位有前额、外耳道、口腔、腋下、肛门等,婴幼儿还可以取颈部或腹股沟测量。 5. 测量部位有创伤、手术、炎症、出汗过多等不宜测温。 6. 患有中耳炎、耵聍堵塞、正使用滴耳剂或耳道内放置药物的外耳道禁止测温。对于耳朵被压、佩戴助听器或耳塞的患者,要在解除耳朵被压及摘除这些设备20min后测量耳温。 7. 检查体温计是否完好,测量前体温计水银柱是否在35℃。 8. 额温枪、耳温枪的使用环境温度是10℃~40℃。 9. 注意保护患者的隐私。

操作流程	要点说明

告知：

1. 清醒患者告知测量的目的及注意事项，并取得患者及家属的配合。
2. 昏迷患者及婴幼儿、精神异常或烦躁不合作者，应有专人陪护，上床栏。

↓

准备：

体温计或测温枪放于清洁盒内，有秒针的表、记录本、笔、血压计、听诊器、纱布（或纸巾）、污物盒、垃圾篓、快速手消毒液。

→

选择合适的测量工具：

1. 婴幼儿、精神异常或烦躁不合作者，慎用水银体温计。额温枪仅适用于门急诊等人流量大的场所进行流感筛查。
2. 儿童应选择儿童型血压计。

↓

水银体温计：

1. 查看腋下皮肤是否完好，如有汗液需擦干，将体温计放入腋窝，屈臂过胸，腋窝贴紧，夹紧体温计，腋温测10min。
2. 读取体温值后将体温计置于污染容器中。

额温枪：

1. 拨开患者前额头发，前额如有汗液应擦干汗液。
2. 将红外线探测头指向患者额头正中（眉心上方），并保持垂直，距离为1～15cm（具体距离根据产品说明书确定），按下测量开关，直至红外线体温计显示温度数值。

耳温枪：

1. 开机后根据提示装上清洁耳套。
2. 拉直耳道。
3. 把测温探头伸入耳道，对准耳膜位置，耳枪发出一声长鸣提示测温完成。
4. 读取耳温数值。

→

1. 婴幼儿、意识不清或烦躁不合作者，应由护理人员守护床旁测量。
2. 额温枪。
   (1) 额温枪应根据说明书进行初次校准和定期校准。
   (2) 被测者周围环境要稳定，不能在风扇、空调的出风口等气流较大的地方测试；不能在室外或者阳光强烈的地方使用。
   (3) 额温枪前方保护镜的玻璃易碎，使用时注意轻放。
   (4) 切忌用手指触摸红外线镜头；勿将红外线光点接触被测者眼睛。
   (5) 额温枪测得温度<35.8℃或>36.9℃，应使用水银体温计或耳温枪重新测量。
3. 耳温枪。
   (1) 耳套专人专用。
   (2) 测耳温时，要轻拉耳郭拉直耳道，1岁以内的小儿外耳应向后提。
   (3) 测温探头放置不当或探头不清洁会影响测量数值。
   (4) 如果探头放置正确，在测量过程中测量指示灯会闪烁，如果探头没有正确地放在耳道内或在测量过程中出现了晃动，会听到一串短促的蜂鸣音，测量指示灯会熄灭。
   (5) 两侧耳朵测的耳温的读数可能不同，请在同一侧耳朵测温。

操作流程	要点说明

脉搏测量：

1. 示指、中指、无名指的指端按在患者桡动脉上。
2. 一般患者可以测量30s，异常者测量1min，核实后报告医生。
3. 脉搏短绌者测量，应有2人同时测量脉搏和心率1min。

1. 测量脉搏前有剧烈运动、情绪激动、哭闹等，应在休息15～30min后再测量。
2. 避免用拇指诊脉，因拇指小动脉搏动较强，用拇指诊脉易与患者脉搏相混淆。
3. 避免在偏瘫侧、形成动静脉瘘侧肢体、术肢、脉管炎肢体、伤口等部位测量脉搏。

呼吸测量：

1. 一呼一吸为1次，测量30s。
2. 患者呼吸微弱不易观察时，用少许棉花置于患者鼻孔前，观察棉花被吹动次数，测量1min。

1. 测量呼吸时应转移患者注意力，使其处于自然呼吸状态。
2. 避免在婴幼儿哭闹时测呼吸。

血压测量：

水银汞柱血压计：卷袖露臂，肘部伸直→打开血压计→开启水银槽开关→驱尽袖带内空气→平整地缠绕于上臂中部（手掌向上）→戴好听诊器→触摸肱动脉→将听诊器置于肱动脉处（一手稍加固定）→关闭气门→注气→缓慢放气→听肱动脉搏动声→读数→取下听诊器→取下袖带→排尽袖带余气→关闭气门→关闭水银槽开关（向右倾斜45°）→整理→关盒。

电子血压计：卷袖露臂，将手臂穿入袖带，袖带空气管朝向手掌内侧→袖带上三角标应对准肱动脉搏动点→按开始键测量→记录数值→取下袖带。

1. 协助患者取舒适的坐位或仰卧位。
2. 测量前至少休息15min，保持安静，不要说话及移动身体。
3. 取坐位或仰卧位测压时，手臂与心脏、血压计"0"点在同一水平；坐位时肱动脉平第四肋间；仰卧位时肱动脉平腋中线，臂带松紧度以能伸入一指为宜，袖带下缘距肘窝2～3cm。
4. 充气至肱动脉搏动音消失，再升高20～30mmHg出院，然后放气，放气速度以水银柱每秒下降4mmHg为佳，在听诊器听到第一声搏动音时，汞柱所指刻度为收缩压读数；搏动音突然变弱或消失时，汞柱所指刻度为舒张压读数。
5. 避免在静脉输液一侧肢体测压，以免影响液体输入。
6. 袖带过窄或过松、被测手臂位置低于心脏水平可致血压偏高。
7. 袖带过宽、过紧、被测手臂位置高于心脏水平、操作者的视线高于水银柱可致血压偏低。

操作流程	要点说明
观察、处理： 1. 判断患者体温、脉搏、呼吸、血压是否正常，是否与病情相符。 2. 水银体温计是否完好。 3. 患者脉搏是否过快或过慢、有无脉搏短绌、心悸、胸闷等情况。 4. 患者呼吸频率、节律、深度、声音和呼吸形态等情况，以及体位改变对呼吸造成的影响。 5. 患者表情，口唇、皮肤黏膜颜色及胸、腹起伏情况。 6. 患者神志变化，有无烦躁不安、意识模糊等缺氧或二氧化碳潴留的表现。	1. 如测量结果与病情不符应重新测量，必要时用其他测量方法对照。 2. 体温异常者，观察患者伴随的症状。体温过高者，观察有无寒战、头痛、鼻塞、流涕、咽喉痛、咳嗽、胸痛、关节肿痛、皮疹等。同时关注患者血、尿常规等各项辅助检查。体温过低者，观察有无畏寒、发绀、四肢冰冷等现象，并注意观察患者意识、心率、呼吸、血压等变化。 3. 发现患者心动过速或过慢、间歇脉、脉搏短绌、交替脉等，观察伴随的症状和体征，如有无心悸、头晕、脸色苍白。 4. 对于危重、机械通气的患者还特别要注意血气分析的主要参数变化，能简单判断酸碱平衡。 5. 发现血压过高时，观察有无头晕、头痛、恶心、呕吐、胸闷、心悸、肢体活动异常等伴随的症状和体征。 6. 血压过低时，观察有无脉搏细速、心悸、头晕等伴随的症状和体征。 7. 观察到患者异常的生命体征及伴随症状，应及时给予相应的护理措施，并与医生及上级责任护士沟通，调整或制订医疗护理措施。
整理、记录： 1. 整理床单位，整理用物。 2. 将体温、脉搏、呼吸、血压记录在护理记录单或绘制在体温单上，根据患者病情分析所测数值，动态观察病情。	1. 高热患者物理降温30min后需重测体温，复测的体温用红色(O)表示，画在降温前体温的同一个纵格内，并用虚线连接。 2. 体温不升时，在35℃以下纵格栏用黑(蓝)笔写体温不升。 3. 注意将测量结果与以往结果相比较，了解病情的动态变化。

五、常见并发症预防与处理

名称	体温计断裂后水银外泄
原因	1.水银体温计、血压计质量问题，有破损 2.患者烦躁、不合作 3.患者在测体温时不慎将体温计损坏 4.护士选择测量体温方法不正确 5.水银血压计使用不当

临床表现	水银外泄
预防与处理	1.测量体温、血压前检查体温计、血压计是否完好 2.婴幼儿、精神异常、昏迷患者避免使用水银体温计。如确需使用水银体温计需专人守护测量，防止意外发生 3.关掉室内所有加热装置，开窗通风，以免污染环境 4.及时清理水银：清理水银时戴上口罩、手套，用硬纸片叠成簸箕形将水银收集起来，或用湿润的小棉棒、胶带纸等将洒在地面或床单上的水银轻轻粘起来，用密封瓶盛装并标有"废弃水银"字样，交由本单位医疗废物暂存点管理人员送环保部门处理 5.查看皮肤黏膜是否破损，遵医嘱处理，严密观察病情变化，并记录
名称	体温计折断致皮肤破损
原因	1.体温计有质量问题，有破损 2.患者夹体温计时用力不当或夹放位置不合适 3.测量腋温时卧位不正确
临床表现	1.皮肤有划伤 2.戳伤
预防与处理	1.婴幼儿、精神异常、昏迷患者避免使用水银体温计。如确需使用水银体温计需专人守护测量，防止意外发生 2.查看皮肤受损程度 3.通知医生，遵医嘱处理 4.及时清理破损的体温计碎片 5.处理残留在现场的水银 6.严密观察皮肤变化并记录
名称	皮肤、组织受损
原因	1.袖带过窄，缠绕过紧或时间过长，致局部血供受阻，引起皮肤、组织损伤 2.测压肢体水肿 3.患者出、凝血功能异常
临床表现	1.局部皮肤青紫、瘀斑、水疱 2.肢体麻木、肢体温度降低 3.严重时出现皮肤破溃
预防与处理	1.选择合适的袖带，松紧度以能伸进一指为宜 2.经常检查测量局部皮肤，保持手臂血液循环畅通，测压后及时松解袖带 3.勿在水肿侧、手术侧、输液侧、偏瘫侧肢体测量血压 4.观察局部皮肤受损情况并记录

六、操作考核清单

项目	分值(分)	得分(分)	存在问题
1.操作前(20分)			
操作者仪容、仪表符合规范	1		
洗手,必要时戴手套、口罩	1		
环境安全舒适、安静、温湿度适宜	2		
使用两种方式、两种信息确认患者身份	2		
告知操作目的、配合方法	2		
评估年龄、性别、病情、意识、治疗	3		
评估影响生命体征测量的因素	3		
评估患者心理状态、自理能力、理解与合作程度	2		
评估患者的测量部位	2		
依据患者特点,准备用物,确认用物齐全、性能完好	2		
2.操作过程(65分)			
体温测温(以测耳温为例)(18分)			
耳套清洁完整,专人专用	2		
选择不影响耳温测量的耳道	4		
拉直耳道	4		
测温探头伸入耳道,对准耳膜位置测量	4		
读取耳温数值	2		
将耳道枪放入收纳盒内	2		
脉搏测量(8分)			
示指、中指、无名指的指端按在患者桡动脉上	2		
一般患者可以测量30s,异常者测量1min	4		
脉搏短绌测量,应有2人同时测量脉搏和心率1min	2		
呼吸测量(8分)			
测脉搏后将手仍按在诊脉部似数脉搏状	1		
观察患者胸腹起伏,一呼一吸为1次,测量30s	3		
一般成人或儿童测30s,异常呼吸应测1min	2		
患者呼吸微弱不易观察时,用少许棉花置于患者鼻孔前,观察棉花被吹动次数,测量1min	2		
血压测量(以水银血压计为例)(30分)			
患者取坐位或卧位,卷袖露臂,肘部伸直,手掌向上	2		
血压计0点应和肱动脉、心脏处于同一水平	3		

项目	分值(分)	得分(分)	存在问题
将血压计袖带平整无折地缠于上臂中部,松紧度以能伸入一指为宜,袖带下缘距肘窝2～3cm	3		
打开水银槽开关	1		
在肘窝部扪及肱动脉的搏动,戴听诊器,将听诊器置于肱动脉处	3		
关闭气门,打气至肱动脉搏动音消失,再升高20～30mmHg	2		
缓慢放开气门使汞柱缓慢下降,注意听读搏动音及汞柱所指刻度	3		
关闭气门,关闭水银槽开关(向右倾斜45°)	3		
考官复核各项测量数值准确,每项2.5分*	10		
3.整体效果(15分)			
整理处置用物	2		
洗手,记录	2		
有效应变、人文关怀	2		
健康宣教	2		
整体操作熟练	2		
相关知识及危急情况判断处理	3		
操作时间:15min	2		

注：每项根据完成程度或比例酌情评分，带"*"项目为"全或无"评分项，完成则得分，反之则不得分。

七、考核案例要点解析

案例

李某,患者,女性,25岁,因"反复牙龈出血伴发热2月余,加重3d"入院,诊断为:急性单核细胞性白血病,行化疗第5天,查神清、全身散在的出血点和瘀斑,测T 39℃、P 110次/min、R 24次/min,血常规示WBC $16×10^9$/L、RBC $2.3×10^9$/L、HB 63g/L、PLC $29×10^9$/L,予地塞米松5mg静脉注射,现患者大汗淋漓,诉头晕、心慌,作为责任护士,你将如何进行生命体征的测量?

1.评估关注点

(1)患者的意识配合程度。

(2)患者用药史、用退热药时间、有无进行物理降温。

(3)患者全身皮肤情况,尤其是测量血压侧肢体皮肤情况。

2.操作关注点

(1)把握测量时机:药物降温半小时后复测体温,注意患者的进食时间。

(2)注意测量的准确性:擦干腋窝的汗液;患者心慌,测量脉搏1min。

(3)关注患者的舒适度:适时更换汗湿的衣被。

(4)关注患者安全:

  a.上床栏防坠床,卧床休息;

  b.注意测量血压的肢体是否有皮下血肿或大面积皮下出血,测量血压是否加重肢体的皮下出血;

  c.注意患者是否会发生虚脱。

(5)能结合病情进行预防虚脱、预防出血等相关教育指导。

八、相关知识链接

1.潮式呼吸:呼吸由浅慢逐渐变为深快,再经过一段呼吸暂停,又开始重复以上的周期性变化,多见于中枢神经系统疾病。

2.间断呼吸:有规律地呼吸几次后,突然停止呼吸,间隔一个短时间后又开始呼吸,如此反复交替,即呼吸和呼吸暂停现象交替出现,常在临终前发生。

3.各年龄小儿呼吸、脉搏次数(见表1-1)。

表1-1　各年龄小儿呼吸、脉搏次数

年龄	呼吸(次/min)	心率(脉搏)(次/min)
新生儿	40～45	120～140
1岁以内	30～40	110～130
2～3岁	25～30	100～120
4～7岁	20～25	80～100
8～14岁	18～20	70～90

4.血压水平的定义和分类(见表1-2)。

表1-2　血压水平的定义和分类

类别	收缩压(mmHg)	舒张压(mmHg)
理想血压	<120	<80
正常血压	<130	<85
正常高值	130～139	85～89
临界高血压	140～149	90～94
I级高血压	140～159	90～99
II级高血压	160～179	100～109

类别	收缩压（mmHg）	舒张压（mmHg）
Ⅲ级高血压	≥180	≥110
单纯收缩期高血压	≥140	＜90
临界收缩期高血压	140～149	＜90

5.各年龄段平均正常血压参考值（见表1-3）。

表1-3　各年龄段平均正常血压参考值

年龄（岁）	收缩压（mmHg）		舒张压（mmHg）	
	男	女	男	女
41～45	124	122	81	78
46～50	128	128	82	79
51～55	134	134	84	80
56～60	137	139	84	82
61～65	148	145	86	83

6.不同部位与不同测量方法参考体温范围（见表1-4）。

表1-4　不同部位与不同测量方法体温参考范围

部位	体温（℃）					
	正常	低	轻度发热	中等热	高热	超高热
口温	36.3～37.2	低于35	37.5～38	38.1～39.0	39.1～41.0	＞41.0
腋温	36.0～37.0	低于35.5	37.0			
肛温	36.5～37.7	低于35.3	37.7			
额温	35.8～36.9	额温枪测体温＜35.8℃或＞36.9℃，应及时用水银体温计或耳温枪测量对照				
耳温	36.0～37.5	成人发热分度参照口温； <3个月婴儿体温≥38℃或低体温，可判为病情高危； 3～6个月婴儿体温≥39℃或低体温，可判为病情高危				

（黄淑芳、陶艳玲、叶文秋）

第二节 意识和瞳孔评估技术

一、定义

意识是指大脑的觉醒程度,是中枢神经系统对内、外环境刺激给出应答反应的能力,或机体对自身状态和周围环境的感知和理解能力。意识内容包括定向力、感知力、注意力、记忆力、情感、思维和行为等,是人类的高级神经活动,它可以通过语言、躯体运动和行为等表达出来。正常人意识清晰、定向力正常,感觉敏锐、精确,语言准确、流畅,思维和情感活动正常,表达能力良好。

意识障碍是指人对自身和周围环境的感知发生障碍。意识障碍可表现为觉醒度下降和意识内容变化,临床上常通过患者的睁眼反应、言语反应、对针刺的痛觉反应、瞳孔对光反射、吞咽反射等来判断意识障碍的程度。

瞳孔由动眼神经副交感纤维(支配瞳孔括约肌)与来自颈上交感神经节的交感纤维(支配瞳孔散大肌)共同调节而成。瞳孔(pupil)的变化是许多疾病,尤其是观察中枢神经系统病变部位、麻醉的深度和病情危重程度的重要指标。正常瞳孔位置居中,边缘整齐,同圆,等大,在自然光线下,直径为2~5mm。瞳孔的大小除了随光线的强弱变化外,还与年龄、屈光、生理状态、药物等因素有关。老年人的瞳孔稍小,儿童的瞳孔稍大。瞳孔直径小于2mm称瞳孔缩小,瞳孔直径大于5mm称瞳孔扩大。20%人群双侧瞳孔直径相差1mm或更小,如果光反应对称,是正常现象。

对光反射是检查瞳孔功能活动的测验,它分直接对光反射和间接对光反射。当光线刺激引起瞳孔收缩,感光瞳孔缩小称为直接光对反射,对侧未感光瞳孔也收缩为间接对光反射。当瞳孔反射传导路径任何一处损害均可导致瞳孔及对光反射出现异常。

二、目的

了解患者中枢神经系统疾病、中毒性疾病、眼睛疾病情况,准确判断意识障碍及其程度,为观察病情及判断治疗护理成效提供可靠的依据。

三、操作者资质

有执业资质并经过培训合格的护理人员。

四、操作流程与要点说明

操作流程	要点说明

评估：
1. 核对患者身份。
2. 患者的年龄、病情、治疗及用药情况，确定评估对象及时机。
3. 患者的理解与合作程度。
4. 环境：安静、安全、舒适、光线柔和、温湿度适宜。

1. 至少同时使用两种患者身份识别方式，对意识障碍者，可邀请家属参与身份识别。
2. 一般患者入院时评估，对脑血管疾病、颅脑损伤、颅内压增高、心肺复苏后、中毒、术后、病情变化及使用麻醉镇静类等特殊药物者，应随时评估。
3. 烦躁不合作者应有人在旁陪护。

准备：
1. 手电筒、瞳孔测量尺。
2. 操作者洗手，必要时修剪指甲。

1. 使用聚光手电筒。
2. 操作者指甲应修剪短，以免掐伤患者。

告知：
向患者及家属告知意识和瞳孔评估的目的。

1. 若病情允许，置患者于平卧位。
2. 观察患者能否唤醒，如呼唤无反应，用力拍打患者的肩膀，仍无反应，按CPR流程，并实施急救，评估患者气道、呼吸、循环。
3. 清醒患者，嘱其注视远处。操作者一手拇指和示指将患者双眼上睑上提，观察瞳孔形状、位置是否对称；另一手持瞳孔测量尺，将患者瞳孔与测量尺上的黑圆点数值对比，读取瞳孔大小的数值。
4. 用电筒光快速从侧方分别照射左右瞳孔中央，观察瞳孔是否呈活跃和对称收缩。

实施：
1. 放下操作者同侧床栏，如有约束应解开约束具，置患者于舒适体位。
2. 呼唤患者的名字。
3. 观察患者睁眼情况，评估瞳孔的大小、形状、对光反射情况，并做对比，必要时给予疼痛刺激并观察患者的反应。
4. 判断定向力及言语。
5. 嘱患者"握手""伸舌头"等，观察其运动反应。不能遵嘱者给予疼痛刺激观察其对疼痛的运动反应。

5. 如患者不能唤醒睁眼，排除心脏骤停后，给予疼痛刺激，用手指沿眶缘压迫，或用掌指关节沿胸骨施压，或捏挤上臂或大腿内侧观察患者有无睁眼或痛苦的表情。注意刺激应选择在健康肢体，避免在瘫痪肢体上进行，上肢的反应比下肢反应可靠，给予疼痛刺激时应掌握力度，避免造成患者损伤。每次疼痛刺激的部位和强度要相对固定。
6. 观察患者的睁眼情况，GCS评分依次为：自主睁眼4分，呼唤睁眼3分，经疼痛刺激睁眼2分，无睁眼反应1分。
7. 如果患者能被唤醒或刺激后唤醒，询问患者时间、地点和人物等定向力信息，评估患者能否讲话、讲话是否清楚、回答问题是否正确，GCS评分依次为：回答正确5分，语言含糊4分，语言错乱3分，只能发音2分，无语言反应1分。
8. 根据患者对遵嘱动作或刺痛给出的运动反应，GCS评分依次为：遵嘱动作6分，刺痛定位5分，刺痛躲避（疼痛刺激有退缩动作，表现出痛苦、厌恶表情）4分，疼痛刺激肢体屈曲3分，疼痛刺激肢体伸展2分，无运动反应1分。

操作流程	要点说明
观察： 1. 有无意识障碍及其所属意识类型、程度。 2. 观察意识障碍者其他神经功能。 3. 注意意识障碍、瞳孔变化反映的病情信息。 4. 观察患者有无意识障碍等相关并发症。	1. 一侧或两侧瞳孔大小不等、异常,对光反射迟钝或消失都是重要的异常体征。 2. 突然发生的意识改变,一侧瞳孔散大,对光反射消失,伴有烦躁不安、呕吐、呼吸深慢、脉搏慢、血压高,提示有脑疝形成,需要立即进行降颅压处理。 3. 两侧瞳孔缩小常见于蛛网膜下腔出血、有机磷农药中毒、使用吗啡类冬眠类药物。针尖样瞳孔是脑桥损伤典型表现;单侧瞳孔缩小常提示小脑幕裂孔疝;两侧瞳孔扩大常见于双侧小脑幕裂孔疝、枕骨大孔疝及濒死状态;排除药物因素,患者瞳孔突然扩大常是病情急剧变化的标志。 4. 动眼神经麻痹、动眼神经损害时,直接对光反射、间接对光反射均消失。视神经完全性损害时,直接对光反射消失,间接对光反射存在。 5. 一侧瞳孔的对光反射速度慢于或小于对侧,常提示病变累及中脑或动眼神经。
分析与记录： 根据患者的意识、瞳孔状态判断患者的病情,及时做出护理决策。将评估结果和处置情况及时、准确记录在评估单或护理记录单上。	1. 将评估结果和处理情况记录在护理记录单上。 2. 发现患者有意识改变、瞳孔变化,应同时观察患者生命体征、吞咽的变化及伴随症状,以评估患者的中枢神经功能。 3. 注意观察意识障碍的患者口腔清洁、呼吸道通畅情况;有无肌肉萎缩、关节僵硬;有无尿、便失禁等,做好各项基础护理。 4. 烦躁不安患者,做好安全护理。

五、常见并发症预防与处理

名称	皮肤损伤
原因	1.操作者指甲过长 2.疼痛刺激时用力太大
临床表现	疼痛刺激部位瘀青或皮肤破损
预防与处理	1.给予患者疼痛刺激前要检查指甲,必要时修剪指甲 2.操作者进行疼痛刺激时要掌握好力度,不宜过大 3.查看皮肤黏膜是否破损,遵医嘱处理,严密观察病情变化,并记录

六、操作考核清单

项目	分值(分)	得分(分)	存在问题
1.操作前评估(15分)			
操作者仪容、仪表符合规范	1		
洗手,必要时修剪指甲、戴手套、口罩	2		
环境安静、安全、舒适、温湿度适宜	2		
至少使用两种方式确认患者身份*	2		
评估年龄、病情、意识、治疗及用药情况	2		
评估患者的理解与合作程度	2		
告知操作的目的、所用的刺激方法	2		
用物准备齐全、性能完好	2		
2.操作过程(65分)			
放下操作者同侧床栏,置患者于舒适体位	2		
解开约束用具,烦躁不安患者做好安全防护	3		
呼唤患者名字,观察患者睁眼情况	5		
如呼唤无反应,用力拍打患者的肩膀,若仍无反应,按CPR流程,并实施急救,评估患者气道、呼吸、循环	5		
不能唤醒睁眼的患者,排除心脏骤停后,给予疼痛刺激(如按压眼眶等),观察患者有无睁眼、皱眉、肢动情况	5		
操作者一手拇指和示指将患者双眼上睑上提,观察瞳孔形状、位置是否对称,如为清醒患者,嘱其注视远处	5		
操作者另一手持瞳孔测量尺,将患者瞳孔与测量尺上的黑圆点数值对比,读取瞳孔大小的数值	5		
用电筒光快速从侧方分别照射左右瞳孔中央,观察瞳孔是否活跃和呈对称收缩状态	5		
询问患者定向力信息,判断定向力及言语反应	5		
嘱患者"握手""伸舌头"等,观察其运动反应。不能遵嘱者给予疼痛刺激,观察其疼痛的运动反应	5		
发现意识改变时,同时观察患者生命体征、吞咽的变化及伴随症状	5		
正确使用GCS评分方法	5		
正确评判患者意识障碍的类型及程度	10		
3.整体效果(20分)			
整理、处置用物	2		
洗手、记录	2		

（续　表）

项目	分值(分)	得分(分)	存在问题
有效应变、人文关怀	3		
沟通技巧	3		
健康教育与安全措施	4		
整体操作	4		
操作时间：5min	2		

注：根据完成程度或比例酌情评分，带"*"项目为"全或无"评分项，完成则得分，反之则不得分。

七、考核案例要点解析

案例

张某，男，85岁，因"被发现跌倒在地，呼之不应6h"入院，入院诊断：1.意识不清查因，大面积脑梗死？ 2.高血压。患者有脑梗死、抑郁症病史。入院查体：T 39.4℃，P 122次/min，R 40次/min，双侧瞳孔等圆等大，直径3mm，对光反射灵敏，现患者刺痛下睁眼，无言语对答，左侧可见自主运动，右侧肢体刺痛下可回缩。作为责任护士，你将如何进行意识状态评估？

1.评估关注点

(1)老年患者注意是否有白内障病史。

(2)患者既往史：患者既往有脑梗死、抑郁症病史，是否存在语言障碍、不言语等症状。

(3)患者用药史：是否使用过影响意识状态的药物，用药的时间、药物的名称。

(4)患者有无听力下降，听力下降是否对意识形态评估造成影响。

2.操作关注点

(1)关注环境及患者的舒适度。

(2)操作是否方便，放下操作侧床栏，约束患者暂时解除约束。

(3)关注患者安全，防坠床。

(4)根据患者的病情有效应变。

八、相关知识链接

(一)意识状态分类

1.意识清醒：患者认识自己及周围环境，并对周围环境保持正常反应。

2.不同程度意识障碍的临床表现和意义

(1)嗜睡：最轻的意识障碍，患者持续处于睡眠状态，呼之能应答，刺激后能唤醒，醒后能正确回答问题和做出各种反应，刺激停止后很快又入睡。

(2)模糊：意识水平轻度下降，患者能保持简单的精神活动，但对时间、地点、人物等定向力判断发生障碍。

（3）昏睡：患者处于较深的睡眠状态，不能自动觉醒，在强烈刺激下能睁眼、呻吟、躲避，可做简短而模糊的回答，随即熟睡。

（4）浅昏迷：意识大部分丧失，无自主活动，对光、声刺激及周围事物无反应，生理反射存在，对强烈刺激可出现痛苦表情及躲避反应，生命体征无明显改变。

（5）中度昏迷：对周围事物及各种刺激均无反应，对压迫眶上神经等强烈刺激可出现皱额或肢体抗拒动作。咳嗽反射、吞咽反射、角膜反射存在，生命体征可有改变，瞳孔大小和对光反射可正常。

（6）深昏迷：意识完全丧失，对外界刺激全无反应，生命体征有明显变化，全身肌肉松弛，各种深浅反射均消失。

（7）谵妄状态：表现为意识模糊、定向力丧失、错觉、幻觉、烦躁不安、语无伦次。

3.GCS评分（见表1-5）

表1-5 GCS评分

睁眼反应	记分（分）	言语反应	记分（分）	运动反应	记分（分）
自主睁眼	4	回答正确	5	遵嘱动作	6
呼唤睁眼	3	言语含糊	4	刺痛定位	5
经疼痛刺激睁眼	2	言语错乱	3	刺痛躲避	4
无睁眼反应	1	只能发音	2	刺痛屈肢	3
		无言语反应	1	刺痛伸肢	2
				无运动反应	1

使用GCS评分时，对于眼外肌麻痹、眼睑严重肿胀等无法睁眼者，睁眼反应用"C"表示；对于气管插管或气管切开无法正常发音的患者，言语反应用"T"表示；对于失语症患者，言语反应用"A"表示。

GCS评分是最常用的意识评估工具。通过对患者睁眼反应、言语反应及运动反应进行评分，将意识障碍数量化，根据所得评分高低反映意识障碍的程度。GCS最高分为15分，表示意识清楚，8分以下为昏迷，最低分3分，评分越低，说明意识障碍越重。颅脑外伤患者GCS评分≥13分为轻度脑损伤，9～12分为中度脑损伤，8分或8分以下为严重脑损伤。如前后比较，GCS评分下降≥2分时，提示病情发生明显变化，应报告医生。

4.瞳孔异常的临床表现及意义

（1）瞳孔大小异常：两侧瞳孔缩小常见于蛛网膜下腔出血、有机磷农药中毒、使用吗啡类和冬眠类药物。针尖样瞳孔是脑桥损伤典型表现。单侧瞳孔缩小常提示小脑幕裂孔疝。两侧瞳孔扩大常见于双侧小脑幕裂孔疝、枕骨大孔疝及濒死状态。排除药物因素，患者瞳孔突然扩大，常是病情急剧变化的标志。

(2)瞳孔对光反射异常:动眼神经麻痹、动眼神经损害时,直接对光反射、间接对光反射均消失。视神经完全性损害时,直接对光反射消失,间接对光反射存在。一侧瞳孔的对光反射速度慢于或小于对侧,常提示病变累及中脑或动眼神经。

(黄淑芳、陶艳玲)

第三节 跌倒风险评估技术

一、定义

跌倒(fall)是指突发的、不自主的、非故意的体位改变,倒在地上或更低的平面上。国际疾病分类(International dassification of diseases,ICD)将跌倒分为从一个平面至另一个平面的跌落和同一平面的跌倒两类。

二、目的

1.恰当地评估患者可能引发跌倒的危险因素及其危险程度,以便采取针对性的预防措施。

2.增强患者日常生活活动的能力,避免或减少跌倒和坠床发生及其所致的伤害。

三、操作者资质

有执业资质并经过培训合格的护理人员。

四、操作流程与要点说明

操作流程	要点说明
评估: 1. 核对患者身份。 2. 患者年龄、病情、意识、活动能力、合作程度、治疗,以确定患者是否属于跌倒高危人群,确定评估时机。 3. 患者/家属对跌倒知识的知晓程度。 4. 评估患者是否需要使用辅助用具。 5. 操作者:符合资质要求。 6. 环境、设施安全。	1. 跌倒高危人群: (1)有跌倒史的患者。 (2)意识欠清、无定向感、躁动不安、高估个人能力者。 (3)视力不佳,影响日常活动者。 (4)活动无耐力,只能短暂站立;或需协助或使用辅助器材才可进行床椅转移与平地行走者。 (5)平衡能力、步态发育不完善或受损者。 (6)有癫痫发作史者。 (7)有体位性低血压症状者。 (8)使用降压药、降糖药、麻醉药、镇静药、抗癫痫药者。 (9)需频繁上厕所者(尿频、尿急、腹泻患者)。 2. 评估时机: (1)初始评估:患者入院时。 (2)再次(动态)评估:患者转入时、病情变化时、使用会导致跌倒的药物时、手术患者术毕返回病室时、卧床或手术患者首次离床活动时。 (3)持续评估:跌倒高危患者至少每72h重新评估跌倒风险一次。
告知: 告知实施跌倒评估技术的目的、方法、可能出现的不适、操作过程中的配合。	3. 确定选用的跌倒危险评估量表: (1)Morse跌倒风险评估量表。 (2)Hendrich Ⅱ跌倒风险模型。 (3)STRATIFY跌倒风险评估表。

操作流程	要点说明

准备:

1. 患者日常辅助生活用具:眼镜、助听器。

2. 下床行走者准备防滑的鞋子。

3. 根据患者情况准备辅助用具。

4. 跌倒风险评估表。

> 提供必要的、性能良好的辅助用具。

告知:

操作(以STRATIFY评分+附加高危因素筛查为例):

1. 协助患者取舒适、安全体位。

2. 通过询问、观察、查体与查阅病历进行风险筛查。

(1)意识:观察患者意识是否清醒、有无烦躁不安。有意识障碍者进一步询问患者时间、地点、人物等信息,了解有无定向力障碍。

(2)跌倒史/病史:询问患者近1年内有无跌倒史、癫痫发作史、晕厥史等。

(3)视力:询问患者有无视力障碍,视力障碍是否影响日常活动,必要时做视力与视野范围检查。

(4)排泄:询问并观察患者有无尿频、尿急、腹泻等需频繁如厕现象,夜尿次数,夜间如厕习惯。

(5)活动:询问并评估患者活动耐力,了解患者床椅转椅、站立、行走、上下楼梯(参照基本生活活动能力评估)能力及活动时是否需要使用辅助用具。有活动障碍者进一步评估肌力、平衡能力、步态等活动能力情况。

(6)体能:询问并观察患者活动时及活动后有无头晕、乏力和体位性低血压等症状和体征。

1. 确定评估内容:根据患者的病情、活动能力、理解与配合程度等确定评估的内容与评估技巧。深昏迷、高位截瘫、四肢挛缩等移动、改变体位完全依赖者视为无跌倒风险、直接填写跌倒风险评分为0分。

2. 评估技巧:采用询问、观察、检查等方法进行评估。

(1)如果患者神志清楚、基本生活活动能力无须依赖,可采用询问、观察两种方法进行评判评分,再查阅患者的用药和辅助检查报告情况。

(2)有意识障碍或因病情原因卧床不起,或医嘱要求绝对卧床,不宜进行起床、站立、行走的患者可通过询问患者或家属的方式进行评定。

3. 注意评估时患者的安全:检查患者的平衡、活动能力和步态时,注意周围环境的安全,并提供必要的辅助用具和帮助,防止跌倒坠床。注意观察患者活动后的生命体征情况,有无心慌、气促、乏力等不适症状。

4. 确定患者是否为高危跌倒患者。

(1)托马斯跌倒评估工具(St Thomas's Risk Assessmont Tool,STRATIFY)跌倒风险评估表评估得分≥2者,列为跌倒高危患者,得分越高说明跌倒风险越大。

(2)STRATIFY评分+附加高危因素筛查得分≥2者,也列为跌倒高危患者。

操作流程	要点说明

（7）管道：观察患者有无影响日常活动的治疗性管道。

（8）病情与用药：有无使用容易导致跌倒的药物；有无贫血、低血钾等异常报告。

（9）专科风险：是否存在本专科拟定的跌倒高危因素。

（10）依从性：观察、了解患者有无不遵从医务人员活动能力指导的情况。

3. 分析判断。

（1）分析判定患者主要跌倒危险因素及其计分值。

（2）判断患者跌倒发生的风险程度。

整理、记录：

1. 整理床单位，置患者于舒适体位。
2. 整理用物。
3. 正确做好文书记录及防跌倒措施。
4. 跌倒风险告知及警示。
5. 做好交接班。

1. 新入院患者的跌倒风险评分结果在首次护理记录上体现。

2. 落实动态与持续评估：根据评估结果动态调整护理计划与措施，并记录到护理记录单上。

依据患者发生跌倒的高危因素，制订并提供防跌倒措施。

跌倒高危患者，需告知跌倒风险并签署跌倒风险告知书，与患者及家属共同制订预防跌倒计划，提供预防跌倒护理措施。床头挂"防坠床、防跌倒"警示标识，科内实施三级管理制度，落实防跌倒措施。

五、常见并发症预防与处理

名称	跌倒
原因	1.评估时风险预见不足 2.评估内容、技巧选择不当 3.评估时未采取恰当的跌倒防范措施
临床表现	1.软组织挫伤:局部疼痛、皮肤红肿、瘀青、皮肤表皮擦伤 2.骨折:骨折部位疼痛、肿胀、畸形、功能障碍 3.头部损伤:头皮血肿、头皮擦挫伤、脑震荡、意识障碍等
预防与处理	1.评估时采取恰当的跌倒预防措施 2.一旦发生跌倒,留在患者身边观察病情,做必要的急救处置并立即设法通知医生,协助医生查体,根据损伤情况酌情搬动患者。遵医嘱进行必要的检查和治疗,增加安全防护措施。通知家属,报告科室领导,书写护理记录、填写跌倒不良事件报告表,上报护理部 3.软组织急性损伤的处理:休息、冰敷、加压和抬高患肢 4.减轻疼痛:早期冷敷以减少出血和疼痛,加压包扎,24～48h改用热敷,以促进血肿吸收 5.出现意识障碍,有呕吐者,头偏向一侧,及时清理口鼻腔分泌物,保持呼吸道通畅

六、操作考核清单

项目	分值(分)	得分(分)	存在问题
1.操作前评估(20分)			
仪容、仪表符合规范	2		
洗手,必要时戴手套、口罩	2		
确定评估时机	3		
至少使用两种方式、两种信息确认患者身份*	2		
评估患者年龄、病情、意识、活动能力、理解与合作能力,评估时是否需要使用辅助用具	3		
告知操作目的、方法、可能出现的不适及配合方法	2		
操作人员资质符合要求	2		
用物准备齐全	2		
环境、设施安全	2		
2.操作过程(65分)			
协助患者取舒适、安全体位	2		
观察患者意识是否清醒、有无烦躁不安;询问患者时间、地点、人物等信息,了解有无定向力障碍	3		
询问患者住院期间或近1年内有无跌倒,包括癫痫发作、晕厥等	3		

（续　表）

项目	分值(分)	得分(分)	存在问题
询问并观察患者有无视力障碍,视力障碍是否影响日常活动	3		
询问患者有无尿频、尿急、腹泻等需频繁如厕现象,询问夜尿次数、夜间如厕习惯	3		
询问、观察患者活动能力,包括床椅转移、站立、行走、上下楼梯(参照基本生活活动能力评估)能力及活动时是否需要使用辅助用具,必要时进行活动能力专项评估	3		
询问并观察患者的平衡能力、步态情况,必要时进行专项评估	3		
询问并观察患者活动时及活动后有无头晕、乏力和体位性低血压等症状和体征	3		
观察患者有无影响日常活动的治疗性管道及数量	3		
查阅病历,询问患者,了解有无使用容易导致跌倒的药物。如降压、降糖、麻醉、镇静、镇痛、抗癫痫、抗精神病等药物	3		
查阅病历,了解患者有无贫血、低血钾等异常报告	3		
评估患者是否存在本专科筛选拟定的跌倒高危因素	3		
评估患者/家属对跌倒知识的知晓程度,观察、了解患者有无不遵从医务人员活动能力指导的情况	3		
判断患者跌倒风险评分	3		
判断患者跌倒风险程度及跌倒发生的高危因素	5		
制订并提供有效的防跌倒措施	5		
落实跌倒风险告知与警示	5		
整理床单位,置患者于适宜体位	2		
整理用物,洗手	2		
记录评估结果及防跌倒措施	2		
跌倒高危患者做好交接班*	3		
3.整体效果(15分)			
有效应变、人文关怀	4		
沟通技巧	3		
整体操作	3		
相关知识	3		
操作时间15min内完成	2		

注:根据完成程度或比例酌情评分,带“*”项目为“全或无”评分项,完成则得分,反之则不得分。

七、考核案例要点解析

案例

吴某,女,41岁,因"血压升高4年,头晕4d,加重5h"入院。4天前患者自觉有明显头晕症状,伴有胀痛不适,可自行缓解,15:00自觉头晕,头痛症状明显加重,由同事扶行到公司医务室就诊,查血压240/159mmHg,予口服降压药(左旋氨氯地平、氢氯噻嗪片),血压未下降。来急诊就诊,查血压268/152mmHg,予硝普钠泵入降压后,19:00拟"高血压病急症"收入院。入院查体,T 36.3℃、P 68次/min、R 20次/min、BP 218/128mmHg。神志清楚、沟通顺畅、无语言理解障碍,四肢肌力正常、肌张力正常,仍持续泵入硝普钠。

评估与操作关注点

患者急诊时头晕、目眩、头痛,需他人扶持行走,目前血压严重偏高,存在并发心脑血管意外事件的风险,来院就诊前曾口服降压药,现正静脉泵入血管活性药物硝普钠,发生体位性低血压风险很高,病情和药物的原因均需要患者卧床休息,不宜进行下床和行走等站立、行走等平衡、活动能力和步态的评估,主要通过询问、观察进行整体性评判及查阅病历,了解患者的化验报告、所用药物等评估患者的跌倒风险。

八、相关知识链接

1.平衡功能分类

(1)静态平衡:指身体静止不动时维持身体于某种姿势的能力,如坐、站时的平衡。

(2)动态平衡:是指运动过程中调整和控制身体姿势稳定性的能力。如坐或站着进行各种活动时的平衡能力。

(3)反应性平衡:是指当身体受到外力干扰而使平衡受到威胁时,人体做出保护性调整反应以维持或建立新的平衡,如保护性伸展反应、迈步反应等。

2.平衡功能评估

(1)闭目直立征测试:是最常用的静态平衡功能检查法,受试者直立,两脚并拢,两臂前举至水平位,伸肘不动。先睁眼,后闭眼观察受试者有无站立不稳或倾倒。正常人可维持不倾倒60s左右。

(2)Mann试验:双足一前一后站在一直线上,足跟接足趾,闭目站30s,观察其睁眼、闭眼时身体的摇摆情况。

(3)行走试验:一种动态平衡功能检查法。受试者闭眼,向前行走5步,继之后退5步,前后行走5次。观察其步态,并计算起点与终点之间的偏差角度。偏差角度>90°,表示两侧前庭功能显著差异,平衡功能受损。

(4)计时起立行走测试(Timed Up-and-go Test,TU&GT):TU&GT测试需要一张有扶手的椅子和一个秒表。评定时患者穿平常穿的鞋,坐在有扶手的靠背椅上(椅子座高约45cm,扶手高约21cm),身体靠在椅背上,双手放在扶手上。在离座椅3m远的地面上贴一条彩条的粗线。当测试者发出"开始"的指令后,患者从靠背椅上站起,站稳后,以尽可能快的步态向前走3m,过彩条粗线后转身,然后迅速走回到椅子前,再转身坐下,靠到椅背上。通过计算完成指定任务所花费的时间,测评受试者的稳定功能。测试时不主张辅助器材,平常需使用的受试者例外。

判断标准

1.完成测试时间<10s,可自由活动。

2.<20s,活动较好,可独自步行,不需辅助。

3.20～29s,活动不稳定。不能独自步行外出,需要辅助以防跌倒。

4.>30s,存在活动障碍。有高度跌倒风险,活动时需要极大帮助以预防跌倒。

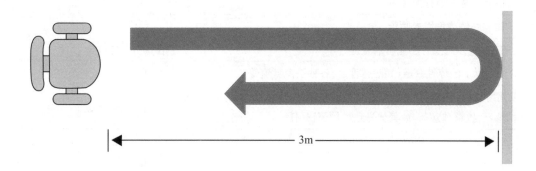

3.异常步态

(1)起步异常:起步有迟疑,或必须尝试多次方能启动,常见于帕金森病。

(2)步高异常:行走拖地,常见于下肢瘫痪患者。

(3)步态对称性异常:表现为两脚步长不等。

(4)步伐连续性异常:步伐与步伐间不连续或中断。

(5)走路路径异常:走路时路径明显偏移到某一边。

(6)躯干稳定性异常:走路时有明显摇晃或需使用步行辅具;如孕妇腹部较大时,躯干前后摇动增加,躯干在整个站立相始终保持后倾,同时肩关节后撤,类似鹅行走的姿态。

(7)步宽(脚跟距离)异常:走路时两脚跟几乎靠在一起。

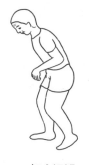
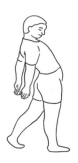
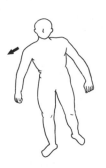
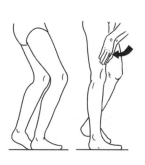

起步迟疑　　　　躯干稳定性异常　　　　走路路径偏移　　　　步宽异常

4.STRATIFY及附加高危因素筛查评分表(表1-6)

表 1-6 STRATIFY 及附加高危因素筛查评分表

跌倒危险因素	评判标准	计分
一、STRATIFY 跌倒风险评估表		
1.最近1年内或住院期间曾发生跌倒	否=0分，是=1分	
2.意识欠清、无定向感、躁动不安(任一项)	否=0分，是=1分	
3.主诉视觉不佳,影响日常生活	否=0分，是=1分	
4.常需(如尿频、腹泻)上厕所,患者小于4h如厕一次	否=0分，是=1分	
5.活动无耐力,只能短暂站立者;需协助或者使用辅助器材才可进行床椅转移与平地行走者	否=0分，是=1分	
二、附加跌倒高危因素筛查		
1.平衡能力、步态发育不完善或受损	否=0分，是=1分	
2.有两条以上治疗性管道(如静脉管道、各种引流管道等)	否=0分，是=1分	
3.使用降压药、降糖药、麻醉药、镇静药、镇痛药、安眠药、抗癫痫药、抗抑郁药、抗精神病药,或其他易致跌倒药物(任一项)	否=0分，是=1分	
4.血红蛋白≤90g/L、血清钾≤3.0mmol/L(任一项)	否=0分，是=1分	
5.高估个人活动能力	否=0分，是=1分	
6.其他(各专科筛选的跌倒高危因素)	否=0分，是=1分	
跌倒风险评分(STRATIFY评分+附加高危因素筛查得分)		

注：1.完全丧失活动能力、移动和改变体位完全依赖者视为无跌倒风险，跌倒风险评分为 0 分。但需动态评估患者活动能力恢复情况。

2.STRATIFY 跌倒风险评估表评估得分≥ 2 者或 STRATIFY 评分 + 附加高危因素筛查得分≥ 2 者，列为跌倒高危患者，得分越高说明跌倒风险越大。

5.跌倒风险评估表的应用注意事项

(1)使用跌倒风险评估量表进行跌倒危险评估前,必须统一培训护士,护士需熟练掌握常用跌倒风险评估量表的评分内容和评分标准,以保证评估结果准确、客观。

(2)对跌倒高危人群应及时告知患者及家属/主要照顾者,以配合跌倒防护措施的有效执行。

(3)患者转科时,相关科室的护士应做好交接,新转入科室时应重新评估。

(4)量表计分是为了充分利用有限的护理资源达到更好的预防效果,因此需要动态观察计分结果、修正措施。

(5)应关注评估工具中各因素的分值,即便最佳的量表也会低估或高估患者跌倒的危险。对于评估结果总分值低被划为低危险等级的患者,并不意味着我们可以掉以轻心,研究发现,有相当一部分的院内跌倒发生者的跌倒风险评分为低分。因此,对于评估工具的分值,除了关注总分外,还要关注各危险因素的分值,分析哪些因素最有可能作为潜在的危险导致患者跌倒的发生,尤其对于评分为低危险的患者。

（黄淑芳、陶艳玲）

第四节 基本生活活动能力（BADL）评估技术

一、定义

基本生活活动能力(basic activies of daily living, BADL)评估是指运用"基本生活活动能力评定量表"作为评估工具评估患者生活自理能力(如穿衣、进食、如厕、修饰、洗澡等)和功能性移动能力(如床上活动、转移、行走、上下楼梯等)。常用Barthel指数评定量表作为评估工具。

二、目的

1.筛选出完全不能自理或部分自理的患者,确定帮助和照顾的程度,满足患者生活活动、卫生、安全和舒适的需要,并促进患者自理。

2.根据评估结果,医护共同确定护理等级。

3.了解住院患者BADL,判定预后。

三、操作者资质

有执业资质并经过培训合格的护理人员。

四、操作流程与要点说明

操作流程	要点说明
评估： 1. 核对患者身份。 2. 评估患者年龄、病情、意识、基本生活活动能力、理解和合作程度。 3. 评估有无影响自理能力的病理因素。 4. 评估有无治疗相关的影响因素。 5. 评估患者/家属对基本生活活动能力的知晓程度。评估患者家庭支持系统情况。 6. 评估患者的主观能动性、能否主动参与治疗及护理、能否利用现存的功能自理生活。 7. 操作者：符合资质要求。	1. 评估人群：年龄≥6岁的所有住院患者。 2. 评估时机： 　(1)患者入院、转科、出院、术毕返回病室、术后首次离床活动当日、病情变化影响基本生活活动能力时,BADL评定要求当班完成。 　(2)尽可能在患者自然活动状态下进行评估,如进食能力可选择患者就餐时评估,穿衣可选择患者晨起穿衣时进行,必要时分次进行评估。 3. 影响自理能力的病理因素：意识水平下降、认知缺陷、理解能力下降、肢体活动力下降、视听触觉受损、躯体形态缺陷及参与积极性下降等。 4. 治疗相关影响因素：如侵入性管道(给药、鼻饲、引流)、应用特殊或专科药物(镇静催眠药)及治疗措施、手术、外用器具(石膏、夹板等)及辅助工具、监护等。
告知： 告知患者及家属BADL评估的目的、重要性及可能带来的不适和配合方法、需使用的辅助工具。	

操作流程

要点说明

准备：

1. 用物准备：基本生活活动能力评定量
表、衣服、洗漱用具、就餐用具、辅助
用具等。

2. 操作者准备：衣帽整洁，洗手，必要时
戴口罩、手套。

3. 环境准备：安静、安全、舒适、私密。

衣服要宽松合身，提供必要的、性能良好的辅助用具。

操作：

1. 整体评判：

(1)观察患者头发、颜面、口腔、皮肤
等清洁卫生情况。

(2)询问患者的基本生活(进食、穿
衣、修饰、如厕、洗澡)完成与自
理情况。

(3)询问患者的大小便控制情况。

(4)观察患者肢体活动能力，询问患
者床上转移、床椅转移、平地行
走、上下楼梯等功能转移性躯体
活动的自理情况。

2. 针对性查：

(1)检查患者的四肢肌力和肢体活动
能力。

(2)检查患者进食能力：能否自行用
勺或持筷进食，取碗盛饭，取汤
夹菜入口的能力及程度。

(3)检查患者穿衣能力：能否自行穿
好全部适合身体的衣服及完成程
度。如系、开纽扣、开、关拉链和穿
鞋等。

(4)检查患者修饰能力：能否完成洗
脸、洁牙、梳头、剃胡须等修饰行
为的能力及程度。

(5)检查患者洗澡能力：是否需要指
导进出浴室的能力及程度。

1. 确定评估内容：根据患者的病情、活动能力、理解与配合
程度、治疗性限制情况确定评估的内容。

(1)昏迷、高位截瘫患者忽略评估过程，视为重度依赖，
BADL评分为0分。

(2)生命体征不平稳的危重患者忽略评估过程，视为重
度依赖，可直接填写Barthel指数分值。

(3)因病情而卧床不起或医嘱要求绝对卧床的患者，只
对患者穿衣、进食、修饰、大小便控制能力进行评估，
如厕、洗澡和功能性转移能力不予评分。

2. 评估技巧：采用询问、观察、检查等方法进行评估。对于
轻症、术前检查准备阶段的患者、非高危孕妇、各种疾病
或手术恢复期的患者，如果患者神志清楚，转移、行走
等活动自如，可采用询问、观察两种方法进行整体性评
分，忽略直接检查过程。在评估过程中，一些不易完成或
较难控制的动作，可通过询问患者或家属的方式进行评
定，但要关注是否存在照顾者过度替代现象，而低估了
患者的实际能力。

3. 注意患者安全：

(1)评估进食能力时，注意观察患者有无吞咽困难、呛
咳、误吸等现象。

(2)评估活动能力时，注意周围环境的安全，并提供必要
的辅助用具和帮助，防止跌倒、坠床。

(3)注意观察患者活动后的生命体征，有无心慌、气促、
疼痛等不适症状。

操作流程	要点说明
(6)检查患者如厕能力：去厕所或便桶处无助手，能解衣或处理卫生的能力及程度，例如拭净、整理衣裤、冲水。 (7)检查患者床椅转移能力：从床上到椅子上并返回的能力及程度。 (8)检查患者平地行走能力：在病区内平地上独立行走或借助人、辅助器行走的能力及程度。 (9)检查患者上下楼梯能力：独立或携带有效的辅助器上楼梯的能力及程度。 (10)评估患者活动后有无明显的生命体征变化、有无不适主诉。 3. 分析判断： (1)分析确认患者的主要问题及其评分量表计分项的计分值。 (2)判断患者基本生活活动能力的依赖程度，并根据评估结果制订BADL训练与补偿计划。	4. 确定BADL等级： (1)完全依赖：总分<20分。 (2)重度依赖：总分21～40分。 (3)中度依赖：总分41～60分。 (4)轻度依赖：总分61～99分。 (5)无须依赖：总分100分。
整理、记录： 1. 整理床单位，置患者于舒适体位。 2. 整理用物。 3. 及时记录评分结果，做好交接班。	1. 新入院患者的BADL评分结果在首次护理记录上体现，并根据评估发现的BADL需要帮助项目制订BADL训练与补偿计划，在护嘱单上开具相应的护嘱，床头悬挂"中度依赖""重度依赖"警示标识。 2. 落实动态评估：患者术毕返回病室、术后首次离床活动当日、病情变化影响基本生活活动能力时要动态评估BADL，并动态调整BADL训练与补偿计划。

五、常见并发症预防与处理

名称	误吸
原因	1.患者存在吞咽功能障碍 2.进食体位不合理,食物遗留口腔 3.摄入了形态不安全的食物 4.吞咽功能评估不到位,盲目进食,进食速度过快
临床表现	1.进食时或进食后呛咳 2.说话时声音嘶哑,口鼻腔有食物残留 3.进食后突然不能说话,欲用力咳嗽而咳嗽不出 4.进食后突然出现呼吸困难或呼吸带有杂声,口唇发绀、脸色发青,甚至窒息/死亡
预防与处理	1.能说话咳嗽患者鼓励咳嗽,尽快咳出食物 2.液体或小形固体食物误吸者,予负压吸引 3.异物卡喉者实施海氏手法施救,海氏手法操作要点如下: 　(1)立位:用于清醒患者,护士立于患者背后双臂环绕患者腰部,令患者弯腰,头前倾,护士一手握空心拳,拇指侧顶住患者腹部正中线脐上方两横指处,另一手紧握拳,快速向内向上冲击5次,反复进行 　(2)仰卧位:用于意识不清者,护士骑跨于患者两大腿外侧,两手掌根重叠,平放患者腹部正中线脐上方两横指处,快速向内向上冲击5次,反复进行 4.必要时准备气管切开用物 5.观察生命体征,记录抢救过程,告知家属
名称	**跌倒**
原因	1.多发生于肢体活动及平衡能力差的患者 2.辅助器具使用不当 3.评估活动及行走能力时未做好防跌措施
临床表现	跌倒在地、疼痛、软组织擦挫伤、骨折、头部损伤、意识障碍等
预防与处理	1.评估环境要光线充足、地面干燥、平坦无障碍物 2.正确评估患者肢体肌力、平衡能力,在保证患者安全的情况下,方可进行床椅转移、平地行走、如厕和上下楼梯等活动能力评估,评估时要提供必要的、性能良好的辅助器具和人力辅助,防止跌倒 3.发生跌倒:留守患者身边观察病情,并设法立即通知医生,协助医生查体,根据损伤情况酌情搬动患者。遵医嘱进行必要的检查和治疗,增加安全防护措施。通知家属,报告科室领导,书写护理记录。填写跌倒不良事件报告表,上报护理部

六、操作考核清单

项目		分值(分)	得分(分)	存在问题
1.操作前(25分)				
仪容、仪表符合规范		2		
洗手,必要时戴手套、口罩		2		
确定评估时机		2		
至少使用两种方式确认患者身份*		2		
评估患者年龄、病情、意识、活动能力、理解与合作能力		3		
评估影响患者自理能力的病理因素		2		
评估有无治疗相关的影响因素		2		
评估患者/家属对BADL知识的知晓程度与家庭支持系统		2		
评估患者的主观能动性、能否主动参与及利用现存的功能自理生活		2		
告知操作目的、方法、可能出现的不适及配合方法		2		
用物齐全、完好		2		
环境安全、私密		2		
2.操作过程(65分)				
协助患者取舒适、安全体位		2		
观察患者头发、颜面、口腔、皮肤等清洁卫生情况		3		
观察、检查患者的四肢肌力和肢体活动能力		3		
询问/观察患者日常生活活动(进食、穿衣、修饰、如厕、洗澡)完成情况		3		
询问患者能否控制大小便		3		
询问/观察患者床上活动、床椅转移、平地行走、上下楼梯等日常活动完成情况		3		
依据观察/询问结果,进一步针对性检查	检查患者进食能力:患者能否取碗盛饭、取汤、夹菜入口及其独立程度	3		
	检查患者修饰能力:洗脸、洁牙、梳头、剃胡须等能力及程度	3		
	检查患者穿衣能力:能否完全穿好衣裤鞋,例如系、开纽扣、开、关拉链和穿鞋等	3		
	检查患者洗澡能力:患者进出浴室的能力及独立完成洗澡全过程的程度	3		
	检查患者如厕能力:包括完成松解衣裤、擦拭清洁、整理衣裤、冲水等行为	3		

	项目	分值(分)	得分(分)	存在问题
依据观察/询问结果,进一步针对性检查	检查患者床椅转移能力:患者从床上到椅子上并返回的能力及程度	3		
	检查患者平地行走能力:患者平地行走或借助人/辅助器行走的能力及程度	3		
	检查患者上下楼梯能力:患者上下楼梯或借助人/辅助器上下楼梯的能力及程度	3		
评估患者活动后有无明显的生命体征变化、有无不适主诉		3		
BADL评分准确		3		
正确判断BADL依赖程度*		3		
依据BADL评分正确判断护理级别		2		
分析影响患者BADL的因素,判断患者BADL需要补偿的内容与程度		4		
整理床单位,置患者于适宜体位		2		
整理用物,洗手		2		
记录评估结果,开具生活护理护嘱		2		
落实日常生活活动注意事项告知与警示		3		
3.整体效果(10分)				
有效应变、人文关怀		4		
沟通技巧		2		
整体操作		2		
相关知识		2		

注:根据完成程度或比例酌情评分,带"*"项目为"全或无"评分项,完成则得分,反之则不得分。

七、考核案例要点解析

案例一

患者吴某,女,41岁,因"体检发现血压升高4年,头晕4d,加重5h"入院。4天前患者自觉有明显头晕症状,伴有胀痛不适,可自行缓解,15:00自觉头晕,头痛症状明显加重,到公司医务室就诊,查血压240/159mmHg,予口服降压药(左旋氨氯地平、氢氯噻嗪片)治疗,血压未下降。遂来急诊就诊,查血压268/152mmHg,予硝普钠泵入降压,19:00遂拟"高血压病急症"收入CCU。入院查体,T 36.3℃、P 68次/min、R 20次/min、BP 218/128mmHg。神志清楚,沟通顺畅,无语言理解障碍,四肢肌力正常,肌张力正常,仍持续泵入硝普钠。

1.评估关注点

(1)患者成年人,患者血压严重偏高,存在并发心脑血管意外事件的风险,使用血管活性药物,病情和药物的原因需要患者卧床休息,不宜进行涉及转移性动作的活动能力评估,如厕、洗澡、床椅转移、平行行走、上下楼等,这些项目不评估不计分。

(2)患者病情危重,对于进食、穿衣等活动能力的评估,要选择在患者就餐、晨起穿衣等自然状态下进行。

2.操作关注点

因为患者不适宜进行涉及转移性动作的活动能力评估,为满足患者生理、卫生、舒适的需要,护士主要通过观察法评估患者进食、穿衣、修饰等自我料理方面的能力评估,通过询问、观察的方式评估患者的大小便控制能力。

案例二

王某,女性,62岁,因"发现左侧肢体乏力8h"入院,入院查体T 36.6℃、P 78次/分、R 20次/分、BP 149/88mmHg;神志清楚,对答切题,言语不清,理解无异常;左上肢肌力1级,左下肢肌力4级,左侧肢体肌张力正常,右侧肢体肌力、肌张力正常。急诊生化示:血钾3.32mmol/L。入院诊断:1.脑梗死;2.低钾血症。

1.评估关注点

(1)评估患者肌力、理解和合作能力。

(2)患者对生活自理的态度,能否利用现存的功能自理生活。

(3)患者家庭支持系统情况。

(4)是否存在影响评估的因素,如输液中的患者可选择在输液结束后进行评估。

2.操作关注点

(1)责任护士可以在当班时通过询问、观察、检查等方式评估患者的BADL能力。

(2)可邀请家属参与,并指导家属协助患者完成日常生活活动。

八、相关知识链接

表 1-7 Barthel 指数评定量表

BADL项目	完全自理(分)	需部分帮助(分)	需极大帮助(分)	完全依赖(分)
进食	10 (含夹菜、盛饭等)			
洗澡	5	0	-	-
修饰	(含洗漱、梳头、剃须等)		-	-
穿衣	10 (系纽扣/拉拉链/穿鞋)	5 (需一半帮助)		

（续　表）

BADL项目	完全自理(分)	需部分帮助(分)	需极大帮助(分)	完全依赖(分)
控制大便	10	5 （偶有失禁,每周＜1次）		
控制小便	10	5 （偶有失禁,每24h＜1次,每周＞1次）	0 （失禁/昏迷/需由他人导尿）	
如厕	10 （含出入厕/便后清理）	5	0	
床椅转移	15	10 （搀扶,拐杖、语言指导,能坐）	5 （较大搀扶或在轮椅上自行移动）	0
平地行走	15 （独立步行＞45m）	10 （搀扶,辅助用具、语言）	5 （较大搀扶,在轮椅上自行移动）	0
上下楼梯	10	5 （扶扶手、搀扶、拐杖、语言等）	0	-

（黄淑芳、陶艳玲、吴文娜）

33

第五节 压力性损伤风险评估技术

一、定义

压力性损伤是局部皮肤和(或)皮下组织的局限性损害,通常在骨突处,作为压力或压力结合剪切力和(或)摩擦综合作用的结果。一些相关因素或混杂因素也与压力性损伤有关,但这些因素的重要性仍有待阐明。

压力性损伤危险评估量表是用于评价个体发生压力性损伤危险,预测、筛选压力性损伤高危人群的一种工具,目前已经成为压力性损伤预防护理的重要组成部分,压力性损伤危险评估量表作为预测性工具,能早期识别压力性损伤的危险因素和危险程度,为护士准确判断患者发生压力性损伤的危险提供参考依据。

二、目的

1.评估患者皮肤完整程度。

2.判断患者压力性损伤危险程度。

3.评估患者所存在的压力性损伤危险因素。

4.针对危险因素给予患者相应的处理措施。

三、操作者资质

有护士执业资质并经过培训合格的护士。

四、操作流程与要点说明

操作流程	要点说明
评估: 1. 核对患者身份。 2. 患者年龄、病情、意识、理解、合作能力和治疗,以明确患者是否属于压力性损伤高危人群,确定评估时机和评估的重点部位。 3. 评估患者/家属对压力性损伤知识的知晓程度。 4. 操作者:符合资质要求,衣帽整洁,洗手。 5. 环境注意遮挡。 告知: 告知实施压力性损伤评估技术的目的、方法、可能出现的不适、操作过程中的配合要点。	1. 压力性损伤高危人群: (1)意识障碍、瘫痪、神经麻痹、痴呆、营养不良、贫血、病情危重、坐轮椅、强迫体位等患者。 (2)局部皮肤循环不良、水肿、脱水、大小便失禁、出汗等导致皮肤长时间处于潮湿、不洁状态的患者,石膏、夹板、半硬式颈椎项圈、导管、吸氧管、通气管道路等医疗仪器或用具长时间局部接触皮肤的患者。 2. 确定评估时机: (1)新入院、转科患者:接诊护士当班内完成。 (2)手术患者:术前一天由手术室护士根据术式、麻醉方式、手术时间等进行评估;术后回室当班内完成。 (3)高危人群:入院2h内完成。 3. 确定选用的压力性损伤危险评估量表: (1)Braden scale:适用于普通内外科患者。

操作流程	要点说明

操作流程

准备：

1. 用物准备：温水试管、手电筒、压力性损伤危险评估量表。

2. 操作者准备：衣帽整洁、洗手，必要时戴口罩、手套。

↓

操作（以 **Braden scale** 量表评估为例）

1. 协助患者取舒适、安全体位。

2. 询问、观察与检查：

　(1)意识：观察患者意识状态及对疼痛刺激的反应。

　(2)感觉：检查患者皮肤触觉、温度觉和痛觉。

　(3)移动和活动：包括检查患者肢体在平面上的移动能力和空间范围的活动能力。

　(4)摩擦力和剪切力：观察患者半卧位或坐轮椅时有无下滑现象。

　(5)压力：检查受压部位、皮肤薄弱处、医疗器械/设备与皮肤接触处的皮肤情况。

　(6)潮湿：观察患者出汗、伤口渗液、衣裤和床单位潮湿程度与更换频次。

　(7)排泄：询问、观察大小便控制情况。

　(8)营养：日常饮食结构、每日饮食量、查阅病历，观察了解患者是否存在高代谢与营养不良状况。

3. 分析判断：

　(1)分析讨论患者的主要压力性损伤危险因素及其量表各计分项的计分值。

　(2)判断压力性损伤发生的危险程度，结合评分确定需要采取的预防护理措施。

要点说明

　(2)Norton scale：适用于老年患者。

　(3)Waterlow scale：适用于ICU及手术患者。

　(4)BradenQ表：适用于婴幼儿。

4. 确定评估部位：

　(1)受压部位。

　(2)皮肤薄弱处。

　(3)医疗器械/设备与皮肤接触处。

注意事项：

1. 烦躁患者注意安全，移动患者与变换体位时动作轻巧安全。

2. 评估技巧：采用询问、观察、检查的方法进行评估。

3. 分析压力性损伤发生的危险因素：

　(1)外因：压力、摩擦力、剪切力、潮湿。

　(2)内因：年老、营养不良、疾病状态、活动受限等，或综合作用因素。

4. 判断压力性损伤发生风险程度（以Braden量表为例）：

　(1)轻度危险：15～16分。

　(2)中度危险：13～14分。

　(3)高度危险：10～12分。

操作流程	要点说明
整理、记录： 1. 整理床单位，置病人于适宜体位。 2. 整理用物。 3. 及时记录评分结果。 4. 压力性损伤风险告知与警示。 5. 做好交接班，按要求逐级上报。	1. 对评估有压力性损伤风险者，在病情许可下情况可取 ≤30度的半坐卧位或侧卧位，并使用减压用具。 2. 新入院患者在首次护理记录单上记录压力性损伤评分，如评估有压力性损伤风险者启用《Braden压力性损伤风险护理单》，告知压力性损伤风险并签署压力性损伤相关风险知情同意书，床头挂"防压力性损伤"警示标识，科内实施三级管理制度，落实防压措施。 3. 高度危险患者，填写《高危压力性损伤风险申报表》；院内发生或院外带入压力性损伤者，填写《压力性损伤/皮损情况报告表》，科内组织高级责任护士或护士长查房，请专科护士会诊，并逐级上报。 4. 落实动态评估：根据不同的危险程度决定评估频率。 (1)高度危险/已经发生压力性损伤患者：至少每72h评估1次。 (2)轻中度危险患者：入院后第1个月内每周评估1次，1个月后每月评估1次；若患者病情发生变化随时评估。

五、操作考核清单

项目	分值(分)	得分(分)	存在问题(分)
1.操作前评估(20分)			
仪容、仪表符合规范	2		
洗手、必要时戴手套、口罩	2		
确定评估时机和评估重点	2		
至少使用两种方式、两种信息确认患者身份*	2		
评估年龄、病情、意识、理解和合作能力	2		
评估患者/家属对压力性损伤知识的知晓程度	2		
告知操作目的、方法、可能出现的不适及配合方法	2		
操作人员资质符合要求	2		
用物准备齐全	2		
环境注意遮挡	2		
2.操作过程(65分)			
协助患者取舒适、安全体位	3		
观察患者意识状态及对疼痛刺激的反应	4		

（续　表）

项目	分值(分)	得分(分)	存在问题(分)
询问、检查患者有无感觉障碍,检查患者皮肤触觉、温度觉和痛觉	4		
询问、检查患者的移动和活动方式	4		
检查患者肢体在平面上的移动能力和空间范围的活动能力	3		
观察患者半卧位或坐轮椅时有无下滑现象	3		
检查受压部位、皮肤薄弱处、医疗器械/设备与皮肤接触处的皮肤情况,移动患者与变换体位时动作轻巧安全	8		
观察患者出汗、伤口渗液,观察衣裤和床单位潮湿程度与更换频次	3		
询问、观察大小便控制情况	3		
询问日常饮食结构、每日饮食量	3		
查阅病历,观察了解患者是否存在高代谢与营养不良状况	3		
整理床单位,置病人于适宜体位	4		
整理用物,洗手	2		
评定患者压力性损伤风险评分	3		
判断压力性损伤风险的危险程度*	3		
结合评分确定主要风险因素,制订适宜的预防护理措施	4		
落实压力性损伤风险告知与警示	3		
记录评估结果于采取的措施	2		
做好交接班,按要求逐级上报	3		
3.整体效果(15分)			
有效应变、人文关怀	3		
沟通技巧	3		
整体操作	3		
相关知识掌握	4		
操作在15min 内完成	2		

注：根据完成程度或比例酌情评分，带"*"项目为"全或无"评分项，完成则得分，反之则不得分。

六、考核案例要点解析

案例

郑女士,78岁,入院前3天走路时出现肢体乏力,当时需要他人协助扶起,无跌倒,并出现失语加重、恶心、呕吐胃内容物2次,伴有吞咽困难,饮水呛咳,有咳嗽,痰难咳出。家人予服用"感冒药"后无好转,到医院急诊,测血压140/90mmHg,考虑"脑梗死、肺炎",平车收入神经内科。诊断:①脑桥急性腔隙性脑梗死;②左下肺炎;③原发性高血压病3级极高危组;④2型糖尿病。患者入院后神志清楚,不能言语,可完成简单指令,伸舌居中,双侧瞳孔等圆等大,约2mm,对光反射存在,右侧上肢痉挛性瘫痪,肌张力增加,右下肢肌力Ⅱ级,左侧肌张力正常,肌力Ⅴ级,留置导尿管。

1.评估关注点

(1)患者右侧肢体偏瘫,属于压力性损伤高危患者。

(2)压力性损伤评估应于入院2h内完成。

(3)评估的重点部位:骶尾及右侧肢体易受压的骨突部位。

(4)患者对语言的理解能力。

2.操作关注点

患者不能言语,询问有无感觉障碍时,可指导患者用点头、摇头进行回答,并结合观察加入证实。其他询问内容,可以询问家属或陪护。

七、相关知识链接

1.压疮的分期

分期	分期标准描述	进一步说明	示例图
可疑深部组织损伤	由于潜在的软组织受压力和(或)剪切力损伤,局部区域的皮肤改变为紫色或暗紫色或有血疱形成。与邻近的组织相比,这些受损区域的软组织可能有疼痛、硬结、浓稠状、软绵样、发热或冰凉	在深肤色人种中,可疑深部组织损伤可能难以察觉。进一步发展可能有薄水疱在深色的伤口床。伤口可能会演变成为薄痂覆盖。即使有最佳的治疗,创面也可能迅速发展至多层组织暴露	
Ⅰ期压力性损伤	皮肤完整伴有局部无法消褪的红色,一般在骨突位置。深肤色的皮肤可能不会有明显的发白;但它的颜色可能与周边皮肤不同	与邻近组织相比,该部位可能出现疼痛、坚硬、柔软、较暖或较凉。在深肤色可能难以察觉。此期可能表明患者正处于压力性损伤高"风险"或风险的前驱征兆	

（续　表）

分期	分期标准描述	进一步说明	示例图
Ⅱ期压力性损伤	部分皮层丧失直达真皮,表现为一开放性表浅溃疡,伴有红色或粉红色的伤口床,但无腐肉。也可能表现为一个完整或开放/破溃的浆液性水疱	表现为一有光泽或干燥的表浅溃疡而无腐肉或瘀伤。此期应与皮肤撕裂、粘贴用品撕裂、会阴部皮炎、浸渍或表皮脱落相鉴别。瘀伤表示存在可疑深部组织损伤	
Ⅲ期压力性损伤	全皮层缺损,皮下脂肪可能呈现,但骨骼、肌腱或肌肉未见外露。腐肉可能存在,但不会遮挡组织缺损的深度。潜行和窦道也可能存在	压力性损伤的深度因解剖位置不同而各异。鼻梁、耳部、枕部及足踝部因缺乏皮下组织,Ⅲ期压力性损伤可能较表浅。相比之下,有显著脂肪的区域可以形成非常深的Ⅲ期压疮。但骨骼/肌腱均不可见或直接触及	
Ⅳ期压力性损伤	全皮层缺损伴有骨骼、肌腱或肌肉外露。腐肉或焦痂可能存在于伤口床的某些部分,通常有潜行和窦道出现	Ⅳ期压力性损伤的深度因解剖位置不同而各异。鼻梁、耳部、枕部及足踝因没有皮下组织,溃疡可能较浅表。Ⅳ期压力性损伤可延伸到肌肉和/或支撑组织(如:筋膜、肌腱或关节囊)而可能导致骨髓炎的发生。骨/肌腱可见外露或直接触及	
不可分期	全皮层缺损,而溃疡的基底被腐肉(黄色、棕褐色、灰色、绿色或棕色)和(或)焦痂(棕褐色、棕色或黑色)所覆盖	直至腐肉和(或)焦痂能够充分去除,才能准确分期。在足跟处稳定(干燥、黏附稳固,完好而无发红或波动)的焦痂可作为"人体的自然(生物)覆盖物",不应被去除	

2.常用压力性损伤危险评估工具的临床应用

(1)压力性损伤危险评估量表的使用注意事项。

1)使用压力性损伤危险评估量表进行压力性损伤危险评估前,必须培训护士,护士需熟练掌握常用压力性损伤危险评估量表的评分内容和评分标准,以保证评估结果准确、客观。

2)若患者病情好转,如由卧床转为能下床活动,可复评一次;如评分显示患者无压力性损伤发生危险且病情稳定者,可终止评分,出院时评定结果:无压力性损伤发生。

3)住院期间病情加重(变化)时,应立即或不超过2小时重新评估。

4)对压力性损伤高危人群应及时告知患者及家属/主要照顾者,以配合压力性损伤防护措施的有效执行。

(2)压力性损伤危险评估量表的应用分析。

1)量表计分是为了充分利用有限的护理资源达到更好的预防效果,因此需要动态观察计分结果、修正措施。

2)不同的评估量表侧重点有所不同。Braden评估量表中对营养状况的评估只考虑了摄入部分,而危重症患者机体的分解代谢旺盛,尽管静脉营养/肠内营养供给日常所需营养,但仍可能存在营养不足的情况,因此评估时还应该结合其他指标,如血红蛋白、红细胞计数、血浆白蛋白、BMI值等,以综合反映机体的代谢情况,给予及时、充足的营养支持,对于预防压力性损伤的发生是非常必要的。

3)应关注评估工具中各因素的分值。对于评估结果总分值高被划为无风险等级的患者,并不意味着我们可以掉以轻心,研究发现,有相当部分的院内压力性损伤发生在危险评分为无风险的患者。因此,对于评估工具的分值,除了关注总分外,还要关注各危险因素的分值,分析哪些因素最有可能作为潜在的危险导致患者压力性损伤的发生,尤其对于单项评分低的患者。

(3)效果评价。

1)评估效果的监控:上级护士、护士长或多学科伤口护理小组及时跟进临床护士是否在规定的时间内熟练使用合适的量表对患者进行评估,评分结果是否符合患者的情况,是否根据评分结果采取恰当的预防措施。

2)终末评价指标:患者住院期间是否发生压力性损伤及其压力性损伤的严重度分期。

3)对于发生压力性损伤者,应尽可能查找原因,分析可避免的因素和不可避免的因素,针对可避免因素进行有效干预。

(江敏君、林琼、周书剑)

第二章　常用标本采集技术

第一节　静脉血液标本采集法

一、定义

静脉血液标本采集法是指护理人员从患者的静脉抽取血液标本的技术。

二、目的

采集、留取静脉血标本,协助临床诊断疾病,为临床治疗提供依据。

三、操作者资质

经培训合格的护理人员。

四、操作流程与要点说明

操作流程	要点说明
操作前准备: 1. 核对医嘱、患者姓名、住院号、检验单、检验项目。 2. 根据医嘱选择合适的采血试管/培养瓶,并进入标本采集系统打印并粘贴采血试管/培养瓶标签。	1. 根据医嘱选择合适的采血试管/培养瓶,并检查采血试管/培养瓶有效期、有无裂痕、胶塞头盖有无松动,以免改变管内负压,防止采血量不准确。 2. 进入标本采集系统准备采血试管/培养瓶,点击"未准备"栏,检索患者申请信息,并进行三确认。 　(1)一确认身份:核对患者姓名、住院号与检验单上姓名、住院号是否一致。 　(2)二确认检查项目:查对检验单数量、项目与电脑系统显示是否一致。 　(3)三确认试管:查对是否正确关联采血管,试管标签项目与申请单项目是否一致。 3. 打印采血试管/培养瓶标签。 4. 贴标签时注意不要覆盖条形码及刻度。
评估: 1.患者评估: 　(1)全身情况:目前病情,症状与体征,采血的原因与种类,采血前饮食情况,采血前用药情况,是否正在输液、输血等。 　(2)局部情况:肢体活动能力、采血部位的皮肤情况、静脉血管情况。 　(3)心理状况:有无晕针史,有无恐惧、紧张心理,沟通、理解及合作能力。 2. 用物评估:采血针或注射器的包装与有效期、真空采血管和容器是否符合检验要求,标签是否贴好。 3. 环境评估:清洁、安静。	血培养标本采集应在使用抗生素之前抽取,如已使用应在检验单上注明。

操作流程 | 要点说明

告知：
1. 静脉采血的目的和配合方法。
2. 采血前后注意事项。

1. 需空腹采血应提前通知患者禁食，并告知禁食的时限，避免因进食而影响检验结果。
2. 有特殊要求检验项目应提前通知患者，避免因不符合要求影响采血。

准备：
1. 操作者：衣帽整洁，洗手，戴口罩，戴手套。
2. 环境：安静、安全、清洁、采光好。
3. 用物：治疗车、治疗盘、消毒液、棉签、小垫枕、止血带、手套、按检验项目准备相应的采血容器(或真空采血管)、软式双向采血针(或一次性注射器)、输液贴(按需)、速干手消毒液、锐器盒、污物桶。

1. 严格执行查对制度和无菌操作规程。
2. 手部皮肤破损时，必须戴双层手套。
3. 有晕针史患者宜取平卧位采血。
4. 检查所有物品的完整性及有效期。
5. 采集多管血时，可用输液贴固定采血针。

操作：
1. 核对患者姓名、住院号等身份信息，校查检验单及采血试管/培养瓶。
2. 协助患者取舒适体位，选择合适的采血部位。
3. 选择合适的静脉穿刺点，在穿刺部位的肢体下垫小枕，在穿刺点上方6cm处系止血带，常规消毒局部皮肤，待干，嘱患者握拳。
4. 采血：
　(1)拔除采血穿刺针保护套，一手固定血管，另一手拇指和示指持穿刺针，按静脉穿刺法穿刺血管。
　(2)见回血后将胶塞穿刺针直接刺入真空采血管的胶塞盖中央，血液被自动吸入采血管内，按检验要求取相应血量。
　(3)如需采多管血样，将刺塞针反折拔出后再刺入另一采血管。

1. 采集血标本应严格执行无菌操作。
2. 如为集中采血，治疗盘中一次只放置一位患者的检验单与试管。
3. 禁止在输液或输血中的肢体或针头、穿刺点上方、输液管内采集血标本。
4. 止血带压迫静脉时间不宜过长，推荐时间为40～120s，以免引起血液瘀滞，影响检验结果。
5. 如同时采集多个项目的标本，注入顺序：血培养→无添加剂标本→凝血试管标本→含抗凝剂标本→含促凝剂标本。
6. 试管摇匀时注意动作要轻，血液完全流下后再翻转，避免溶血、气泡产生，保证血液与管内试剂充分混合。
7. 当取血不顺利时，切忌在同一处反复穿刺，易导致标本溶血或有小凝块。
8. 使用真空采血管，以旋转向外方式转动拔/换管。
9. 凝血功能障碍患者拔针后按压时间延长至10min。
10. 血培养标本：注入培养瓶时，先除去铝盖中心部，消毒瓶盖，更换无菌针头，将血液注入瓶内轻轻摇匀，再次消毒待干，瓶盖上贴输液贴，血培养标本不可混入消毒液、防腐剂、药物，以免影响检查结果。
11. 一般血培养取血5～10ml。亚急性细菌性心内膜炎患者为提高培养阳性率，采血量增至10～15ml。

操作流程	要点说明

5. 拔针:嘱患者松拳,同时松止血带。迅速拔出针头,用干棉签按压穿刺点3～5min。
6. 含抗凝剂的采血管要立即上下180°摇匀5～8次。
7. 采用注射器采血的,拔出针头后需取下针头,将所需血量沿管壁注入采血容器中,如有抗凝剂要充分摇匀。

整理、交接:
1. 协助患者取舒适卧位,整理床单位。
2. 按《医疗废物处理条例》处置用物,洗手。
3. 再次查对,进入标本采集系统"已采样"栏进行确认。
4. 与物业配送员进行标本核对、交接、转送。

1. 标本采集后须及时送检,放置过久会影响检验结果。血培养如不能及时送检,应置于常温下保存。
2. 使用后的采血针、注射器针头等锐器物应当直接放入不能刺穿的利器盒内或毁形器内进行安全处置,禁止对使用后的一次性针头复帽。

五、常见并发症与预防处理

名称	皮下出血
原因	1.抽血完毕后,局部按压时间过短 2.抽血完毕后,按压方法不对 3.上肢静脉抽血完毕后,因上衣袖口较紧,影响静脉血液回流,引起皮下出血 4.技术不过关:针头在皮下多次进退
临床表现	1.穿刺部位疼痛、肿胀、有压痛 2.肉眼可见皮下瘀斑
预防与处理	1.合理选择血管,宜选择粗、直、充盈、弹性较好的静脉,尽量做到一针见血,避免反复穿刺对血管壁的损伤 2.上肢静脉采血时,如贵要静脉、肘正中静脉等,若上衣袖口较紧,要求患者脱去衣袖后再采血,避免较紧的衣袖影响静脉回流,引起皮下出血 3.采血后有效按压是预防血肿的有效措施 　(1)按压时间为5～10min 　(2)正确按压:如果穿刺时针头经皮下直接进入血管,按压时棉签与血管走行垂直;如果针头在皮下行走一段距离后进入血管,按压时棉签与血管走行平行 4.冷热敷:早期冷敷,减轻局部充血和出血,使毛细血管收缩,可防止皮下出血或血肿扩大。48h后改为热敷。改善局部血液循环,减轻炎性水肿,加速吸收和消肿

（续　表）

名称	晕针或晕血
原因	1.心理因素:情绪过度紧张、恐惧 2.体质因素:体质虚弱,空腹或饥饿状态 3.体位:坐姿、站姿接受采血 4.疼痛的刺激
临床表现	晕针或晕血发生持续时间短、恢复快,患者多主诉头晕、眼花、心悸、恶心、四肢无力,或突然昏倒、意识丧失等,一般2~4min后自然缓解
预防与处理	1.采血前应评估患者身体状况、心理状态、是否进食、有无晕针晕血史等,并做好解释工作,给患者以心理安慰 2.采血时与患者适当交流,分散患者的注意力 3.协助患者取适当体位、姿势,以利于肢体放松,尤其是易发生晕针或晕血的患者可采取平卧位 4.熟练掌握操作技术,做到一针见血,减少刺激 5.发生晕针或晕血时,应立即停止采血,迅速将患者抬到空气流通处或吸氧 6.患者坐位时立即改为平卧位,以增加脑部供血,指压或针灸人中穴、合谷穴 7.口服葡萄糖液,适当保暖,数分钟后即可自行缓解
名称	误穿刺入动脉
原因	因过度肥胖、血容量不足、动脉搏动不明显,容易误抽动脉血,主要发生于股静脉抽血时
临床表现	当穿刺针穿入血管时,不用回抽,血液自动上升到注射器里。血液呈红色,较静脉血更鲜红
预防与处理	1.正确掌握股静脉的解剖位置,即股静脉在股动脉内侧约0.5cm处 2.掌握正确的穿刺方法,用消毒液消毒左手示指和中指,于股三角区扪及股动脉,并用手指加以固定;右手持注射器,针头和皮肤成90°或45°,在股动脉内侧0.5cm处刺入,见抽出暗红血液,表示已达股静脉 3.如抽出为鲜红色血液,提示刺入股动脉,应立即拔出针头。紧压穿刺点5~10min,直至无出血,再重新穿刺对侧股静脉进行采血

六、操作考核清单

项目	分值(分)	得分(分)	存在问题
1.操作前(20分)			
仪容、仪表符合规范	2		
核对医嘱,确认检验单与检验项目	2		
根据检验项目选择合适的采血试管/培养瓶	4		
进入标本采集系统准备采血管/培养瓶,确认检验单、试管、标签正确。如为集中采血,不同患者的检验单与试管须分隔放置*	5		

项目	分值(分)	得分(分)	存在问题
用物情况:包装、有效期符合要求	3		
洗手,戴口罩,戴手套	2		
环境安静安全	2		
2.操作过程(60分)			
至少采用两种方式、两种信息确认患者身份*	10		
核对,确认检验单、试管、标签信息一致*	4		
如为集中采血,治疗盘中一次只放置一位患者的试管与检验单*	4		
评估　评估全身情况:采血的原因与种类,是否正在输液、输血等。针对性评估病情、采血前饮食与用药,确认采血时机与部位	3		
评估局部情况:肢体活动、采血部位皮肤、血管情况	3		
评估患者心理状况:有无晕针史,有无恐惧、紧张心理,沟通、理解及合作能力	2		
告知　静脉采血的目的和配合方法	2		
操作　协助患者取舒适体位	2		
选择合适的静脉与穿刺点	2		
在穿刺部位肢体下垫小枕,在穿刺点上方6cm处系止血带	2		
常规消毒局部皮肤,待干	3		
再次核对患者身份、化验单及采血试管/培养瓶*	3		
嘱患者握拳	2		
拔除采血穿刺针保护套,一手固定血管,另一手拇指和示指持穿刺针,按静脉穿刺法穿刺血管,一次穿刺成功	3		
见回血后将胶塞穿刺针直接刺入真空采血管的胶塞盖中央,血液被自动吸入采血管内,按检验要求取相应血量	3		
如需采多管血样,注入试管顺序正确(血培养瓶→凝血功能采血管→血常规采血管),将刺塞针反折拔出后再刺入另一采血管	3		
拔针:嘱患者松拳,同时松止血带。迅速拔出针头,用干棉签按压穿刺点3～5min	3		

45

（续 表）

项目		分值(分)	得分(分)	存在问题
操作	含抗凝剂的采血管要立即上下180°摇匀5～8次	3		
	采用注射器采血的,拔出针头后需取下针头,将所需血量沿管壁注入采血容器中,如有抗凝剂要充分摇匀	3		
3.操作后(20分)				
整理交接	协助患者取舒适卧位,整理床单位	2		
	告知采血后注意事项	2		
	按《医疗废物处理条例》处置用物,洗手	2		
	再次查对,进入标本采集系统已采样栏进行确认	2		
	与物业配送员进行标本核对、交接、转送	2		
整体评价	仪容仪表符合规范	2		
	操作准确熟练,符合消毒隔离规范	3		
	患者痛感较小,无不适反应	2		
	有效应变、人文关怀	3		

注：根据完成程度或比例酌情评分，带"*"项目为"全或无"评分项，完成则得分，反之则不得分。

七、考核案例要点解析

案例

患者,男,34岁,因反复发热2个月余诊断慢性白血病由外院转入。查体,T 39℃、P 110次/min、R 24次/min,血常规示WBC 44.6×10^9/L、RBC 2.6×10^{12}/L、HGB 43g/L、PLC 59×10^9/L,现医嘱要求做血培养、血常规、凝血功能相关检查。

1.评估关注点

(1)患者现高热,适宜采集血培养标本,采血前应了解患者最近有无使用抗生素,如有应在检验单上标注。

(2)评估患者静脉血管情况,避免在滑动和硬化的血管上采血。

(3)评估患者的凝血功能,观察采血肢体有无瘀斑、出血点,避免在出血部位采血。

(4)评估患者的心理状态,是否理解采血的目的并配合采血。

2.操作关注点

(1)患者采集血培养标本,需血量较多,需向患者做好解释。

(2)用物需备20ml注射器。

(3)不能在输液或输血中的肢体或针头、穿刺点上方、输液管内采集血标本。

(4)采血后血液分配顺序是:血培养瓶→凝血功能采血管→血常规采血管。

(5)注入密封培养瓶时,先除去铝盖中心部,消毒瓶盖,更换无菌针头后,将血液注入瓶内轻轻摇匀,再次消毒后待干,瓶盖上贴输液贴,血培养标本不可混入消毒液以免影响结果。

(6)患者血小板低,采血拔针后需按压10min。

八、相关知识链接

1.不同血液测定对采血时间的要求

(1)空腹采血:进食可使血液某些化学成分改变,影响检测结果。因此,大部分血液生化检测要求受检者空腹8h后,或晚餐后次日晨空腹采血。

(2)定时采血:在规定时间段内采集血标本。如口服葡萄糖耐量试验、药物血液浓度监测、激素测定等。

2.患者饮食和生理状态对检验结果的影响

(1)饮食:不同的食物对检验结果的影响不同。受饮食影响最明显的检验项目是血糖和血脂。一次标准餐后,甘油三酯将增加50%,糖、丙氨酸氨基转移酶和钾增加15%,尿酸、总蛋白、清蛋白(亦称白蛋白)、尿素、钙、钠和胆固醇增加5%左右。高核酸食物可导致血尿酸明显增高。高蛋白膳食可使血尿素、尿酸及血氨增高。

(2)饮酒:酒精可导致血尿酸、乳酸结果立即上升、长期饮酒者,可导致丙氨酸氨基转移酶、天门冬氨酸氨基转移酶增高。

(3)饥饿:空腹是禁食时间超过8h,但有些患者由于种种原因空腹时间过长达到饥饿状态,对检测结果会产生一定的影响。空腹超过16h可使血液中多种检测指标发生改变,如葡萄糖、胆固醇、甘油三酯、载脂蛋白、尿素氮降低,而肌酐、尿酸、胆红素、脂肪酸及尿液中的酮体的含量会上升。空腹超过48h可能会造成胆红素2倍以上的增加,而血糖、白蛋白、转铁蛋白下降。

(4)运动:剧烈运动后,肌酸激酶、肌酐、尿素、尿酸、白细胞、钾离子、胆红素、乳酸、高密度脂蛋白和胆固醇会升高。运动员的乳酸脱氢酶、尿素较高。长期的运动促使高密度脂蛋白等升高。

(5)生物钟:夜里0:00~2:00促肾上腺皮质激素、皮质醇最低,清晨6:00~7:00最高。

(6)怀孕:可造成甲胎蛋白、淀粉酶、胆固醇、甘油三酯偏高,尿素、白蛋白等检测结果偏低。

(陶艳玲、黄淑芳)

第二节　动脉血气标本采集法

一、定义

动脉血气标本采集法是指护理人员根据医嘱从患者的动脉采集血液标本的技术。

二、目的

通过对人体动脉血液中的pH值、氧分压和二氧化碳分压等指标进行测量,从而对人体的呼吸功能和血液酸碱做出评估,以指导氧疗、调节机械通气参数、纠正酸碱失衡。

三、操作者资质

具有执业资质,并接受过规范理论和操作培训的医师、护士、呼吸治疗师、技师。

四、操作流程与要点说明

操作流程	要点说明
核对: 核对医嘱、患者姓名、住院号、检验单、检验项目。 进入标本采集系统打印并粘贴标签。	1. 双人核对医嘱。 2. 进入标本采集系统,点击"未准备"栏,检索患者申请信息,并进行确认: 　(1) 一确认身份:核对患者姓名、住院号与检验单上姓名、住院号是否一致。 　(2) 二确认检查项目:查对检验项目与电脑系统显示是否一致。 3. 打印并粘贴采血标签。
采血前准备: 1. 操作者准备:衣帽整洁、洗手、戴口罩。 2. 环境准备:清洁、温度适宜、光线充足。 3. 物品准备:消毒液、棉签、纱块或棉球、无菌手套、动脉血气针、速干手消毒液、锐器盒、垃圾桶。	
身份确认: 核对并确认患者身份。	持检验单,使用两种方法核对并确认患者身份。
告知: 1. 动脉采血的目的和配合方法。 2. 采血前后注意事项。	1. 告知患者穿刺后不要揉搓穿刺部位,上肢动脉穿刺者当天肢体尽量不提重物。 2. 告知患者动脉穿刺后如果出现出血、疼痛、麻木或刺痛时要及时报告医护人员。

操作流程	要点说明

操作流程

评估:

1. 患者全身情况:病情、意识、体温、吸氧浓度、血小板计数和凝血功能。

2. 局部情况:肢体活动能力、穿刺动脉搏动及动脉周围皮肤情况。

3. 心理状况:有无恐惧、紧张心理,沟通、理解及合作能力。

4. 治疗情况:是否使用抗凝药、氧疗情况、呼吸机参数设置,明确采血时机。

操作:

1. 信息记录:记录患者的体温、体位、氧疗方式、呼吸机参数、吸氧浓度。

2. 选择采血部位:桡动脉(首选)→肱动脉→股动脉→足背动脉。
   采血器准备:先将动脉采血器的针栓推到针筒最底端,然后再拉到预设所需要的血液量位置。

3. 体位准备及穿刺点确定:根据选择的穿刺位部,选择患者舒适、便于触及穿刺点和方便操作的体位。

4. 消毒:消毒患者穿刺区域皮肤,消毒操作者的示指及中指。

5. 穿刺采血:单手以持笔姿势持动脉采血针,见血后停止进针,待动脉血自动充盈。

6. 按压止血:压穿刺部位3～5min止血。

7. 安全防护与标本处理:封闭利器并弃至锐器盒中,必要时排气,封闭标本,贴上采血标签。

要点说明

1. 宜选择在吸痰、氧浓度改变、呼吸机参数调节20～30min后采血。

2. 若患者饮热水、洗澡、运动,需休息30min后再采血。

3. 避免在水肿、结节、疤痕、瘀点、瘀斑处采血,若凝血功能异常应尽量避免股动脉穿刺。

---

1. 体温会影响pH值、气体分压。通气情况会影响氧分压和氧含量。不同体位会影响离子浓度。

2. 选择桡动脉作为穿刺部位,应先进行改良Allen试验,正常者方可选用桡动脉。下肢静脉血栓患者,避免从股动脉或足背动脉采血。股动脉常用于危重或创伤患者,其他患者应尽量避免选择该部位。头皮动脉常用于婴幼儿动脉穿刺。新生儿禁忌选择股动脉进行穿刺。留置动脉导管者,可通过导管进行采血。

3. 成人及儿童采血量根据各医院具体血气分析仪样本需要量决定。3ml动脉采血器预设至1.6ml。1ml动脉采血器预设至0.6ml。

4. 桡动脉穿刺者,根据患者病情取平卧位或半卧,上肢外展、手掌向上,手指自然放松,腕关节下垫一小软垫,帮助腕部保持过伸和过定位。距腕横纹一横指(1～2cm)、距手臂外侧0.5～1cm处,以桡动脉搏动最明显处为穿刺点。股动脉穿刺者,患者取仰卧位,将腹股沟处暴露充分,穿刺侧大腿稍外展外旋,小腿屈曲。

5. 患者穿刺区域皮肤消毒时应以穿刺点为中心进行擦拭,至少消毒两遍或遵循消毒剂使用说明书,皮肤消毒范围直径≥5厘米,自然待干后方可穿刺。操作者戴无菌手套,示指及中指消毒时,擦拭范围为第1、2指节掌面及双侧面。

6. 用已消毒示指再次确认穿刺点,使穿刺点固定于手指下方。另一只手,单手以持笔姿势持动脉采血器,针头斜面向上逆血流方向。微移定位示指(不离开皮肤),暴露定位点。针头与皮肤呈45°～90°缓慢刺入,见血后停止进针。待动脉血自动充盈采血器至预设位置后拔针。

7. 拔针后立即用干燥无菌纱布或棉签按压穿刺部位3～5min止血。如患者有高血压、凝血时间延长或应用抗凝药物时,应按压更长时间。按压松开后立即检查穿刺

操作流程	要点说明

| | 部位,如未能止血或开始形成血肿,重新按压直至完全止血。不得使用加压包扎替代按压止血。
8. 拔针后第一时间完成动脉采血器安全防护操作,将封闭后的利器部分弃至锐器盒中。有空气时应排气,排气时,应翻转采血器,以纱布或棉签遮挡采血器上,轻推针栓,缓慢排出气泡。
9. 封闭标本,第一时间轻柔完成抗凝动作(180°来回颠倒5次,揉搓5s),贴上含患者身份信息和检验内容的采血标签。 |

整理、交接:
1. 协助患者舒适卧位、整理床单位。
2. 按医疗废物处理条例处置用物,脱手套,洗手。
3. 再次核对,进入标本采集系统"已采样"栏进行确认。
4. 与物业配送员进行标本核对、交接、转送。

1. 采血后应立即送检,并在30min内完成检测。如进行乳酸检测,需在15min内完成检测。
2. 检验单应随样本运送,检验单应注明采集日期和时间以及要求的其他信息(体温、体位、吸氧浓度等)。

五、常见并发症预防与处理

名称	皮下血肿
原因	1.短时间内反复多次在血管同一部位穿刺 2.对血管解剖位置及走行不熟悉,盲目进针 3.进针手法和角度不规范,针头在皮下多次进退,造成血管损伤 4.抽血完毕后穿刺部位按压时间及压力不够,特别对凝血功能不好或使用抗凝剂的患者抽血
临床表现	1.穿刺点周围皮肤苍白、毛孔增大,皮下肿大边界清楚 2.穿刺点周围皮肤青紫,肿块边界不清,水肿加剧 3.患者局部疼痛、灼热、活动受限
预防与处理	1.加强穿刺基本功的训练,掌握穿刺技能 2.如血肿轻微,应观察肿胀范围有无扩展,若肿胀局限,不影响血流时,可暂不行特殊处理;若肿胀加剧或血流量<100ml/min应立即按压穿刺点并同时用硫酸镁湿敷 3.若压迫止血无效时可以加压包扎,穿刺成功后局部加压止血3~5min;或用小沙袋压迫止血10min左右;直到不出血为止。严重凝血机制障碍者应避免动脉穿刺 4.血肿发生后可采用局部冷、热敷。24h内采用冷敷使局部血管收缩利于止血;24h后采用热敷促进局部血液循环利于血肿吸收。予50%的硫酸镁湿敷也可使血肿消退,疼痛减轻

（续　表）

预防与处理	5.内服或外用活血、化瘀的中药,以消除血肿
名称	**感染**
原因	1.感染多是由于没有严格执行无菌操作所致 2.动脉穿刺点未完全结痂前,有污染的液体渗入针眼
临床表现	穿刺部位皮肤红、肿、热、痛,严重者有脓肿形成,个别患者会出现全身的症状如高热。血液培养有细菌生长
预防与处理	1.穿刺时严格遵守无菌原则,遵守操作规程,所使用的穿刺针均应严格消毒,确保无菌;穿刺时怀疑有污染应立即更换 2.穿刺前认真选择血管,避免在有皮肤感染的部位穿刺 3.拔针后,要充分压迫止血,然后用无菌敷贴覆盖,必要时用弹力绷带包扎 4.已发生感染者,除对因处理外,还应根据医嘱使用抗生素抗感染
名称	**穿刺口大出血**
原因	常见于穿刺后病人患肢过早活动
临床表现	穿刺针孔处有大量的血液流出,出血量大的病人出现面色苍白、出冷汗、血压下降等症状
预防与处理	1.穿刺后按压穿刺点5～10min并嘱患者勿过早下床活动 2.如患者出现穿刺口大出血,立即让患者平躺于床上,戴无菌手套,用无菌敷料将明胶海绵按压在穿刺点,直到不出血为止 3.出血量大的患者可输血制品
名称	**筋膜间隔综合征及桡神经损伤**
原因	主要是桡动脉穿刺后按压不正确导致出血,致使间室内容物体积增加,筋膜间室内组织压升高,压迫神经所致
临床表现	1.疼痛:持续性、难以忍受的剧痛 2.肿胀及压痛:局部肿胀,并有压痕,皮肤微红,出现红斑或皮下瘀血及水疱。被动牵拉受累区远端肢体时,产生剧烈疼痛,这是该征早期的可靠体征 3.运动和感觉功能障碍:出现肌肉无力,神经损伤出现垂腕、功能障碍、各指弯曲呈鹰爪状、拇指对掌功能丧失 4.脉搏减弱或消失
预防与处理	1.同血肿的预防及处理 2.尽快给患者止痛,以减轻患者的痛苦:在医生的指导下给患者用利多卡因行臂丛神经阻滞麻醉,效果好,必要时可以反复给药,也可以肌肉注射止痛药,如曲马多等 3.注意观察肢体血运、感觉、运动情况如双侧肢体温差在3℃以上,皮肤颜色苍白,感觉异常,运动障碍,及时请骨科医生做适当处理,必要时手术 4.如果以上保守治疗无效时,可行筋膜间室压力测定(正常值为0～8mmHg),当筋膜间室压力大于30mmHg时应报告医生采取筋膜间室切开减张术,以免造成不可逆的损伤

（续　表）

六、操作考核清单

项目		分值(分)	得分(分)	存在问题
1.操作前(20分)				
仪容、仪表符合规范		2		
核对医嘱,确认检验单与检验项目		2		
选择合适的动脉采血器、用物齐备		4		
进入标本采集系统确认检验单、打印、张贴标签		5		
用物情况:包装、有效期符合要求		3		
洗手,戴口罩,必要时戴手套		2		
环境安静、安全,适当遮挡		2		
2.操作过程(60分)				
核对:核对医嘱,打印粘贴标签,确认检验单、标签信息一致		2		
采血前准备:用物齐全、无过期物品		2		
身份确认:至少采用两种方式、两种信息确认患者身份*		2		
告知:动脉采血的目的、配合方法、采血前后注意事项		2		
评估	全身情况:病情、意识、体温、血小板计数和凝血功能	3		
	局部情况:肢体活动、穿刺动脉搏动及周围皮肤情况	3		
	心理状况:有无恐惧、紧张心理,沟通、理解及合作能力	2		
	治疗情况:是否使用抗凝药、氧疗情况、呼吸机参数设置,明确采血时机	3		
操作	在检验单上记录患者的体温、体位、氧疗方式、呼吸机参数、吸氧浓度	2		
	选择合适的穿刺部位	3		
	采血器准备:将动脉采血器的针栓推到针筒最底端,然后再拉到预设所需要的血液量位置	3		
	体位准备与穿刺点确定	3		
	穿刺点消毒,皮肤消毒范围≥5cm,自然待干	2		
	再次核对患者身份、检验单与标签*	2		
	操作者戴无菌手套,消毒操作者的示指及中指	2		
	用已消毒示指再次确认穿刺点,使穿刺点固定于手指下方	4		
	另一只手以持笔姿势持动脉采血器,针头斜面向上逆血流方向。针头与皮肤呈45°~90°缓慢刺入,见血后停止进针	4		
	待动脉血自动充盈采血器至预设位置后拔针	4		

项目		分值(分)	得分(分)	存在问题
操作	按压穿刺部位3～5min止血	4		
	封闭利器并弃于锐器盒中,必要时排气	4		
	封闭标本,贴上采血标签	4		
3.操作后(20分)				
整理交接	协助患者取舒适卧位,整理床单位	2		
	告知采血后注意事项	2		
	按《医疗废物处理条例》处置用物,洗手	2		
	再次查对,进入标本采集系统已采样栏进行确认	2		
	与物业配送员进行标本核对、交接、转送,尽快送检	2		
整体评价	仪容仪表符合规范	2		
	操作准确熟练,符合消毒隔离规范	3		
	病人痛感较小,无不适反应	2		
	有效应变、人文关怀	3		

注：根据完成程度或比例酌情评分，带“*”项为“全或无”评分项，完成则得分，反之则不得分。

七、考核案例要点解析

案例

患者，女，54岁，因“咳嗽、咳痰10余年，伴喘息、气促3年，加重4d”入院。病人慢性咳嗽、咳痰10余年，近3年来渐感呼吸急促、胸闷，活动时尤甚。4天前因受凉后咳嗽、咳痰加重，咳大量黄色黏稠痰液，咳痰不畅时，出现明显胸闷气促，不能入睡，食欲明显下降。体格检查，T 37.9℃，P 106次/min、R 26次/min，呼气时间延长伴哮鸣音，BP 120/80mmHg。口唇发绀，自感疲乏无力，说话费力。桶状胸，听诊两中下肺有湿啰音，余查体未见明显异常。临床诊断：慢性支气管炎、阻塞性肺气肿、肺源性心脏病代偿期。患者入院后给予抗生素控制感染、吸氧、镇咳祛痰及营养支持治疗，医嘱予动脉血气分析。

1.评估关注点

(1)采血部位首选桡动脉，采血前应先进行改良Allen试验，正常者方可选用桡动脉。

(2)评估患者有无恐惧、紧张心理。

(3)采血应选择在吸氧15min后采集动脉血气。

2.操作关注点

(1)患者明显胸闷气急、不能入睡，采血时选择半坐卧位或端坐卧位，用软枕或就餐板垫高患者上肢以便操作。

（2）选用桡动脉采血，采血完毕嘱患卧床休息30min以上，采血当天肢体尽量不提重物。

（3）检验单注明采血时间、体温、给氧浓度、给氧方式等。

八、相关知识链接

改良 Allen 试验

1.试验目的

检查手部的血液供应，桡动脉与尺动脉之间的吻合情况，以正确考虑患者是否适合桡动脉穿刺、置管术。

2.试验操作方法

（1）抬高患者的手并要求紧握拳头30s；检查者用手指分别同时压迫按压尺动脉与桡动脉，阻断血流。

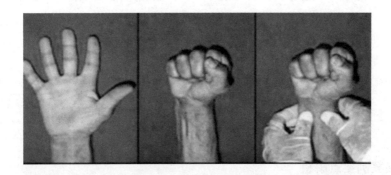

（2）患者保持抬手姿势，张开手掌。

（3）松开对患者尺动脉的压迫，但是保持对桡动脉压迫，观察手指与手掌颜色恢复情况。

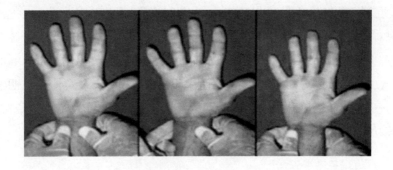

3.结果判断

如手指与手掌颜色在5～15s内变红，认为改良Allen试验正常，即改良Allen试验阳性，该侧桡动脉可以进行穿刺。如手指与手掌颜色在5～15s内未变红，认为改良Allen试验异常，即改良Allen试验阴性。提示该侧尺动脉不足以保障该手部血供，该侧桡动脉不宜进行穿刺。

（陶艳玲、黄淑芳）

第三节 尿标本采集法

一、定义

1.尿常规标本采集是指留取患者普通尿液标本并送检的过程。

2.尿培养标本采集是指用无菌导尿术、耻骨上穿刺等方法而采集到中段尿液标本并送检的过程。

3.计时尿标本采集是指采集规定时间段内的全部尿液标本,包括24h、12h和3h尿标本。

二、目的

通过实验室检查,以了解患者病情、协助诊断或观察疗效。

三、操作者资质

1.取得护士执业资质的护士。

2.尿常规标本、计时尿标本可指导患者协助留取。

四、操作流程与要点说明

操作流程	要点说明
核对: 1. 核对医嘱、患者姓名、住院号、检验单、检验项目。 2. 根据医嘱选择合适的标本瓶,并进入标本采集系统打印并粘贴标本瓶标签。	1. 根据医嘱选择合适的标本瓶,尿培养标本瓶应检查有效期、包装是否完整、瓶子是否密封。 2. 进入标本采集系统准备采血试管/培养瓶,点击"未准备"栏,检索患者申请信息,并进行三确认。 (1)一确认身份:核对患者姓名、住院号与检验单上姓名、住院号是否一致。 (2)二确认检查项目:查对检验单数量、项目与电脑系统显示是否一致。 (3)三确认标本瓶:查对是否正确关联标本瓶;标本瓶标签项目与申请单项目是否一致。 3. 打印并粘贴标本瓶标签,标签须贴在标本瓶瓶身上,不能贴在盖子上,并确保标本瓶内标本的可视性。
评估: 1. 患者年龄、病情、意识、正在进行的治疗、采集尿标本的原因。 2. 患者排尿情况。 3. 患者心理、生理状态,患者沟通、理解及合作能力。 4. 患者的需求。	女性患者应避开月经期采集尿标本,以免影响检验结果的准确性。
告知: 尿标本采集的目的和配合方法。	

操作流程	要点说明

准备：

1. 用物：

 (1) 采集尿常规标本：干燥、清洁的尿标本瓶，必要时备尿壶或便盆。

 (2) 采集尿培养标本：无菌导尿包、无菌试管、试管夹、酒精灯及火柴、手套、便盆、避污纸和屏风。

 (3) 采集24h、12h和3h尿标本：干燥清洁带大口容器（容量为3000~5000ml），根据检验项目要求备相应的防腐剂。

2. 环境：安全、光线充足，注意遮挡。

1. 注意保护患者隐私。

2. 若使用一次性无菌导尿包则不需备试管夹、酒精灯、火柴、手套。

尿标本采集：

1. 尿常规标本：

 (1) 可下床活动患者，给予尿标本瓶，嘱患者晨起第一次排尿时，取中段尿10~30ml，收集于尿常规标本瓶中。

 (2) 行动不便的患者，协助患者床上使用便器后，取中段尿10~30ml，收集于尿常规标本瓶中。

 (3) 昏迷或尿潴留患者必要时导尿留取标本。

 (4) 留置导尿管患者，先放空尿袋的尿液，待重新有尿液后打开尿袋下方引流孔处橡胶塞留取标本。

2. 尿培养：

 (1) 女患者留中段尿培养法

  a. 取坐位或仰卧位，垫便盆；

  b. 护士戴手套，按导尿法清洁、消毒外阴、尿道口；

  c. 嘱患者自行排尿，弃去前段尿液，护士用试管夹夹住无菌试管，留取中段尿约10ml；

  d. 留尿前后均将无菌试管及管塞在酒精灯火焰上消毒，留尿后盖紧管塞马上送检；

  e. 若患者需导尿留取标本，按导尿法留置尿管，见尿后弃去前段尿液，接中段尿的10ml于无菌试管中送检；

  f. 留置导尿管患者，先夹闭引流袋，防止尿液回流，消毒导尿管与引流袋连接处，待干，用无菌注射器抽取10ml尿液于无菌试管中送检。

1. 晨尿浓度较高，未受饮食影响，所得检验结果较准确，留取前不宜过多喝水，以免稀释尿液。

2. 不可将粪便混入尿液中，以免影响结果的准确性。

3. 留取尿培养标本前要清洁外阴，防止外阴部杂菌污染标本。

4. 严格无菌操作，以免污染尿液；尿液内勿混入消毒液，以免产生抑菌作用而影响检验结果。

5. 如做尿沉渣检查结核杆菌或做尿蛋白定量检查，则将24h尿液全部送检。

操作流程	要点说明

（2）男患者留中段尿培养法：基本同女患者法，注意将尿道口周围、包皮彻底消毒后留取即可。

3. 尿标本24h、12h和3h：

（1）容器贴上标签，注明采集的起止时间、科室、床号、姓名、标本项目等。

（2）嘱患者于设定开始时间点排空膀胱，弃去尿液。

（3）嘱患者于设定停止时间点排空膀胱，尿液留于容器内。

　　a. 留取24h尿标本：从7:00起至次日7:00止（含7:00）；

　　b. 留取12h尿标本：从19:00起至次日7:00止（含7:00）；

　　c. 留取3h尿标本，于清晨5:00起至8:00止（含8:00）。

（4）需加入防腐剂，患者解第一次尿后加入，使之与尿液混合。

（5）送检前需混匀标本，准确测量并记录总量，并取相应的尿标本（40~100ml），余尿则弃去。

整理、交接：

1. 按医疗废物处理条例处置用物，脱手套，洗手。

2. 再次查对，进入标本采集系统"已采样"栏进行确认。

3. 与物业配送员进行标本核对、交接、转运。

尿标本需马上送检，以免尿液被污染、成分被破坏而影响检验结果，如不能及时送检，需适当保存，常用方法有：

1. 冷藏：以4℃为宜，注意避免结冰，否则尿中的盐类结晶容易析出沉淀，干扰检验结果。

2. 化学保存法：根据检测内容于尿液中加用防腐剂。

五、常见并发症预防与处理

　　导尿留取尿标本者，可发生泌尿系感染、尿道黏膜损伤等并发症，其原因、临床表现、预防与处理详见第四章第六节导尿术。

六、相关知识链接

1.尿液标本的类型、采集要点与应用范围(表2-1)

表 2-1　尿液标本的类型、采集要点与应用范围

标本类型	采集要点	应用范围
晨尿	留取早晨起床后首次尿液	常规筛查、细胞学研究、直立性尿蛋白检查
随机尿	任何时间内自然排出的尿液标本	常规筛查、细胞学研究
计时尿	留取规定时间段的尿液,如餐后2h尿标本、3h尿标本、12h尿标本、24h尿标本	1.尿中有形成分的计数 2.化学物质的定量检验
中段尿	经清洁、消毒外阴后,用无菌容器留取的一次连续排尿的中间段尿液标本	常规筛查、细胞学研究、微生物培养
特殊尿标本	指用导尿管经尿道、或经输尿管无菌导尿或耻骨上膀胱穿刺收集到的尿液标本	常规筛查、细胞学研究、微生物培养、鉴别肾脏与膀胱感染微生物(尤其是厌氧菌)
尿三杯试验	患者一次连续排尿,采集前、中、末段三次尿液,分别装于3个尿杯中,第1、3杯10ml,第2杯采集大部分尿液	泌尿系统出血部位的定位和尿道炎的诊断
尿液红细胞形态检查	清晨时清洁外阴后,排去第一次尿液,采集10ml第2次晨尿的中段尿液	泌尿系统出血部位的诊断
浓缩稀释试验	早晨8点排尿弃去,自10点起至20点止,每隔2h采集尿液1次,此后至次晨8点合并采集1次,共7次尿液,测量并记录每一次的尿量与比重	评价远端肾小管的浓缩稀释功能

2.计时尿标本常选用的防腐剂(表2-2)

表 2-2　计时尿标本常选用的防腐剂

名称	作用	用量	适用范围
40%甲醛	固定尿中有机成分,防腐	1～2ml/24h尿液	用于Addis计数检验
甲苯或二甲苯	保持尿液的化学成分不变,防腐	0.5ml/100ml尿液	用于蛋白定量、糖定量、钾、钠、氯、肌酐、丙酮、乙酰乙酸检验
浓盐酸	防止尿中激素被氧化,防腐	0.5～1ml/100ml尿液或5～10ml/24h	用于尿17-羟皮质类固醇或17-酮类固醇检验
冰乙酸	防止尿中激素被氧化,防腐	5～10ml/24h尿液	用于醛固酮、儿茶酚胺、雌激素测定

(陶艳玲、黄淑芳)

第四节　粪便标本采集法

一、定义

粪便标本采集法是指护理人员从患者的粪便中获取标本的技术。

二、目的

1.常规标本:检查粪便的性状、颜色、细胞等。

2.隐血标本:检查粪便内肉眼不能察觉的微量血液。

3.培养标本:检验粪便中的致病菌。

4.寄生虫标本:检验粪便中的寄生虫、幼虫、虫卵。

三、操作者资质

1.取得护士执业资质的护士。

2.可指导患者协助留取粪便常规标本、隐血标本。

四、操作流程与要点说明

操作流程	要点说明
核对: 1. 核对医嘱、患者姓名、住院号、检验单、检验项目。 2. 根据医嘱选择合适的标本瓶,并进入标本采集系统打印并粘贴标本瓶标签。	1. 根据医嘱选择合适的标本瓶,粪便培养标本瓶应检查有效期、包装是否完整、瓶子是否密封。 2. 进入标本采集系统准备标本瓶,点击"未准备"栏,检索患者申请信息,并进行三确认。 　(1)一确认身份:核对患者姓名、住院号与检验单上姓名、住院号是否一致。 　(2)二确认检查项目:查对检验单数量、项目与电脑系统显示是否一致。 　(3)三确认标本瓶:查对是否正确关联标本瓶,标本瓶标签项目与申请单项目是否一致。 3. 打印并粘贴标本瓶标签,标签必须贴在标本瓶瓶身上,不能贴在盖子上,并确保标本瓶内标本的可视性。
评估: 1. 患者年龄、病情、意识、正在进行的治疗、采集粪便标本的原因。 2. 患者排便情况。 3. 患者心理、生理状态,患者沟通、理解及合作能力。 4. 患者的需求。	
告知: 粪便标本采集的目的和配合方法。	

操作流程	要点说明
准备： 1. 操作者：衣帽整洁，洗手，戴口罩，必要时戴手套。 2. 物品 　(1)粪便常规标本、隐血标本：大便收集标本容器、捡便匙、清洁便器、坐便器(必要时)。 　(2)粪便培养标本：无菌粪便培养试管、试管夹、酒精灯及火柴、手套、便盆、避污纸和屏风。 3. 环境：安全、光线充足、注意遮挡。	
1. 粪便常规标本、隐血标本： 　患者排便于清洁容器后，用捡便匙取粪便中央部分或脓血黏液部分5g送检，或水样便15～30ml放入标本瓶内。 2. 粪便培养标本： 　(1)嘱患者排便于清洁便器内，用无菌的捡便匙取粪便中央部分或脓血黏液部分2～5g，置于无菌标本瓶中。 　(2)患者无便意时，用无菌长棉签蘸无菌生理盐水，插入肛门6～7cm，轻轻旋转后退出，将棉签置于无菌培养管内。 　(3)留粪便前后均将无菌培养管及管塞在酒精灯火焰上消毒，留便后盖紧管塞马上送检。 3. 寄生虫及虫卵标本： 　(1)检查寄生虫卵：在粪便不同部位取带血或黏液部分5～10g送检。 　(2)检查蛲虫：在患者睡前或清晨刚清醒解便前，将透明胶带贴在肛门周围处，取下并将粘有虫卵的透明胶带面粘贴在载玻片上立即送检。 　(3)检查阿米巴原虫：将便器加温至人的体温，排便后，将标本连同便器立即送检。	1. 患者可自理，病情允许厕所排便。患者自理能力缺陷，协助床边坐便椅排便。患者完全不能自理及病情不允许下床，床上便盆排便。 2. 腹泻患者应取脓血、黏液等异常部分。 3. 避免月经血、尿混入粪便而影响检验结果。 4. 留取潜血试验标本，应嘱患者在检查前3天内禁食肉类、肝类、血类、叶绿类食物及含铁剂药物，以免出现假阳性，于第4天留取5g粪便送检。 5. 收集检查阿米巴原虫粪便标本者，在收集标本前3天，停服钡剂、油质或含金属的泻剂，以避免影响阿米巴原虫卵或胞囊的暴露。
整理、交接： 1. 协助患者取舒适卧位，整理床单位。 2. 按医疗废物处理条例处置用物，脱手套，洗手。 3. 再次核对，进入标本采集系统"已采样"栏进行确认。 4. 与物业配送员进行标本核对、交接、转运。	

五、常见并发症与预防处理

名称	采集培养标本时肛门黏膜损伤
原因	患者无便意时,用棉签采集培养标本时动作粗暴
临床表现	肛门疼痛不适
预防与处理	用长无菌棉签蘸生理盐水,由肛门插入6~7cm,顺一个方向轻轻旋转后取出,将棉签插入培养试管内,盖紧送检,注意动作轻柔

（陶艳玲、黄淑芳）

第五节 痰标本采集法

一、定义

痰液标本采集法是指采集患者从肺或深部咳出或吸出的痰液并送检的过程。

二、目的

(1)痰常规标本:采集痰标本做涂片,经特殊染色检查细菌、虫卵或癌细胞。

(2)24h计时痰标本:检查1天的痰量,观察痰液的性状,协助诊断,或找结核分枝杆菌,或做24h虫卵计数。

(3)痰培养标本:检查痰液中的致病菌。

三、操作者资质

(1)取得护士执业资质的护士。

(2)痰常规标本、24h计时痰标本可指导患者协助留取。

四、操作流程与要点说明

操作流程	要点说明

核对:
 1. 核对医嘱、患者姓名、住院号、检验单、检验项目。
 2. 根据医嘱选择合适的痰液收集器,进入标本采集系统打印并粘贴痰液收集器标签。
	1. 根据医嘱选择合适的痰液收集器,痰培养标本痰液收集器应检查有效期、包装是否完整、瓶子是否密封。
	 2. 进入标本采集系统准备痰液收集器,点击"未准备"栏,检索患者申请信息,并进行三确认。
	   (1)一确认身份:核对患者姓名、住院号与检验单上姓名、住院号是否一致。
	   (2)二确认检查项目:查对检验单数量、项目与电脑系统显示是否一致。
	   (3)三确认痰液收集器:查对是否正确关联痰液收集器,痰液收集器标签项目与申请单项目是否一致。
	 3. 打印并粘贴痰液收集器标签,标签必须竖贴在痰液收集器瓶身上,不能贴在盖子上,并确保痰液收集器内标本的可视性。

评估: 1. 全身情况:患者年龄、病情、意识、留痰前的用药情况,采集痰标本的种类和原因。 2. 局部:患者咳嗽、咳痰情况,痰液的颜色、量、气味,有无呼吸困难、发绀程度等。 3. 患者心理状态,患者沟通、理解及合作能力。 4. 患者的需求。	

操作流程

要点说明

```
┌─────────────────────────────────┐
│ 告知：                          │
│ 痰标本采集的目的和配合方法。    │
└─────────────────────────────────┘
                │
                ▼
┌─────────────────────────────────┐
│ 准备：                          │
│ 1. 操作者：衣帽整洁，洗手，戴口罩、│
│    手套。                       │
│ 2. 用物：                       │
│   (1)常规标本：痰液收集器。      │
│   (2)24h计时标本：无色广口痰液收 │
│      集瓶。                     │
│   (3)痰培养标本：无菌痰液收集容  │
│      器、漱口溶液。              │
│   (4)无法咳痰或不合作者：另备吸痰 │
│      用物。                     │
│ 3. 环境：清洁、安全、光线充足，注意│
│    遮挡。                       │
│ 4. 协助患者取舒适体位。          │
└─────────────────────────────────┘
                │
                ▼
┌─────────────────────────────────┐
│ 1. 常规痰标本：                 │
│   (1)自然咳痰法：适用于能自行留取│
│      痰液者，嘱患者清晨醒来进食前│
│      用温开水或0.9%氯化钠溶液漱  │
│      口，数次深呼吸后用力咳出气管│
│      深处的痰液，置于痰杯中，加盖 │
│      后及时送检。               │
│   (2)雾化导痰法：无痰或痰量少者，可│
│      雾化吸入后再留取。          │
│   (3)负压吸痰法：无法咳痰或不合   │
│      作者，协助患者取适当卧位，由 │
│      下向上叩击患者背部，戴好无菌 │
│      手套，将无菌集痰液器连接吸引 │
│      器，按吸痰法将痰液吸入无菌集 │
│      痰液器内，取下痰液收集器上端 │
│      带管的瓶盖，旋下尾端瓶盖盖在 │
│      痰液收集器上，拧紧瓶盖送检。 │
└─────────────────────────────────┘
                │
                ▼
```

┌──────────────────────────────────────┐
│ 1. 收集痰液宜在清晨，因此时痰量较多，痰内细菌也较多，│
│   可提高阳性率。   │
│ 2. 嘱患者勿将唾液、鼻咽分泌物、食物、漱口液等混入痰标 │
│   本中。   │
│ 3. 如查癌细胞，应立即送检，或加用95%乙醇溶液或加用 │
│   10%甲醛固定后送检。   │
│ 4. 留取24h痰标本时，要将容器内加的水在计算总量时 │
│   扣除。   │
│ 5. 痰培养标本最佳采集时机为使用抗生素前。│
│ 6. 留取痰培养标本前要清除口腔内细菌，严格无菌操作，│
│   避免污染标本。   │
└──────────────────────────────────────┘

操作流程	要点说明

2. 24h计时痰标本：
 (1)在痰液收集器内加一定量的水，注明留痰起止时间。
 (2)嘱患者留取24h痰标本：从早晨7:00漱口后第一口痰开始留取，至次晨7:00醒来漱口后第一口痰作为结束，将24h全部痰液吐入容器内。
 (3)记录痰液颜色和性状，检验单和护理记录上记录24h痰标本总量。
3. 痰培养标本：方法同痰常规标本留取方法，将痰液吐入或吸入无菌痰液收集器内。

整理、交接：
1. 协助患者取舒适卧位，整理床单位。
2. 按医疗废物处理条例处置用物，脱手套，洗手。
3. 再次查对，进入标本采集系统"已采样"栏进行确认。
4. 与物业配送员进行标本核对、交接、转运。

五、常见并发症与预防处理

吸痰留取痰标本者，可发生吸痰相关并发症，其原因、临床表现、预防与处理详见第五章第六节吸痰技术。

（陶艳玲、黄淑芳）

第六节　鼻咽拭子标本采集法

一、定义

鼻咽拭子标本采集法是指采集患者咽峡部或鼻咽部的分泌物或脱落物并送微生物室培养的过程。

二、目的

协助临床诊断。

三、操作者资质

取得护士执业资格的护士。

四、操作流程与要点说明

操作流程	要点说明
核对： 1. 核对医嘱、患者姓名、住院号、检验单、检验项目。 2. 根据医嘱选择合适的咽拭子培养管，进入标本采集系统打印并粘贴培养管标签。	1. 根据医嘱选择合适的咽拭子培养管，咽拭子培养管应检查有效期、包装是否完整、管子是否密封。 2. 进入标本采集系统准备咽拭子培养管，点击"未准备"栏，检索患者申请信息，并进行三确认。 　(1)一确认身份：核对患者姓名、住院号与检验单上姓名、住院号是否一致。 　(2)二确认检查项目：查对检验单数量、项目与电脑系统显示是否一致。 　(3)三确认咽拭子培养管：查对是否正确关联咽拭子培养管，咽拭子培养管标签项目与申请单项目是否一致。 3. 打印并粘贴咽拭子培养管标签，标签必须竖贴在培养管上，并确保标本管内标本的可视性。
评估： 1. 全身情况：患者病情、意识、用药情况。 2. 局部情况：口腔黏膜、鼻咽部、咽喉部情况。 3. 患者心理状态，患者沟通、理解及合作能力。	最好在使用抗菌药物治疗前采集标本。
告知： 咽拭子标本采集的目的和配合方法。	

操作流程　　　　　　　　　　　　　　　　　要点说明

准备：

1. 操作者：符合资质要求，衣帽整洁，洗手，戴口罩、手套。
2. 环境：安静、安全、清洁、光线充足。
3. 用物：无菌咽拭子培养管、压舌板、手电筒、酒精灯、打火机。
4. 患者：取合适体位。

标本采集：

1. 核对患者姓名、住院号及标本容器、标签。
2. 摆好体位，点燃酒精灯。
3. 嘱患者张口发"啊"音，暴露咽喉，必要时用压舌板将舌下压。
4. 用培养管内的拭子以轻快的动作，擦拭两侧腭弓、咽、扁桃体及咽后壁上的分泌物或脱落物，将拭子头插入试管，来回烧瓶塞2次，旋紧管盖。
5. 鼻拭子用拭子插入鼻孔2.5cm，接触黏膜采集。
6. 咽拭子培养管管口向上放置，不要倾倒，立即送检。

1. 留取标本前，用清水反复漱口以减少正常菌群的污染。
2. 患者疑似呼吸道传染病，采集时应按标准预防措施进行。
3. 做真菌培养时，必须在口腔溃疡面取分泌物。
4. 拭子擦拭时不要过深或过度用力，以免引起患者恶心或呕吐。
5. 采集标本时，注意避免拭子接触口腔和舌黏膜。

整理、交接：

1. 协助患者舒适卧位，整理床单位。
2. 按医疗废物处理条例处置用物，脱手套，洗手。
3. 再次查对，进入标本采集系统"已采样"栏进行确认。
4. 与物业配送员进行标本核对、交接、转运。

五、常见并发症与预防处理

名称	恶心/呕吐
原因	操作时刺激咽喉部,易引起恶心、呕吐
临床表现	1.恶心:上腹不适、皮肤苍白、流涎、出汗、血压下降 2.呕吐:胃或小肠内容物
预防与处理	1.操作时动作轻柔,以免引起恶心 2.避免在进食2h内采集标本,以防呕吐
名称	感染
原因	1.操作时动作粗暴 2.咽拭子采集用物被污染
临床表现	疼痛、溃疡、见炎性渗出物,伴颌下淋巴结肿大,严重者喉部充血肿胀、糜烂
预防与处理	1.操作时动作轻柔 2.做真菌培养时,须在口腔溃疡面采集分泌物 3.注意勿使用已被污染或过期的咽拭子采集标本

六、操作考核清单(大小便、痰液培养标本采集参照执行)

项目	技术操作要求	分值(分)	得分(分)	存在问题
核对	核对医嘱、患者姓名、住院号、检验单、检验项目*	4		
	根据医嘱选择合适的咽拭子培养管	4		
	进入标本采集系统打印并粘贴培养管标签*	4		
评估	评估患者全身情况:患者病情、意识、用药情况	4		
	评估患者局部情况:口腔黏膜、鼻咽部、咽喉部情况	4		
	评估患者心理状态,患者沟通、理解及合作能力	4		
告知	咽拭子标本采集的目的和配合方法	4		
准备	操作者衣帽整洁,洗手、戴口罩、手套	2		
	环境:安静、安全、清洁、光线充足	2		
	用物齐全、完好、无过期	2		
	患者取合适体位	2		
标本采集	核对患者姓名、住院号及标本容器及标签*	4		
	点燃酒精灯	2		
	嘱患者张口发"啊"音,暴露咽喉,必要时用压舌板将舌下压	6		
	用培养管内的拭子,以轻快的动作,擦拭两侧腭弓、咽、扁桃体及咽后壁上的分泌物或脱落物,将拭子头插入试管,来回烧瓶塞2次,旋紧管盖	10		

（续　表）

项目	技术操作要求	分值(分)	得分(分)	存在问题
标本采集	鼻拭子用拭子插入鼻孔2.5cm,接触黏膜采集	6		
	咽拭子培养管管口向上放置,不要倾倒,立即送检	6		
整理交接	协助患者舒适卧位,整理床单位	4		
	按医疗废物处理条例处置用物,脱手套,洗手	4		
	再次查对,进入标本采集系统"已采样"栏进行确认	4		
	与物业配送员进行标本核对、交接、转运	4		
评价	仪容、仪表符合规范	2		
	符合消毒隔离规范*	4		
	操作准确熟练,动作轻柔,患者无不适反应	4		
	有效应变、人文关怀	4		

注：根据完成程度或比例酌情评分，带"*"项目为"全或无"评分项，完成则得分，反之则不得分。

七、考核案例要点解析

案例

患儿,女,4岁,因"咳嗽1个月余,发热3d"入院,患儿4周前出现畏寒、咳嗽、全身不适等症状,初起为干咳,后转为顽固性剧烈咳嗽,无痰,特别是夜间咳嗽明显,3d前出现发热,拟诊"支原体感染",医嘱予查支原体咽拭子。

1.评估关注点

(1)评估患儿的病情、是否使用过抗生素。

(2)评估患儿口腔黏膜有无红肿、溃疡,咽喉部有无红肿、化脓情况。

(3)评估患儿有无恐惧、紧张心理、能否配合标本采集。

2.操作关注点

(1)嘱患儿张口发"啊"音,暴露咽喉,必要时用压舌板将舌下压。

(2)采集时动作要轻快,拭子不要插入太深,以免引起患儿恶心,擦拭两侧腭弓、咽、扁桃体及咽后壁上的分泌物或脱落物。

(3)标本采集后,咽拭子培养管管口向上放置,不要倾倒,立即送检。

（黄淑芳、陶艳玲）

第三章 常用给药 / 注射技术

第一节 口服给药术

一、定义

药物经口服后被胃肠道吸收进入血液循环,在局部或全身发挥作用,从而达到治疗的目的。

二、目的

通过口服给药,达到协助诊断、预防疾病、减轻症状、治疗疾病,使人体维持正常生理功能的目的。

三、操作者资质

取得护士执业资质的护理人员。

四、操作流程与要点说明

操作流程	要点说明
核对: 1. 核对医嘱、口服单、药物,做到八对:姓名、住院号、药名、浓度、剂量、方法、时间、有效期。 2. 核对患者身份并做自我介绍。	1. 正确查对医嘱、口服单、药物。 2. 至少用两种方法、两项信息确认患者身份。 3. 检查药品质量,不得使用变质或失效药物。
评估: 1. 患者: 　(1) 病情、意识状态、自理能力、合作程度、用药史、过敏史、家族史、不良反应史、对药物相关知识的知晓程度。 　(2) 有无口腔、食管疾病及吞咽困难等。 2. 药物:评估药物的性质、作用及不良反应。 3. 服药时机、服药体位、服药方式和安全性。 4. 评估周围环境。	1. 对服药自理能力缺陷者应协助服药。 2. 有吞咽困难患者服药时应防误吸。 3. 呕吐者应在呕吐间歇期给药,剧烈呕吐不宜口服给药,必要时报告医生。 4. 服药时机:健胃药饭前服,助消化药及对胃黏膜有刺激的药物饭后服,催眠药睡前服,磺胺类及抗生素类药应准时服用,同时服用多种药物时止咳糖浆在最后服用等。 5. 缓释片、肠溶片不可嚼碎或研粉服用,酸类或铁剂吸管服用后漱口。 6. 保持环境安静、安全、舒适,营造无干扰的给药环境。 7. 个体化做好药物相关知识宣教。

操作流程　　　　　　　　　　　　　要点说明

告知：
告知药物的作用、方法、不良作用及注意事项。

准备：
1. 用物准备:医嘱、口服单、药杯、量杯、滴管、纱布、药匙、温开水、药物、手表、垃圾桶、快速手消毒液。
2. 操作者准备:资质符合要求,着装符合规范,按6步洗手法洗手,需呼吸道隔离者佩戴口罩。

1. 用物准备齐全,性能良好,符合操作要求。
2. 操作者穿戴整齐,精神饱满,具备足够的专业知识。

实施：
1. 临时备药:
   (1) 洗手,核对患者姓名、住院号、药名、剂量、浓度、时间、用法和有效期。
   (2) 固体药(片、丸、胶囊)用药匙取药;水剂先摇匀,用量杯量取,眼睛视线应与量杯刻度持平;若同时用几种药液,应分别放置,瓶口用湿纱布擦净,洗净量杯,药液不足1ml,须用滴管吸取(15滴/ml),滴管应倾斜;油剂或用滴计算的药液先在药杯内放入少许温开水。
   (3) 备药后双人核对。
2. 发药:
   (1) 采用适宜、安全的服药时机、服药体位、服药方式。
   (2) 按时发药,发药前持口服单二次查对患者身份及药物。
   (3) 提供温开水,向患者及其家属说明注意事项,给予自理困难者帮助,协助患者服药。

1. 婴幼儿、鼻饲或吞咽困难的患者,将药物研碎;药物不足1片时,严格按剂量分装,单独包装。
2. 鼻饲患者须将碾碎的药物溶解后胃管注入,再用少量温开水冲净胃管。
3. 口服降糖、降压药前尽量先评估血糖、血压。
4. 强心苷类药物服用前需监测心率。
5. 抗排斥药、抗凝药、精神镇静类等特殊药物,服药时间要精确。
6. 止咳糖浆对呼吸道黏膜起安抚作用,服后不宜立即饮水;若同时服用多种药物应最后服止咳糖浆。
7. 服用碘剂的患者可将碘剂滴入食物中或稀释后服用,确保剂量准确。
8. 每一患者的单次口服药物应一次取离药车,以减少错漏。
9. 温开水服药,不用茶水服药。
10. 确保服药到口,如遇患者不在或因故不能服药者,在患者床头柜放置"外出患者口服药发放"温馨提示牌,同时应将药物带回服药车存放,适时再发或交班。
11. 如患者对服药提出疑问,应重新核查,确保发放无误。
12. 注意服药后有无呕吐,若有则视情况评估是否需补发药物。

操作流程 要点说明

(4)发药后核对患者身份,整理床单
位,协助舒适体位。
(5)发放不同患者药物之间进行卫生
手消毒。
3. 观察与记录:
(1)每发完一位患者药物,在口服药
单上记录时间并签名。
(2)观察用药后的效果及不良反应,
必要时记录。

整理:
(1)清理用物。
(2)清洁药盘(或发药车),洗手。

五、常见并发症预防与处理

名称	过敏反应
原因	1.患者为过敏体质,对该药有过敏反应 2.药物变质或不纯
临床表现	局部或全身有皮疹或荨麻疹,发热,严重者可有剥脱性皮炎或休克症状
预防与处理	1.立即停止给药并封存剩余药物,通知医生并酌情给予抗过敏治疗 2.若有严重过敏反应,伴有全身症状应立即平卧,给予吸氧,观察生命体征,给予心理支持,准备急救用物并做好记录
名称	胃肠道不良反应
原因	1.使用药物剂量大,多种药物联合应用,疗程长 2.空腹给药 3.伴有慢性胃肠道疾病 4.高龄患者、严重的基础疾病,长期住院患者
临床表现	食欲减退,恶心、呕吐、腹胀、腹痛、腹泻、便秘和出血等
预防与处理	1.开展用药监测,预防药物致胃肠道不良反应的发生 2.出现相关并发症及时给予处理
名称	吞咽困难

(续　表)

原因	1.食道阻塞 2.口咽或食道干燥 3.患者体位不当 4.药物不可口服
临床表现	突然咽下障碍
预防与处理	1.改变药物形态,可利用研钵将容许磨碎的药物研碎服用 2.吞服药物前先湿润口咽 3.协助患者改变原有体位,取适当体位 4.在不影响药物作用的前提下,可将药物混合于果汁或汽水中服下,或将药物放于舌根处,减少异味的感觉

六、操作考核清单

项目	分值(分)	得分(分)	存在问题
1.操作前评估(30分)			
操作者仪表符合要求	2		
环境安静安全	2		
用物齐备齐全	2		
洗手,必要时戴口罩	2		
核对医嘱、服药单*	4		
核对服药单与药物,做到"八对":姓名、住院号、药名、浓度、剂量、方法、时间、有效期*	4		
临时备药做到:固体药(片、丸、胶囊)用药匙取药;水剂摇匀,用量杯量取,眼睛视线应与量杯刻度持平;婴幼儿、鼻饲或吞咽困难的患者,将药物研碎;药物不足1片时,严格按剂量分装,单独包装	4		
临时备药,备药后需经第二人核对	2		
全面评估: (1)患者病情、意识状态、自理能力、合作程度 (2)用药史、过敏史、家族史、不良反应史 (3)有无口腔、食管疾病,吞咽困难等 (4)服药时机、服药体位、服药方式适宜安全(5分)*	8		
2.操作过程(50分)			
持服药单,正确核对患者身份*	5		
向患者或家属做自我介绍	2		

（续　表）

项目	分值(分)	得分(分)	存在问题
再次核对服药单与药物,做到"八对"*	5		
向患者及其家属说明服药注意事项,协助患者取合适体位	2		
服药,给予自理困难者帮助	5		
告知服药目的、注意事项	5		
发药到口。如遇患者外出检查或暂时离开病房因故不能服药者,应在床头柜放置"口服药发放提示牌",并将药物带回服药车存放待发,必要时交班	5		
发药时,如遇患者提出质疑,需核实确认无误后发放	5		
给药完毕,正确核对患者身份*	3		
整理处置用物,速效手消毒	3		
核对服药单,记录发放时间并签名	5		
观察用药后的效果及不良反应,必要时处理并记录	5		
3.整体评价(20分)			
有效应变、人文关怀	5		
患者对所用药物作用了解,明确注意事项,按时服药	5		
护士操作熟练,符合操作流程与消毒隔离要求	5		
相关知识掌握	5		

注：根据完成程度或比例酌情评分，带"*"项目为"全或无"评分项，完成则得分，反之则不得分。

七、考核案例要点解析

患者刘某，女性，66岁，因"发现血压升高1d"入院。诊断为：高血压病3级(极高危组)。入院时查T 36.8℃、P 84次/min、R 20次/ min、BP 167/116mmHg，急诊生化K^+ 3.2mmol/L。遵医嘱用药：硝苯地平控释片30mg口服，每日1次；氯化钾缓释片1g口服，每日3次。

1.评估关注点

(1)患者病情、意识状态、自理能力、合作程度；有无口腔、食管疾病，吞咽困难等；评估用药史、过敏史、家族史、不良反应史；药物相关知识的知晓程度；讲解服药的重要性，取得理解、配合。

(2)环境：营造无干扰的给药环境。

(3)用物：医嘱、口服单、药杯、药匙、温开水、药物、手表、垃圾桶、快速手消毒液。

2.操作关注点

(1)严格落实患者身份识别，医嘱双人核对，备药后双人查对，遵循口服给药操作流程。

(2)掌握服药时机，协助患者取舒适体位，不可磨碎服用，做到服药到口。

（3）服药后协助患者卧床休息，密切观察用药后的效果及不良反应。

（4）上床栏，防跌倒坠床，做好风险宣教。

八、相关知识链接

项目		要点说明
口服药 性状	分类	片剂 胶囊 口服丸剂 口服颗粒、粉、散剂 口服溶液
给药时机	饭前 服药	健胃药、稀盐酸、胃蛋白酶等药物，在饭前服用可促进胃液分泌，增进食欲。抗生素类药物饭前服用因无食物干扰可使药物在血中的浓度提高
	饭后 服药	助消化的药物及对胃黏膜有刺激性的药物均宜在饭后服用，以减轻药物对胃的刺激，如硫酸亚铁、阿斯匹林等都对胃黏膜有刺激性，易产生恶心呕吐
	睡前 服药	催眠药诱导入睡，应在睡前服，如安定、安眠酮等。缓泻药如酚酞、液体石蜡油等也在睡前服用，服药后于翌晨即可排便

（谭海云、黄玲）

第二节 皮内注射法

一、定义

皮内注射是将少量药液或生物制品注射于表皮与真皮之间的方法。

二、目的

1.药物过敏试验,判断有无过敏反应。

2.预防接种。

3.局部麻醉的起始。

三、操作者资质

有执业资质并经过培训合格的护理人员。

四、操作流程与要点说明

操作流程	要点说明
核对: 1. 核对医嘱、治疗单、药物,做到八对。 2. 核对患者身份并做自我介绍。 3. 必要时查看药物批号。	1. 八对:姓名、住院号、药名、浓度、剂量、方法、时间、有效期。 2. 至少用两种方法、两项信息确认患者身份。 3. 不得使用变质或失效药物,青霉素需查看批号。
评估: 1. 患者: 　(1)患者年龄、病情、意识、心理状态、治疗目的、用药史、过敏史、家族史等,确认无该药物过敏史及已进食。 　(2)患者注射部位皮肤情况。 　(3)患者对用药的认知及合作程度。 2. 药物:评估药物的性质、作用及不良反应。 3. 操作者:符合资质要求,衣帽整洁,洗手,戴口罩,必要时戴手套,昏迷或躁动患者需双人配合操作。 4. 环境:安静、光线充足,适合无菌操作及方便抢救。	1. 体质衰弱、情绪紧张的患者应采取卧位,以防晕针。 2. 患者尽量勿空腹,禁食者、急诊患者可在补液中或补液后进行。 3. 避免在皮疹、硬结、瘢痕、感染及皮肤划痕阳性处注射。 4. 青霉素皮试需备肾上腺素和注射器,防止过敏。

操作流程	要点说明

告知：

1. 向患者或家属告知注射药物的作用及不良反应、配合要点及注意事项，勿空腹的原因。

2. 指导患者不可用手按压注射局部，以防影响结果的观察。

3. 注射后20min内禁止离开病房或注射室，如有不适立即告知。

> 衣服要宽松合身，提供必要的、性能良好的辅助用具。

准备：

1. 操作者：仪表符合要求，洗手，戴口罩。

2. 物品：无菌纱布、无菌棉签、无菌治疗巾、0.5%碘伏、75%酒精、一次性注射器（1ml、2.5ml、5ml）、0.9%氯化钠注射液10ml、医嘱用药物、砂轮、启瓶器、弯盘、肾上腺素、生活垃圾桶、感染性垃圾桶、锐器盒。

3. 环境：室温适宜，光线充足或足够照明，适合无菌操作。

4. 患者：根据病情取合适体位。

> 1. 急救盒应放在治疗车上，能随时应急。
> 2. 必要时准备氧气、吸痰等用物。

实施：

1. 洗手，戴口罩。

2. 配皮试液：用0.9%氯化钠注射液溶解，规范配制标准浓度皮试液，标注患者姓名、住院号、药名、用途，放无菌盘内。

3. 携治疗单及用物至床边核对患者身份及药物。

4. 患者取合适体位：平卧位或坐位。

5. 选部位：前臂掌侧下1/3处。

6. 以75%酒精消毒皮肤待干。

7. 二次核对患者身份与药物。

8. 排尽空气。

> 1. 严格遵循无菌操作原则。
> 2. 正确执行身份查对与药物查对。
> 3. 皮试液浓度配制要精确。青霉素200～500IU/ml，破伤风抗毒素150IU/ml，普鲁卡因溶液0.25%（2.5mg/ml），细胞色素C 0.75mg/ml，链霉素2500IU/ml，头孢菌素类药物500μg/ml。
> 4. 药敏试验选择前臂掌侧下段，预防接种选择上臂三角肌下缘，局部麻醉选择麻醉处。
> 5. 忌用碘类消毒剂，对酒精过敏者可选用其他皮肤消毒剂。
> 6. 进针角度不宜过大。
> 7. 注入的药量要精确。
> 8. 注射过程中注意观察患者反应。
> 9. 勿按压针眼及按揉局部，局部不可热敷、搔抓等。

操作流程	要点说明

9. 绷紧皮肤,以5°进针刺入。

10. 固定针栓,如皮试则推入药液0.1ml,使局部形成一皮丘,拔针。

11. 三次核对患者身份与药物安瓿。

12. 整理床单位及用物,协助患者取舒适体位。

13. 洗手,记录皮试时间或执行时间并签名。

观察、记录:

1. 注射后20min观察结果。

2. 如对皮试结果有怀疑,应在对侧前臂皮内注射0.9%氯化钠0.1ml,以做对照。

3. 治疗单上记录皮试时间、看结果时间并签名,医嘱单、体温单规范记录,阳性者按规定做好标识(门诊病历、住院病历夹封面、一览卡、床头卡、体温单正面、医嘱、护理记录)。

1. 皮试患者20min内不得离开病房或注射室,PPD皮试注射后48h、72h要观察反应与记录结果。

2. 结果判断
   (1)阴性:局部皮丘大小无改变,周围无红肿,无红晕,全身无自觉症状,无不适表现。
   (2)阳性:皮丘隆起增大,出现红晕,直径大于1cm,周围有伪足伴局部痒感,全身可有头晕、心慌、恶心,甚至发生过敏性休克。

五、常见并发症预防与处理

名称	疼痛
原因	1.注射前患者精神高度紧张、恐惧 2.皮肤张力大,阻力大,推注药物时皮纹发生机械断裂而产生撕裂样疼痛 3.配制的药物浓度过高,药物推注速度过快或推注速度不均匀 4.注射针头过粗、欠锐利或有倒钩,或操作者操作手法欠熟练 5.注射时消毒剂随针头进入皮内,消毒剂刺激引起疼痛
临床表现	注射部位疼痛敏感,推注药物时加重。有时伴全身疼痛反应,如肌肉收缩、呼吸加快、出汗、血压下降,严重者出现晕针、虚脱。疼痛程度在完成注射后逐渐减轻
预防与处理	1.注重心理护理,向患者说明注射的目的,取得患者配合 2.准确配制药液,避免药液浓度过高对机体的刺激 3.改进皮内注射方法 (1)在皮内注射部位的上方,嘱患者用一手环形握住另一手臂,离针刺的上方约2cm处用拇指加力按压(儿童患者让家属按上述方法配合),同时按皮内注射法持针刺入皮内,待药液注入,直至局部有直径约0.5cm的皮丘形成,拔出针头,将按压之手松开,能有效减轻皮内注射疼痛的发生。

(续　表)

预防与处理	（2）针头刺入针尖斜面的1/3～1/2时,平行进针,直至针尖斜面全部进入,注入药液,能有效减轻注射时的疼痛。可取前臂掌侧中段做皮试,不仅疼痛轻微,而且更具敏感性。 4.准确注入药量(通常是0.1ml) 5.选用口径较小、锋利无倒钩的针头进行注射 6.待皮肤消毒剂干燥后进行注射 7.疼痛剧烈者,予以止痛剂对症处理;发生晕针或虚脱者,按晕针或虚脱处理
名称	**局部组织反应**
原因	1.药物本身对机体的刺激,导致局部组织发生的炎症反应(如疫苗反应) 2.药物浓度过高,推注药量过多、过快 3.违反无菌操作原则,使用已污染的注射器、针头 4.皮内注射后,患者搔抓或揉按局部皮丘 5.机体对药物敏感性高,局部发生变态反应
临床表现	注射部位红肿、疼痛、瘙痒、水疱、溃烂、破损及色素沉着
预防与处理	1.避免使用对组织刺激性较强的药物 2.正确配制药液,推注药液剂量准确 3.严格执行无菌操作原则,一针一用 4.告知患者皮内注射目的与注意事项,不可随意搔抓或揉按局部皮丘,如有异常不适可随时告知医护人员 5.详细询问患者药物过敏史,避免使用可引起机体过敏反应的药物 6.对已发生局部反应者进行对症处理,预防感染。出现局部皮肤瘙痒者,告诫患者勿抓、挠,用0.5%碘伏溶液外涂;局部皮肤有水疱者,先用0.5%碘伏溶液消毒,再用无菌注射器将水疱内液体抽出,用无菌纱块加压;注射部位出现糜烂、破损,则按外科换药处理
名称	**注射失败**
原因	1.患者烦躁不安、不合作,多见于婴幼儿、精神异常及无法正常沟通的患者 2.注射部位无法充分暴露,如穿衣过多、衣袖过窄等 3.操作欠熟练,如进针角度过深或过浅,导致注射针头不在注射部位的表皮与真皮之间或针头斜面未完全进入皮内;针头与注射器乳头连接欠紧密导致推药时药液外漏;进针用力过猛,针头进入皮下组织 4.注射药物剂量欠准确
临床表现	无皮丘或皮丘过大、过小,药液外漏,针口有出血现象
预防与处理	1.认真做好解释工作、尽量取得患者配合 2.对不合作者,肢体要充分约束和固定 3.充分暴露注射部位 4.改进注射方法:采用左手拇指与进针方向相反绷紧皮肤,右手持注射器,使针头斜面与皮肤垂直,与皮肤成5°,在左手拇指绷紧皮肤上方1～1.5cm处,针尖力向上挑开表皮,然后刺入皮内,待针头斜面进入皮内后,放平注射器,左手拇指固定针栓,右手注入药液,可有效减少推针时漏液与拔针眼出血情况

（续　表）

预防与 处理	5.提高注射操作技能,掌握进针的角度和力度 6.对无皮丘或皮丘过小等注射失败者,可重新选择部位进行注射
名称	**虚脱**
原因	1.主要由心理、生理、药物、物理等因素引起 2.护理人员操作粗鲁、注射速度过快、注射部位选择不当,如注射在硬结上、瘢痕处等,引起患者剧烈疼痛而发生虚脱
临床表现	头晕、面色苍白、心悸、出汗、乏力、眼花、耳鸣、心率加快、脉搏细弱、血压下降,严重者意识丧失。多见于体质衰弱、饥饿及情绪高度紧张的患者
预防与 处理	1.注射前应向患者做好解释工作,使患者消除紧张心理,从而配合治疗 2.询问进食情况,避免在饥饿状态下进行注射 3.选择合适的注射部位,避免在硬结、瘢痕等部位注射,并且根据注射药物的浓度、剂量,选择合适的注射器,遵循二快一慢原则 4.对有晕针史及体质虚弱、饥饿、情绪紧张的患者,注射时宜采用卧位 5.注射过程中随时观察患者情况,如有不适,及时停止注射,立刻做出正确判断,评估是药物过敏还是虚脱。如患者发生虚脱现象,护理人员首先要镇静,将患者取平卧位,保暖,按压或针刺人中、合谷等穴位,患者清醒后给予口服糖水等,一般几分钟或数分钟后即可恢复正常。少数患者通过给氧或呼吸新鲜空气,必要时静脉推注50%葡萄糖等措施,症状可逐渐缓解
名称	**过敏性休克**
原因	1.操作者在注射前未询问患者的药物过敏史 2.患者对注射的药物发生速发型过敏反应
临床表现	全身症状:荨麻疹、恶心、呕吐、腹痛及腹泻;循环系统:面色苍白、出冷汗、口唇发绀、脉搏细弱、血压下降;呼吸系统:喉头水肿、支气管痉挛、胸闷、气促、呼吸困难;神经系统:意识丧失、抽搐、二便失禁等
预防与 处理	1.操作前应仔细询问患者有无药物过敏史,尤其是青霉素、链霉素等易引起过敏的药物,如有过敏史者则停止该项试验并报告医生 2.皮试观察期间,嘱患者不可随意离开病房或注射室,注意观察患者有无异常不适反应,正确判断皮试结果,阴性者可使用该药,若为阳性结果则不可使用(破伤风抗毒素除外,可采用脱敏注射) 3.注射盘内备用0.1%盐酸肾上腺素1～2支,必要时备尼可刹米、洛贝林等急救物品,必要时备氧气、吸痰装置等 4.一旦发生过敏性休克,立刻进行抢救处理: 　(1)立即停药,协助患者平卧 　(2)立即皮下注射0.1%肾上腺素1ml,小儿剂量酌减。症状如不缓解,可每隔30min皮下或静脉注射肾上腺素0.5ml,直至脱离危险期 　(3)给予氧气吸入,改善缺氧症状。呼吸受抑制时,立即进行口对口人工呼吸,并注射尼可刹米、洛贝林等呼吸兴奋剂。有条件者可插入气管导管,借助人工呼吸机辅助呼吸或控制呼吸。喉头水肿引起窒息时,应尽快进行气管切开

预防与处理	（4）根据医嘱静脉注射地塞米松5～10mg或琥珀酸那氢化可的松200～400mg加入5%～10%葡萄糖溶液500ml内静脉滴注；应用抗组胺类药物，如肌内注射盐酸异丙嗪25～50mg或苯海拉明40mg （5）静脉滴注10%葡萄糖溶液或平衡溶液扩充血容量。如血压仍不回升，可按医嘱加入多巴胺或去甲肾上腺素静脉滴注。如为链霉素引起的过敏性休克，可同时应用钙剂，以10%葡萄糖酸钙稀释溶液静脉推注，使链霉素与钙离子结合，从而减轻或消除链霉素的毒性症状 （6）若心脏骤停，则立即进行心肺复苏 （7）密切观察病情，记录患者生命体征、神志和尿量等变化，评价治疗和护理的效果，为进一步处置提供依据
名称	疾病传播
原因	1.操作过程中未严格执行无菌技术操作原则，如未执行一人一针一管一用、抽取药液过程中被污染、皮肤消毒不严格等 2.使用疫苗，尤其是活疫苗，未严格执行有关操作规程，用剩的活疫苗未及时灭活，用过的注射器、针头未焚烧，污染环境，造成人群中疾病传播
临床表现	传播不同的疾病出现相应的症状。如细菌污染反应，患者出现畏寒、发热等症状；如乙型肝炎，患者出现厌油、上腹饱胀不适、精神不振、乏力等症状
预防与处理	1.严格执行一人一针一管一用，不可共用注射器、注射液和针头，操作过程中，严格遵循无菌技术操作原则及消毒隔离要求 2.使用活疫苗时，防止污染环境。用过的注射器、针头及用剩的疫苗应及时焚烧 3.操作不同患者要做好手卫生消毒 4.对已出现疾病传播者，报告医生，对症治疗。如有感染，及时抽血化验检查并及时隔离治疗

六、药敏试验操作考核清单

项目	分值（分）	得分（分）	存在问题
1.操作前准备（30分）			
操作者仪表符合要求	2		
洗手，戴口罩，必要时戴手套	2		
环境符合要求，操作时机适宜	3		
用物齐备，性能完好，无菌物品在有效期内	2		
正确核对医嘱与治疗单*	3		
全面评估：患者一般情况、注射部位皮肤情况，询问用药史、过敏史、家族史和进餐史等	5		

（续　表）

项目	分值(分)	得分(分)	存在问题
正确核对治疗单与药物,做到"八对":姓名、住院号、药名、浓度、剂量、方法、时间、有效期*	5		
皮试液配置方法正确,浓度正确*	5		
注射液标注患者姓名、住院号、药名、用途,放入无菌盘内	3		
2.操作过程(50分)			
持治疗单,正确核对患者身份*	3		
向患者或家属做自我介绍	2		
告知操作目的、配合要求及注意事项	2		
协助患者取合适体位	2		
正确选择注射部位	4		
用75%酒精消毒皮肤,对酒精过敏者选择非碘类消毒剂	4		
再次核对患者身份及药物	3		
绷紧皮肤,5°进针	4		
推药剂量准确,形成一个小皮丘	4		
拔针,无须按压	2		
操作完毕,核对患者身份及药品安瓿	2		
速效手消毒	2		
记录执行时间并签名	2		
交代患者注意事项	2		
床边观察患者反应	2		
正确判断皮试结果*	3		
记录皮试结果(医嘱单、治疗单)并签名*	4		
阳性结果者完善各类记录与告知	3		
3.整体评价(20分)			
正确整理处置用物	2		
有效应变,体现人文关怀	4		
未对患者造成不必要的损伤,健康教育落实到位	4		
护士整体操作熟练,符合操作流程与消毒隔离要求	4		
相关知识掌握	3		
操作时间25min	3		

注：根据完成程度或比例酌情评分，带"*"项目为"全或无"评分项，完成则得分，反之则不得分。

七、考核案例要点解析

黄某,女,30岁,因"反复咳嗽、咳痰1个月,加重1周"入院,入院后予青霉素抗感染等对症治疗后缓解,已停药4天,现患者又出现咳嗽、咳痰,医生开具青霉素皮试,作为责任护士,你将如何进行皮内注射?

1.评估关注点

(1)患者用药史、过敏史、家族史;有无进食;讲解皮试的目的,取得理解、配合。

(2)注射部位皮肤情况及药物批号。

(3)患者对药物的了解程度及心理反应。

(4)环境安静安全,符合注射要求。

(5)用物齐备,无过期物品。

2.操作关注点

(1)严格遵循无菌操作及安全注射原则,遵守查对制度。

(2)皮试液现配现用,治疗盘备好0.1%肾上腺素2支。

(3)患者不宜空腹进行皮试,皮试后20min内不得离开病房或注射室。

(4)正确判断皮试结果,做好青霉素药物批号记录。

(5)密切观察病情,及时处理各种过敏反应,若发生过敏性休克就地抢救。

(6)详细记录皮试结果。对皮试阳性者,应在体温单、医嘱单、床头卡、一览表、注射单、护理记录/门诊病历上用红笔加以注明,并将结果告知患者及其家属,做好安全宣教。

八、相关知识链接

1.头孢类药物皮试液配制

原支头孢类药物	加0.9%NS(ml)	每ml药液头孢类药物的含量
0.5g或1g	2或4	250 mg/ml
取上液0.2ml	0.8	50 mg/ml
取上液0.1ml	0.9	5mg/ml
取上液0.1ml	0.9	500ug/ml

取上液0.1ml(50μg)做皮内注射

附:

除说明书要求皮试的品种外,头孢菌素类药物用药前做皮试未列为常规,但用药前应仔细询问患者是否为过敏性体质,内容包括药物过敏史、食物过敏史及过敏性疾病史、直系亲属父母、亲兄弟姐妹家族过敏史等。如果是过敏性体质,用前必须做头孢菌素皮试,并要求皮试液以所选用品种的同一生产厂家、同一批号药物新鲜配制。

凡初次用药、停药3天后再用,以及在应用中更换批号时,均需按常规做过敏试验。

2.链霉素皮试液配制

链霉素	加0.9%NS(ml)	每ml药液链霉素的含量
1g(100万U)3.5	0.25g(25万U)/ml	250 mg/ml
取上液 0.1ml	0.9	2.5万U/ml
取上液0.1ml	0.9	2500U/ml

取上液0.1ml(250U)做皮内注射

3.普鲁卡因皮试液配制

普鲁卡因	加0.9%NS(ml)	每ml药液普鲁卡因的含量
普鲁卡因原液(40mg/2ml)0.1ml	0.7ml	2.5mg/ml

取0.1ml(0.25mg)做皮内注射

4. TAT皮试液配制

TAT	加0.9%NS(ml)	每ml药液TAT的含量
TAT原液(1500U/1ml)0.1ml	0.9ml	150U/ml

取0.1ml(15U)做皮内注射

附:(1)结果判断:阴性:注射部位无明显反应或皮丘<1cm、红晕<2cm,同时无其他不适反应。弱阳性:注射局部出现皮丘≥1cm、红晕≥2cm,特别是形似伪足或有痒感者。强阳性:注射局部皮丘≥1.5cm,或局部反应外并伴有全身症状,如荨麻疹、鼻咽刺痒、喷嚏等。

(2)结果应用:即使TAT皮试为阴性,肌肉注射时也应先注射0.3ml原液,观察30min无反应,可全量注射;弱阳性必须用脱敏法进行注射;强阳性反应,建议改用破伤风免疫球蛋白;如不能实施,必须使用本品,则必须采用脱敏注射,并做好一切准备,一旦发生过敏性休克,立即抢救。

5.青霉素皮试液配制

青霉素类药物	加0.9%NS(ml)	每ml药液PG类药物的含量
80万U	4	20万U/ml
取上液0.1ml	0.9	2万U/ml
取上液0.1ml	0.9	2000U/ml
取上液0.1ml或0.25ml	0.9或0.75	200或500U/ml

取上液0.1ml(20或50U/ml)做皮内注射

（谭海云、黄玲）

第三节 肌内注射法

一、定义

一种常用的药物注射治疗方法,指将一定量药液注入肌肉组织的方法。

二、目的

1.用于不宜或不能口服或静脉注射的患者。

2.要求比皮下注射更迅速发生疗效。

三、操作者资质

有执业资质并经过培训合格的护理人员。

四、操作流程与要点说明

操作流程	要点说明
核对: 1. 核对医嘱、治疗单、药物。 2. 核对患者身份并做自我介绍。	1. 八对:姓名、住院号、药名、浓度、剂量、方法、时间、有效期。 2. 至少用两种方法、两项信息确认患者身份。 3. 不得使用变质或失效药物。
评估: 1. 患者: 　(1)患者年龄、病情、意识、肢体活动能力、治疗情况、用药史、家族史等。 　(2)患者注射部位皮肤情况,确认注射部位皮肤及肌肉组织状况,无硬结、瘢痕、炎症等。 　(3)患者对用药的认知及心理反应。 2. 药物:评估药物的性质、作用及不良反应。	1. 了解患者身体状况。 2. 根据评估结果选择合适的注射部位。 3. 掌握药物使用注意事项。 4. 成人常用注射部位为臀大肌,2岁以内患儿不宜选用臀大肌,宜选用臀中肌、臀小肌肌内注射。 5. 意识不清或躁动患者准备约束带,患儿需家属配合。
告知: 1. 给药方法,药物的作用、不良反应、配合要点及注意事项。 2. 告知患者减轻注射疼痛的配合技巧。	

操作流程

要点说明

准备：

1. 操作者：符合资质，衣帽整洁，洗手，戴口罩，必要时戴手套，昏迷/躁动患者需双人操作。

2. 环境：安静、安全，光线充足，保护患者隐私，适合无菌操作。

3. 用物：治疗车、无菌盘、药品、治疗单、消毒溶液、无菌棉签、注射器。

4. 患者：取合适体位。

> 选择合适的注射器和针头：注射用药为油剂或悬浊液，需选择较粗针头；注射刺激性药物需选择长型针头。

实施：

1. 正确规范备药，注射液标注患者姓名、住院号、药名、用途，放无菌盘内。

2. 携治疗单及用物至床边，确认患者身份及药物。

3. 协助患者取合适体位。

4. 选择合适注射部位，消毒皮肤，待干。

5. 二次核对，排尽空气。

6. 绷紧皮肤，针头与皮肤呈90°刺入针体的2/3。

7. 固定针头，回抽无回血后以均匀的速度缓慢推注药液。

8. 注药后快速拔针，用消毒棉签按压穿刺点。

9. 协助患者穿好衣裤，取舒适体位，整理床单位。

10. 三次核对患者、治疗单与药物。

11. 清理用物，分类处理，速效手消毒或洗手。

1. 严格遵守无菌操作。

2. 严格执行查对制度及隐私保护。

3. 注射部位要远离神经、血管，不可在炎症、瘢痕、硬结、皮肤受损处进针。

4. 掌握进针深度，不可将进针梗全部刺入，消瘦者及患儿进针深度酌减，患儿需家属做好固定，一旦发生断针，即用一手捏紧局部肌肉以防针头移位，并尽快用止血钳将断段取出，必要时请外科处理。

5. 确保未刺入血管内，如有回血应立即拔出针头，重新更换部位。

6. 掌握无痛注射技巧：取适当体位，放松局部肌肉，分散患者注意力；注射时二快一慢；对刺激性强如药液量过大或pH值过高或过低的药物进针要深，推药速度要慢；多种药物同时注射，先注入无刺激性或刺激性小的药物。

7. 遇两种以上药液同时注射时，应注意配伍禁忌，注射青霉素应现配现用，稠厚油类药物，须加温融化后再抽药。

8. 需长期注射者，注射部位应交替更换，以避免或减少硬结的发生，如因多次注射出现局部硬结时，可湿热敷或理疗处理。

9. 患者离开时要确保注射部位不出血。

10. 按消毒隔离、标准预防原则处理用物。

观察、记录：

1. 治疗单记录执行时间并签名。

2. 观察注射过程中患者的反应、用药后的疗效和不良反应，必要时做好记录。

五、常见并发症与预防处理

名称	疼痛
原因	1.患者精神过于紧张恐惧,注意力全部集中在注射部位,引起注射部位皮肤对痛觉高度敏感而产生疼痛 2.注射部位选择不当 3.一次性肌内注射药物过多、药物刺激性过大、药物推注速度过快 4.注射刺激性药物时针头型号选择不当 5.操作者注射技术欠熟练,进针过深或过浅等都可引起疼痛
临床表现	注射局部疼痛、酸胀、肢体无力、麻木。可引起下肢及坐骨神经疼痛,严重者可引起足下垂或跛行,甚至可出现下肢瘫痪
预防与处理	1.注射前与患者进行沟通、解释,以解除患者的思想顾虑,取得患者的理解和配合 2.协助患者取正确舒适的体位,如臀大肌注射时取侧卧位,下腿应弯曲,上腿伸直后稍弯曲,以使患者感到放松和舒适为宜 3.选择正确的注射部位。注意避开血管和神经,不能在化脓、硬结、瘢痕、患皮肤病处进针 4.根据患者个体差异,选择型号适当的针头。肥胖体型者应用长针头深部注射,消瘦者应将注射局部皮肤提起,进针手法得当,以免用力过猛,进针过深,触及骨组织 5.采用可减轻患者疼痛的注射技术:注射时应做到"二快一慢加匀速",即进针、拔针快,推药速度缓慢并均匀
名称	神经性损伤
原因	主要是药物直接刺激及局部高浓度药物毒性引起神经粘连和变性坏死
临床表现	注射当时即出现支配区麻木、放射痛、肢体无力和活动范围减少,约一周后疼痛减轻
预防与处理	1.周围神经药物注射伤是一种医源性的损伤,是完全可以预防的,应慎重选择药物,正确掌握注射技术 2.注射药物应尽量选用刺激性小、等渗、pH接近中性的药物,不能选用刺激性很强的药物做肌内注射 3.注射时应熟悉注射处的解剖关系,准确选择臀部肌内注射位置,避开神经及血管。为儿童注射时,除要求进针点准确外,还要注意进针深度和方向 4.在注射药物过程中若发现神经支配区麻木或放射痛,应考虑注入神经的可能性,必须立即改变进针方向或停止注射 5.对中度以下不完全神经损伤可采用非手术治疗法,进行理疗、热敷,促进炎症消退和药物吸收,同时使用神经营养药物治疗,尽快促进神经功能的恢复
名称	局部或全身感染
原因	注射部位消毒不严格,注射用具、药物被污染等,可导致注射部位或全身感染
临床表现	1.在注射后数小时局部出现红、肿、热、痛,局部压痛明显 2.若感染扩散,可导致全身菌血症、脓毒败血症,患者出现高热、畏寒、谵妄等

（续 表）

预防与处理	1.遵循无菌操作原则,消毒范围＞5cm×5cm 2.注射完毕,嘱患者及家属不能马上擦浴和洗澡,以免进针处感染 3.出现全身感染者,根据血培养及药物敏感试验选用合适的抗生素
名称	**针眼渗液**
原因	1.反复在同一部位注射药液 2.每次注射药物剂量过多,推注速度过快 3.注射针头过粗,进针的深度过浅,拔针后按压时间过短 4.注射部位肌肉小,组织弹性较差,有水肿或硬结,患者全身状况差,如出现休克,局部血液循环差,组织对药液吸收缓慢
临床表现	1.推注药液阻力较大,注射时有少量液体自针眼流出,拔针后液体流出更明显 2.注射部位组织变形如萎缩或水肿
预防与处理	1.禁止在水肿、硬结、瘢痕处进针,尽量选择肌肉组织丰富又能避开血管、神经的部位 2.掌握注射剂量:每次注射量以2～3ml为限,不宜超过5ml 3.选择型号合适的注射针头,掌握适当的进针深度,约为针梗的2/3(2.5～3cm),消瘦者及儿童酌减。拔针后按压针眼至无药液渗出为止 4.长期注射者,每次轮换注射部位,避免在同一部位反复注射 5.对于全身状况差的患者,连续注射几天后可给予热敷,加速局部血液循环,促进药液吸收 6.在注射刺激性药物时,采用Z径路注射法预防药物渗至皮下组织或表皮,以减轻疼痛及组织受损。注射完毕禁止按摩注射部位,告诉患者暂时不要运动或穿紧身衣服
名称	**臀筋膜间室综合征**
原因	1.臀部注射部位定位欠准确,注射时损伤血管、神经 2.进针过深,进针角度不当 3.臀部解剖结构复杂,肌肉组织、神经和血管较丰富。使用传统的定位十字法和连线法,注射时易损伤血管和神经
临床表现	臀部注射部位疼痛剧烈,臀部肿胀明显,同侧大腿、小腿肿胀,同侧小腿及足跟麻木,髋关节活动受限,跛行
预防与处理	1.注射部位准确定位 2.根据患者的体型决定进针角度和深度 3.出现神经、血管损伤症状时,应立即制动,冷敷并加压包扎注射部位,禁止热敷或按摩臀部,密切观察患者病情变化,遵医嘱应用止血药物,必要时采用手术切开减压治疗
名称	**针头堵塞**
原因	1.一次性注射器的针尖锐利、斜面大,抽吸瓶装药品易被橡皮塞堵塞,瓶塞颗粒进入液体造成微粒污染或栓塞 2.针头过细,药液黏稠,粉剂未充分溶解或药液为悬浊液,如长效青霉素等
临床表现	推药阻力大,无法将注射器内的药液推入体内

预防与 处理	1.根据药液的性质选用粗细适合的针头 2.充分将药液摇匀、混合，检查针头通畅后方可进针 3.注射前吸入少量生理盐水可降低针头及乳头部药液浓度和黏稠度，以减少针头堵塞 4.注射颗粒大的悬浊液时，不能采用常规"二快一慢"的注射方法，要保持一定的推药速度，避免停顿导致药液沉积在针头内 5.如发现推药阻力大，或无法将药液继续注入体内，应拔针，更换针头另选部位进行注射 6.对使用一次性注射器加药时，可改变进针角度，即由传统的90°改为45°，避开斜面，减少针头斜面与瓶塞的接触面积，杜绝瓶塞颗粒的产生

六、操作考核清单

项目	分值(分)	得分(分)	存在问题
1.操作前评估(总30分)			
操作者仪表符合要求	2		
洗手，戴口罩，必要时戴手套	2		
环境符合要求，操作时机适宜	3		
用物齐备，性能完好，无菌物品在有效期内	2		
正确核对医嘱与治疗单*	3		
全面评估：患者一般情况，注射部位皮肤情况，询问用药史、过敏史、家族史和进餐史等	5		
正确核对治疗单与药物，做到"八对"：姓名、住院号、药名、浓度、剂量、方法、时间、有效期*	5		
注射液配置方法正确，浓度正确*	5		
注射液标注患者姓名、住院号、药名、用途，放无菌盘内	3		
2.操作过程(50分)			
持治疗单，正确核对患者身份及药物*	5		
向患者或家属做自我介绍	2		
告知操作目的、配合要求及注意事项	2		
协助患者取合适体位，注意保暖和隐私保护	3		
选择部位及定位方法正确*	3		
以注射点为中心，中心停顿、螺旋向外，用力摩擦，消毒皮肤，范围＞5cm×5cm，待干	5		
二次核对患者身份及药物*	3		
排尽注射器内空气，不浪费药液	3		
进针角度90°，刺入深度为针梗2/3	3		

项目	分值(分)	得分(分)	存在问题
抽无回血,方可推药*	4		
遵守注射时二快一慢原则	3		
拔针,用无菌棉签按压数秒,避免揉擦	4		
操作完毕,三次核对患者身份及药物安瓿	3		
整理床单位,协助取舒适体位	2		
速效手消毒,记录执行时间并签名	3		
观察注射部位有无出血、肿块、瘀斑、硬结等并处理	3		
记录皮试结果(医嘱单、治疗单)并签名*	5		
阳性结果者完善各类记录与告知	4		
3.整体评价(20分)			
用物整理,正确分类处理	2		
能有效应变,体现人文关怀	3		
尊重关爱患者,注意保暖和保护隐私	3		
护士整体操作熟练,符合操作流程与消毒隔离要求	3		
未给患者造成不必要的损伤	3		
注射部位(渗血、红肿、硬结、断针)防治好、处理及时	3		
相关知识掌握	3		

注：根据完成程度或比例酌情评分，带"*"项目为"全或无"评分项，完成则得分，反之则不得分。

七、考核案例要点解析

张××,女,18岁,诊断:重症肺炎合并中毒性脑病,患者因"发热伴咳嗽5d,加重1d、抽搐1次入院"。入院查体:神志清,精神差,全身皮肤无黄染,无皮疹及出血点,咽充血,伴阵发性非痉挛样咳嗽,予完善相关检查,予抗感染、镇静等对症治疗。

现遵照医嘱予安定10mg肌内注射。你作为责任护士该怎么做?

1.评估关注点

(1)患者年龄、诊断、病情、意识状态、合作程度、过敏史、注射部位皮肤情况、心理状况、二便需求、耐心解释、消除恐惧、取得配合;评估肢体活动情况,做好防跌倒、防坠床的安全防护。

(2)评估患者对疾病及药物知识的了解及对操作配合的程度。

(3)评估呼吸情况、体位是否合适。

(4)评估咳嗽咳痰的频率、量、性质。

（5）环境安静安全,符合注射要求。

（6）用物齐备,无过期物品。

（7）患者清醒,精神差,是合作能力较弱的患者,需要评估对疼痛的忍受度,可指导患者摆好体位,注重无痛技术,耐心地解释,消除恐惧,取得配合。

2.操作关注点

（1）严格遵循查对制度、无菌技术操作原则、标准预防原则、安全注射原则。

（2）向患者及家属做好肌内注射的目的及注意事项告知,取得配合,并指导患者选择合适的舒适体位。

（3）选择规格合适的注射器、注射部位、进针角度,避开皮肤硬结、溃疡等处,遵循注射时"二快一慢"原则,注射中观察患者反应,注射后观察用药效果及不良反应。

（4）注射毕,观察注射点皮肤的情况,按压是否正确。

（5）洗手,记录执行的时间并签名。

（6）正确进行医疗垃圾的处置。

（7）选择合适时机,落实疾病健康教育。

八、相关知识链接

项目		要点说明	图片
正确选定注射的部位	常用注射部位的选择	臀大肌定位法 ·十字法 ·联线法	
		上臂三角肌定位法 注射区域:上臂外侧,肩峰下2~3指,此处只可做小剂量注射	

项目		要点说明	图片
正确选定注射体位	注射体位的选择	臀中肌、臀小肌定位法注射区域： 构角法：示指与中指尖分别置于髂前上棘与髂嵴下缘处，这样髂嵴、示指、中指构成的三角形为注射区 三指法：髂前上棘外侧三横指处（以患者手指宽度为标准）	
		肢体放松，侧卧位，上腿伸直、下腿弯曲	
		头偏向一侧，俯卧位—足尖相对、足跟分开	
		仰卧位，危重及不能翻身的患者，采用臀中肌、臀小肌注射较方便	
		坐位，应稍高，门诊常用上臂三角肌、臀大肌部位做肌内注射	

第四节　胰岛素注射

一、定义

胰岛素注射是指将胰岛素通过注射器或胰岛素笔注入皮下组织内,达到帮助葡萄糖进入胰岛素敏感组织并提供能量的目的。

二、目的

1.可以帮助葡萄糖进入胰岛素敏感组织(肌肉和脂肪组织)并提供能量。

2.注射胰岛素与口服降糖药物一样,可以配合饮食和运动治疗一起达到控制血糖的作用。

三、操作者资质

有执业资质并经过培训合格的护理人员。

四、操作流程与要点说明

普通胰岛素注射操作流程	要点说明
核对: 1. 核对医嘱、治疗单及药物。 2. 核对患者身份并自我介绍。	1. 八对:姓名、住院号、药名、浓度、剂量、方法、时间、有效期。 2. 至少用两种方法、两种信息确认患者身份 。
评估: 1. 患者年龄、病情、意识、血糖水平、是否需要进食。 2. 注射部位皮肤完整性,有无皮下脂肪增生、疤痕、炎症、硬结、水肿、溃疡等。 3. 患者对胰岛素注射的耐受情况、认知程度及心理反应。 4. 胰岛素注射目的和注意事项的了解程度。	评估: 1. 未开封的瓶装胰岛素应提前30min取出,在室温下回暖。 2. 如未准备正餐或其他食物的患者,暂不给予胰岛素注射。 3. 如患者不能正常进食(如进食少或进食后可能出现呕吐),应待患者进食后根据进食情况于15min内注射。 4. 妊娠后3个月内的妇女应避免在脐周注射,超过3个月如选择在腹部注射应捏皮注射。 5. 注射时应避开皮肤有感染、硬结、炎症、瘀斑等处。 6. 若患者血糖值≤3.9mmol/L或≥16.7mmol/L应报告医生,根据医嘱处理。 7. 针对不同情况做好相应指导及用物准备。
告知: 清醒患者告知胰岛素注射的目的、次数、方法及可能带来的不适和配合方法。	

普通胰岛素注射操作流程　　　　　　　**要点说明**

准备:

1. 操作者:着装整洁,仪表符合要求,洗手,戴口罩。
2. 用物:治疗车、治疗盘、胰岛素注射液、75%酒精、棉签、治疗巾、一次性的统一型号的胰岛素专用注射器或1ml注射器配套28G～30G针头。
3. 环境:清洁、舒适、光线充足,适合无菌操作。
4. 患者:体位舒适,床旁备有食物。

1. 用物准备齐全,符合操作要求。
2. 操作者穿戴整齐,具备足够的专业知识。

实施:

1. 核对治疗单与药物。
2. 备无菌盘。
3. 吸药:将瓶装胰岛素充分混匀吸取药液(准确计算剂量),排尽空气。
4. 标识:注射液标注患者姓名、住院号、药名、用途,放无菌盘内。
5. 持治疗单及用物到床边核对患者身份及药物。
6. 协助取舒适体位。
7. 选择部位:嘱患者叉腰或屈肘,取上臂三角肌下缘部位或脐周。
8. 消毒皮肤:用75%酒精消毒,待干。
9. 再次核对患者身份及药物。
10. 进针:绷紧皮肤,针头成30°～40°刺入针体2/3。
11. 固定:回抽无回血后,右手固定针栓。
12. 推药:推注药液,观察患者反应。
13. 拔针:推注完毕后用消毒棉签按压针眼,快速拔针。
14. 再次核对患者身份及药物。
15. 整理床单位,整理用物。
16. 手消毒,治疗单记录注射时间并签名。
17. 指导患者进食。

1. 遵循无菌操作原则。
2. 确认患者床旁备有食物或正餐。
3. 做好三查八对工作。
4. 注射前消除患者紧张、恐惧心理。
5. 胰岛素剂型、剂量要符合医嘱要求。
6. 如吸取胰岛素混悬液,应将胰岛素水平滚动和上下翻动各10次,使瓶内药液充分混匀,直至胰岛素转变成均匀的云雾状白色液体。
7. 注射部位应在患者脐周2.5cm以外的腹部、大腿前外侧的上1/3、臀部外上侧及上臂外侧的中1/3等处。
8. 消毒皮肤的直径为6cm以上。
9. 注射前排尽空气,确认无回血方可注射。
10. 注射完毕按压注射点1～2min,避免揉搓。

普通胰岛素注射操作流程	要点说明
观察记录： 1. 观察注射部位有无出血、肿块、瘀斑等。 2. 观察有无心慌、冒汗、手抖等低血糖反应现象，报告医生并记录。	1. 需了解到患者已准备好食物后才能注射胰岛素，并注意观察患者的反应。 2. 如在进食时间前出现低血糖症状，应嘱患者马上进食，暂不注射，并通知医生。

五、常见并发症预防与处理

名称	皮下脂肪增生与硬结
原因	1.长期在同一部位进行胰岛素注射,剂量过大 2.对胰岛素注射部位及部位轮换知识不掌握 3.针头重复使用 4.使用注射器不正确抽吸药液可吸入橡皮粒等微粒导致硬结形成 5.使用纯度不高的胰岛素制剂
临床表现	1.视诊:凸起或丘状高于正常皮肤表面 2.质认、橡皮状或缺乏弹性的组织 3.注射在硬结上,患者主诉疼痛,推注有阻力 4.导致血糖值波动大
预防与处理	1.掌握胰岛素注射技术 2.正确选择胰岛素注射范围、合理轮换注射部位 3.每次注射点应距离1cm,一个月内尽量避免重复使用同一个注射点 4.每次注射前应通过视诊和触诊检查注射部位,如发现皮肤硬结,应确认硬结大小,避开硬结注射 5.护理人员应严格执行无菌操作,防微粒污染 6.病变组织恢复需数月或数年,不得在病变部位注射 8.每次注射都需更换新的胰岛素针头 9.做好患者健康宣教
名称	出血和血肿
原因	1.注射时针头刺入血管 2.患者本身有凝血机制障碍,拔针后局部按压时间过短,按压部位不准确
临床表现	1.拔针后少量血液自针眼流出 2.对于迟发性出血者可形成皮下血肿,注射部位肿胀、疼痛,局部皮肤瘀血
预防与处理	1.正确选择注射部位,使用一次性注射器时需掌握进针深度与角度,避免刺伤血管 2.注射完毕后,按压部位准确,时间充分(使用胰岛素笔注射无需按压)。但针对凝血机制障碍者,两种注射方法均应按压并适当延长按压时间

预防与处理	4.使用注射器注射时,进针后需先抽回血,如抽到回血应立即拔针,按压注射部位,适当延长按压时间,更换部位重新注射 5.拔针后针眼少量出血者,按压5～10s应能止血如形成皮下小血肿者,早期采用冷敷促进血液凝固,48h后应用热敷促进淤血的吸收和消散,皮下较大血肿则早期可采取消毒皮肤后使用无菌注射器穿刺抽出血液,再加压包扎,血液凝固后,可行手术切开取出血凝块
名称	**疼痛**
原因	1.胰岛素从冰箱取出后未放置室温复温立即使用 2.使用酒精消毒时未待干便注射 3.在体毛根部注射 4.使用胰岛素笔时未更换针头,针头太钝
临床表现	主诉注射时疼痛
预防与处理	1.胰岛素使用后放置常温保存即可,如放冰箱保存取出后应放置室温复温后使用 2.用酒精消毒后应待干后再注射 3.避免在体毛根部注射 4.使用胰岛素笔注射时每次都应更换针头 5.使用胰岛素笔注射时选用直径较小、长度较短的注射笔头。
名称	**针头断裂**
原因	1.使用胰岛素笔时多次重复使用针头 2.进针部位有硬结或瘢痕 3.操作人员技术不熟练 4.患者过度紧张或不合作等
临床表现	1.使用胰岛素笔注射后发现针头断裂,折断针头停留在注射部位,患者可无自觉症状或感觉疼痛 2.患者可出现情绪惊慌、恐惧
预防与处理	1.胰岛素笔针头不得反复使用,一次一换 2.选择合适的注射部位,避免硬结、瘢痕处进针 3.操作人员掌握注射方法,使用注射器注射时勿将针体全部插入皮肤内 4.评估患者心理反应,做好安抚及应对处理 5.一旦折断,医护人员要保持冷静。如针头尾部外露者,可立即用一手捏紧局部肌肉,嘱患者放松,保持原体位,迅速用洁净的止血钳将折断的针体拔出。如针体已完全进入体内,勿用手挤、抠,保持注射部位肢体制动,避免做肌肉收缩动作导致残针游动,应局部用无菌纱布覆盖,在X线定位后通过手术将残留针体取出
名称	**针管堵塞**
原因	重复使用胰岛素笔针头
临床表现	使用过的针管内残留的胰岛素形成结晶,阻塞针管,阻碍注射

（续　表）

预防与处理	避免重复使用胰岛素笔针头
名称	**低血糖**
原因	1.皮下注射胰岛素剂量过大 2.注射部位过深 3.在运动状态下或给禁食患者注射 4.注射后局部热敷、按摩引起温度改变，导致血流加快而使胰岛素的吸收加快 5.注射后患者未及时进食或进食过少
临床表现	1.患者突然出现饥饿感、头晕、心悸、出冷汗、软弱无力、焦虑、紧张、手抖、心率加快，重者虚脱、抽搐、昏迷，甚至死亡 2.老年人低血糖症状不特异，可只表现为行为异常或淡漠 3.监测血糖：正常人≤2.8mmol/L，糖尿病患者≤3.9mmol/L
预防与处理	1.严格遵守正确的给药剂型、剂量、时间、方法，合理轮换注射部位，每次注射点应距离1cm，尽量避免在1个月内重复使用同一注射区域 2.注射前评估患者运动量及进餐情况 3.把握进针深度，使用注射器注射时避免注入肌肉或皮下小血管内，推药前要回抽，无回血方可注射 4.注射前检查食物是否已准备，注射后应按时进餐 5.如患者不能正常进食（进食少或进食后可能出现呕吐），待患者进食后根据进食情况在15min内注射 6.注射后勿剧烈运动、按摩、热敷、日光浴、洗热水澡等 7.如发生低血糖，按低血糖处理流程处置（请参见相关链接）

六、操作考核清单：（胰岛素笔注射为例）

项目	分值(分)	得分(分)	存在问题
1.操作前评估(总25分)			
操作者仪表符合要求	2		
洗手，戴口罩，必要时戴手套	2		
环境符合要求	3		
用物齐备，性能完好，无菌物品在有效期内	2		
正确核对医嘱与治疗单*	3		
评估患者一般情况，重点评估血糖、备餐，确定给药时机	5		
正确核对治疗单与药物，做到"八对"：姓名、住院号、药名、浓度、剂量、方法、时间、有效期*	5		

（续　表）

项目	分值(分)	得分(分)	存在问题
注射液/胰岛素笔标注患者姓名、给药时机(餐前/睡前)、启用时间等,注射液放无菌盘内	3		
2.操作过程(55分)			
持治疗单,正确核对患者身份*	5		
向患者或家属做自我介绍	2		
告知操作目的及配合方法,检查备餐情况	3		
协助患者取合适体位,注意保暖和隐私保护	2		
选择部位适宜,评估注射部位,避开皮肤硬结、溃疡、肿胀等*	3		
用75%酒精棉签消毒皮肤,待干*	2		
胰岛素笔芯及针头安装正确	2		
正确排出笔中的气泡	1		
胰岛素剂量调节正确*	3		
再次核对患者、药物,确保身份、胰岛素剂型、剂量正确*	5		
判断是否捏皮,针头以合适角度进针	3		
完全压下注射键后,针头应在皮下停留至少10s以上	3		
拔出胰岛素笔和针头	3		
操作完毕,核对患者身份及药物*	3		
正确处理用物,胰岛素笔放入盒内,针头分离到锐器盒	2		
协助患者取舒适体位,指导进食	2		
整理用物,速效手消毒	2		
记录注射时间并签名	3		
观察患者有无心慌、冒汗、手抖等低血糖反应	3		
观察注射部位有无出血、肿块、瘀斑、硬结等并处理	3		
3.整体评价(20分)			
能有效应变,体现人文关怀,注意保暖和隐私保护	5		
护士整体操作熟练,符合操作流程与消毒隔离要求	5		
患者对注射胰岛素相关知识了解	3		
未给患者造成不必要的损伤	2		
护士对注射胰岛素注意事项及发生低血糖反应处理流程掌握	5		

注：根据完成程度或比例酌情评分，带"*"项目为"全或无"评分项，完成则得分，反之则不得分。

七、考核案例要点解析

肖某,女,57岁,因"发现血糖升高6年余,呕吐1d"入院,入院诊断:1.2型糖尿病、糖尿病周围血管病变、糖尿病周围神经病变、糖尿病自主神经病。2.急性胃肠炎? 感染? 3.肾功能不全。患者既往使用胰岛素规律治疗。现患者神志清,空腹血糖5.0mmol/L,生命体征平稳、纳差、恶心。医生开具医嘱为赖脯胰岛素,三餐前5U、5U、5U皮下注射,甘精胰岛素8U,晚上9点皮下注射,现护士准备为患者注射早餐前胰岛素。

1.评估关注点

(1)病情:纳差、恶心、呕吐。

(2)血糖:空腹血糖5.0mmol/L。

(3)皮肤情况:脐外5cm处皮肤触诊有硬结,皮下脂肪增生形成。

(4)患者心理认知情况:患者了解胰岛素注射目的及注意事项,能配合操作。

2.操作关注点

(1)嘱患者先进食,根据患者进食量及是否出现呕吐情况再执行胰岛素注射,赖脯胰岛素为胰岛素类似物,可于进餐后15min内补注射。

(2)注射胰岛素时避开腹部硬结及增生部位皮肤注射,可选择大腿前外侧的上1/3、上臂外侧的中1/3。

(3)计划于患者疾病稳定期时教育患者胰岛素注射。

(4)选择合适时机向患者做好糖尿病相关知识宣教,注射胰岛素注意事项、不良反应及防范举措的宣教。

八、相关知识链接

项目		要点说明	图片
关于注射部位的推荐	注射部位的选择	1.注射餐时胰岛素等短效胰岛素,最好选择腹部 2.臀部注射可以最大限度地降低注射至肌肉层的风险,胰岛素的吸收速度较缓时,可以选择臀部(A₁) 3.给小儿患者注射中效或者长效胰岛素时,理想部位是大腿或者臀部	
	注射部位的轮换	1.胰岛素注射部位轮换方案:将注射部位分为四个等分区域(大腿或臀部可等分为两个等分区域),每周使用一个等分区域并始终按顺时针方向进行轮换(A₃) 2.在任何一个等分区域内注射时,每次的注射点都应间隔至少1cm,以避免重复的组织损伤(A₂) 3.从注射治疗开始,就应教会患者掌握一套简单易行的注射部位轮换方案(A₂) 4.每次患者就诊时,医护人员都应检查患者轮换方案的执行情况	

（续　表）

项目		要点说明	图片
关于注射部位的推荐	同一注射部位内的轮换	每次注射时离上次注射点之间距离至少间隔1cm	
	注射部位检查和消毒	1. 患者每次注射前应检查注射部位(A_3) 2. 一旦发现注射部位出现皮下脂肪增生、溃疡、炎症或感染,应更换注射部位(A_1) 3. 注射时,必须保持注射部位的清洁(A_2) 4. 当注射部位不洁净,或者患者处于感染易于传播的环境,应使用75%酒精消毒注射部位(A_3)	
	皮下脂肪增生(一)	1. 患者(尤其是已经出现皮下脂肪增生的患者)每次就诊时,医护人员应对其注射部位进行检查,儿童患者最好每次就诊时都检查 2. 医护人员应教会患者自己检查注射部位,并培训他们如何发现皮下脂肪增生(A_2) 3. 用墨水笔在皮下脂肪增生部位的两端,即正常皮肤与"橡皮样"病变的交界处做标记,测量并记录病变部位的大小便于长期随访。若病变部位肉眼可见,应同时拍照保存(A_3)	
	皮下脂肪增生(二)	1. 病变组织恢复正常通常需要数月至数年,在此之前,不得在此部位进行注射(A_2) 2. 预防和治疗皮下脂肪增生的策略包括:使用纯化的人胰岛素,每次注射时规范检查注射部位,经常选择更换注射部位,不重复使用注射笔针头(A_2) 3. 当注射部位从脂肪增生部位转换至正常组织时常需降低胰岛素剂量。降低的剂量因人而异,需进行频繁的血糖监测来指导剂量调整。降低的剂量常超过其原剂量的20%(A_1)	
	特殊人群(妊娠)	1. 目前,在缺乏前瞻性研究的情况下,推荐如下患有糖尿病(任何类型)的孕妇应当使用4mm针头。若继续在腹部注射,应捏皮注射(B_2) 2. 妊娠期的后三个月应避免在脐周注射(C_3) 3. 早期妊娠:应让孕妇放心,不需要改变胰岛素注射部位或技术(B_2) 4. 中期妊娠:腹部外侧远离胎儿的皮肤,可用于注射胰岛素(B) 5. 晚期妊娠:在确保正确捏皮的情况下,可经腹部注射胰岛素。有顾虑的患者可使用大腿、上臂或腹部外侧自行注射(B_2)	

项目		要点说明	图片
关于注射部位的推荐	皮下注射胰岛素硬结形成的处理	1.伤湿止痛膏贴敷法:将伤湿止痛膏贴剪成适当大小贴在硬结处,再用热水袋热敷10～15min,1～2次/d,一般2～3d见效,孕妇禁用 2.湿热敷:将毛巾浸在60℃～70℃的热水中(亦可加入50%硫酸镁溶液),拧干后敷于患处,每3～5min更换1次,持续20～30min,3～4次/d 3.喜疗妥局部外涂加热敷法:在硬结部位涂喜疗妥1～2g,用大鱼际肌沿注射部位做环形按摩2～3次,1～2min/次,再用40℃～50℃温水热敷(以不滴水为宜)20min,2～3次/d 4.冰片涂擦法:方法是取冰片2～3g;溶于75%酒精30ml中,冰片溶解后,用无菌纱布浸溶液涂擦硬结,5～10min/次,1次/d,常3～5d见效 5.艾草熏灸:取艾条一条,点燃后直接熏硬结部位,患者自觉有温热感、舒适感,以不觉皮肤很烫为度 6.理疗:理疗方法有磁疗、超短波、微波、激光等方法,均具有消炎、消肿、止痛、促进局部血液循环、促进药物吸收及软化硬结的作用	
关于注射技巧的推荐	捏皮	1.患者在起始胰岛素治疗时必须掌握捏皮的正确方法 2.捏皮时力度过大会导致皮肤发白或疼痛 3.勿整只手来提捏皮肤,以避免将肌肉及皮下组织一同捏起 4.最佳的注射步骤为 　(1)捏起皮肤形成皮褶。 　(2)和皮褶表面成90°进针后,缓慢推注胰岛素。 　(3)当活塞完全推压到底后,针头在皮肤内停留10s(采用胰岛素笔注射)。 　(4)拔出针头。 　(5)松开皮褶	

项目 目标人群		规格 32G×4mm	31G×5mm	31G×8mm
是否捏皮	儿童/青少年	否	是	是
	成人	否	否(大多数人) 是(消瘦者)	否(45°进针) 是(90°进针)
进针角度	儿童/青少年	90°	90°	45°
	成人	90°	90°(大多数人) 45°(消瘦者)	有捏皮:90° 未捏皮:45°

项目		要点说明	图片
关于注射技巧的推荐	针头留置时间	使用胰岛素注射笔 1.在完全摁下拇指按钮后,应在拔出针头前至少停留10s,从而确保药物剂量完全注入体内,同时防止药液渗漏,药物剂量较大时有必要超过10s 2.药液的流速还与注射笔针头的内径有关,注射笔针头的内径越大,其药液流速更快。目前,临床上有采用"薄壁"设计的针头,在同等外径的情况下内径更大,在降低注射引起不适感的同时保证胰岛素的流速,更利于机体对胰岛素的吸收	
		使用胰岛素专用注射器 当注射器内塞压到位后,注射器无需在皮下停留10s即可拔出	
	注射器的废弃	1.医护人员和患者必须熟知国家有关医疗废弃物处理的相关规定,并教会患者如何正确废弃注射器材 2.医护人员应向患者说明,如注射器材废弃不当可能发生于患者家人(如刺伤儿童)和服务人员(如垃圾收运工和清洁工)的不良事件 3.任何情况下都不能将注射器材丢入公共垃圾桶或者垃圾场 4.废弃针头或者注射器的最佳处理方法是将注射器或注射笔针头放入专用废弃容器内再丢弃,如果没有专用废弃容器,也可使用加盖的硬壳容器	
	胰岛素的贮存	1.已开封的瓶装胰岛素或胰岛素笔芯可在室温下保存(保存期为开启后1个月内,且不能超过保质期使用) 2.未开封的瓶装胰岛素或胰岛素笔芯应储藏在2℃~8℃的环境中,切勿冷冻 3.避免受热或阳光照射,防止震荡 4.培训患者在抽取胰岛素之前需检查是否存在结晶体、浮游物或者颜色变化等异常现象	

（续　表）

项目			要点说明	图片
关于注射技巧的推荐	胰岛素的混匀		在使用云雾状胰岛素(如重组人胰岛素和预混胰岛素)之前,应将胰岛素水平滚动和上下翻动各10次,使瓶内药液充分混匀,直至胰岛素转变成均匀的云雾状白色液体	首次使用前,将笔芯在手掌间滚搓10次 手臂上下摇动10次 重复前两个步骤至少一次至胰岛素呈白色均匀的混悬液
	胰岛素专用注射器		1.抽取胰岛素前,先用注射器吸入与胰岛素剂量相当的空气,然后将空气注入胰岛素瓶内,从而使胰岛素更易抽取 2.若注射器内有气泡,可轻轻敲打注射器针筒使气泡积聚到注射器上部的药液表面,然后推动内塞排出气泡 3.与胰岛素注射笔不同,当注射器内塞推压到位后,注射器针头即可拔出,无需在皮下停留10s 4.注射器为一次性耗材,只能使用一次	
	胰岛素注射笔		1.注射前,为保证药液通畅并消除针头死腔,可按厂家说明书推按注射笔按钮,确保至少有一滴药液挂在针尖上 2.每套注射笔和笔芯只能用于一个患者,绝不能在不同患者之间共用 3.为防止空气或其他污染物进入笔芯和药液渗漏,注射笔的针头在使用后应立即废弃,不得留在注射笔上	
	注射针头	儿童和青少年	1.儿童及青少年患者应使用长度为4mm、5mm或6mm的针头。身材较瘦或选择四肢部位进行注射的患者,尤其当选用5或6mm的针头时,需捏起皮肤形成皮褶后再进行注射 2.在儿童和青少年中,没有任何医学证据推荐使用长度超过6mm的针头 3.使用6mm针头时可采取成角度进针(45°)以代替捏皮 4.在大多数儿童和青少年中,使用4mm针头可以不捏皮,90°垂直进针。但在有些可能仍须捏皮注射,尤其是较为消瘦的孩子 5.如果只有8mm针头(如目前使用注射器的患者),则应捏皮注射并以45°注射 6.另一种选择是使用针头缩短器,或选择在臀部注射 7.注射时应避免压皮肤出现凹陷,以防止针头刺入过深而达到肌肉组织	

项目			要点说明				图片
关于注射技巧的推荐	注射针头		8.选择上臂为注射部位时需捏皮注射。考虑到操作难度，患者自行注射时，除非使用短针头（4mm、5mm），否则不推荐在上臂注射				
		成年	1.4mm、5mm和6mm针头适用于所有成人患者，包括肥胖患者，并且在注射时通常无需捏起皮肤，特别是4mm针头 2.成人患者采用较短针头（4mm、5mm）注射时，应使针头与皮肤表面成90°垂直进针 3.在四肢或脂肪较少的腹部进行注射时，为防止造成肌内注射，甚至在使用4mm和5mm针头时，可捏皮注射。使用6mm针头时，可以采用捏皮或45°角注射 4.在成人中，没有任何医学证据推荐使用长度超过8mm的针头。初始注射治疗应采用较短的针头 5.使用长度≥8mm针头的患者，为避免造成肌内注射，应捏皮注射或以45°注射				

	种类	名称	起效时间	峰值时间	持续时间	注射要点
关于胰岛素类型的推荐	短效	诺和灵R	15～60min	2～4h	5～8h	注射部位首选腹部
		优泌林R				
		甘舒霖R				
（人胰岛素）	中效	诺和灵N	2.5～3h	5～7h	13～16h	1.避免肌内注射 2.首选大腿、臀部注射 3.尽量睡前给药，避免晚餐时给药
		优泌林N				
		甘舒霖N				
	预混	诺和灵30R	0.5h	2～12h	14～24h	1.早餐前首选腹部注射 2.晚餐前首选臀部或大腿注射
		诺和灵50R				
		优泌林70/30	0.5h	2～12h	14～24h	1.早餐前首选腹部注射 2.晚餐前首选臀部或大腿注射
		甘舒霖30R				
		甘舒霖50R				
（胰岛素类似物）	超短效	优泌乐	10～15min	1～2h	4～6h	1.可以在任何注射部位给药 2.避免肌内注射
		诺和锐				
	长效	来得时	2～3h	无峰	24h	1.避免肌内注射 2.注射后进行运动的患者，应警惕低血糖
		长秀霖				
	预混	优泌乐75/25	15min	30～70min	16～24h	1.早餐前首选腹部注射 2.晚餐前首选臀部或大腿注射
		优泌乐50/50				

相关知识链接之——低血糖诊治流程

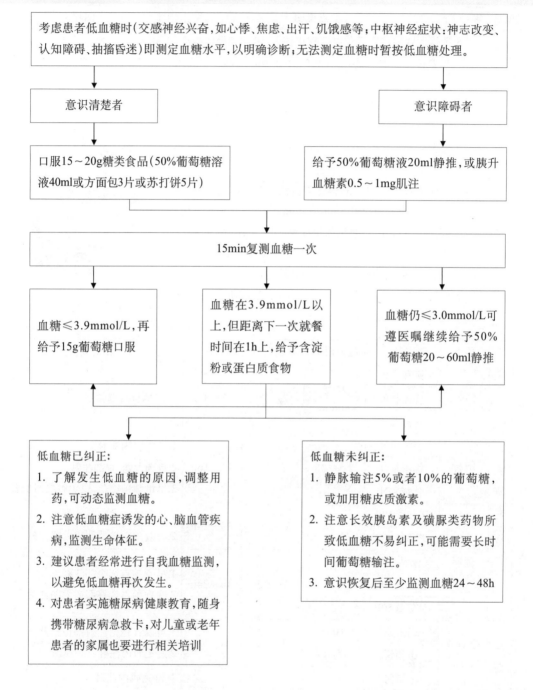

考虑患者低血糖时(交感神经兴奋,如心悸、焦虑、出汗、饥饿感等;中枢神经症状:神志改变、认知障碍、抽搐昏迷)即测定血糖水平,以明确诊断;无法测定血糖时暂按低血糖处理。

意识清楚者

意识障碍者

口服15~20g糖类食品(50%葡萄糖溶液40ml或方面包3片或苏打饼5片)

给予50%葡萄糖液20ml静推,或胰升血糖素0.5~1mg肌注

15min复测血糖一次

血糖≤3.9mmol/L,再给予15g葡萄糖口服

血糖在3.9mmol/L以上,但距离下一次就餐时间在1h上,给予含淀粉或蛋白质食物

血糖仍≤3.0mmol/L可遵医嘱继续给予50%葡萄糖20~60ml静推

低血糖已纠正:
1. 了解发生低血糖的原因,调整用药,可动态监测血糖。
2. 注意低血糖症诱发的心、脑血管疾病,监测生命体征。
3. 建议患者经常进行自我血糖监测,以避免低血糖再次发生。
4. 对患者实施糖尿病健康教育,随身携带糖尿病急救卡;对儿童或老年患者的家属也要进行相关培训

低血糖未纠正:
1. 静脉输注5%或者10%的葡萄糖,或加用糖皮质激素。
2. 注意长效胰岛素及磺脲类药物所致低血糖不易纠正,可能需要长时间葡萄糖输注。
3. 意识恢复后至少监测血糖24~48h

(谭海云、黄玲)

第五节　静脉备血输血护理

一、定义

静脉输血术(blood transfusion)是将血液或血液制品通过静脉输入体内的方法,是失血性疾病和血液病急救治疗的一项重要措施。通过静脉输血可以维持患者血液的正常携氧功能,恢复有效循环血量,达到止血和凝血的功能。静脉输血包括输入全血、成分血、血浆增量剂。

二、目的

1.补充血容量,改善循环。

2.促进携氧,增加血浆蛋白。

3.供给凝血因子,有助止血。

4.增加免疫球蛋白,增强免疫力。

三、操作者资质

具有资质的医护人员。

四、操作流程与要点说明

(一)备血、取血操作流程与要点说明

操作流程	要点说明
配血	1. 两名医护人员核对配血医嘱、检验科血型报告单,审核《临床输血知情同意书》《临床输血申请单》内容是否完善相符。 2. 打印配血试管标签并粘贴,两名医护人员核对信息是否与医嘱、临床输血申请单相符。 3. 两名医护人员持临床输血申请单、贴好标签的试管,到患者床前采用两种方式、两种信息确认患者身份与血型。方法为:查看手腕带与询问患者姓名、住院号、血型。当面核对患者科别、床号、姓名、住院号、血型等,以确认临床输血申请单、配血试管标签的患者身份、血型信息与患者相符。如患者意识不清,可通过核对患者的手腕带及询问陪护人员确认身份。 4. 患者身份确认无误后,向患者做好解释,以取得患者或其亲属的配合。 5. 在采集标本时,严格执行"3个一"原则(一位护士一次只能为一位患者采集交叉配血用的血标本)。 6. 交叉配血用的血标本需直接从静脉或动脉采集,原则上不得从输液的静脉中抽取,特殊情况下确需从补液的静脉中抽取,应暂停输液,并用无菌注射器抽取5ml血液弃去,再抽取血标本。 7. 采集完毕后,两名医护人员再次核对配血试管标签、《临床输血申请单》与患者的身份、血型等信息是否相符、血样量是否足够、血样有无溶血、有无凝块。 8. 确认无误后,在配血医嘱上签名,严格执行"双查双签"制度。

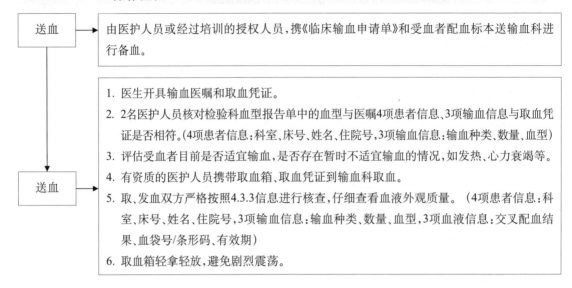

操作流程	要点说明

送血
由医护人员或经过培训的授权人员,携《临床输血申请单》和受血者配血标本送输血科进行备血。

送血
1. 医生开具输血医嘱和取血凭证。
2. 2名医护人员核对检验科血型报告单中的血型与医嘱4项患者信息、3项输血信息与取血凭证是否相符。(4项患者信息:科室、床号、姓名、住院号,3项输血信息:输血种类、数量、血型)
3. 评估受血者目前是否适宜输血,是否存在暂时不适宜输血的情况,如发热、心力衰竭等。
4. 有资质的医护人员携带取血箱、取血凭证到输血科取血。
5. 取、发血双方严格按照4.3.3信息进行核查,仔细查看血液外观质量。(4项患者信息:科室、床号、姓名、住院号,3项输血信息:输血种类、数量、血型,3项血液信息:交叉配血结果、血袋号/条形码、有效期)
6. 取血箱轻拿轻放,避免剧烈震荡。

(二)静脉输血技术操作流程与要点说明

操作流程	要点说明

核对:
医嘱、患者、输血史
血液检验科血型报告单、《交叉配血报告单》、血袋标签各项内容、血袋无破损渗漏、血液颜色正常。

→ 严格执行床边双人查对制度。

评估:
1. 对患者进行常规的身体评估:生命体征、肺功能评估,识别可能会增加输血相关的不良反应风险的疾病(如当前发热、心力衰竭、肾脏疾病和存在体液容积过量的风险)。
2. 患者目前的实验室检查结果。
3. 全身状况、输血指征。
4. 根据患者的病情和输血需求选择合适的血管通路装置、穿刺部位皮肤和血管情况。
5. 合作能力和心理状态。
6. 建立输血护理记录单。

→
1. 对小儿、老人、重度贫血者,要防止发生循环负荷过重。
2. 根据患者的静脉直径及其意愿使用20~24号的短外周导管,当需快速输血时,推荐使用14~18号。
3. 脐静脉导管或小号静脉导管(24号)通常用于婴儿和/或儿科患者。

告知:
输血目的、操作过程、配合事项和不良反应。

→
1. 告知输血风险、益处和替代疗法,患者有提问的机会及选择接受或拒绝输血的权利。
2. 不要私自调节输血的速度。
3. 注意活动度,防止输血器脱落。
4. 根据患者血液制品的类型,使用合适的输注管和泵。
5. 出现不适时,如气促、胸闷、皮肤瘙痒、头晕眼花、发热、寒战等症状时及时呼叫。
6. 输血的费用。

操作流程	要点说明
准备： 1. 操作者：洗手，戴口罩，双人核对。 2. 环境：无菌操作，便于抢救。 3. 物品：医嘱单、血型报告单、配血单、输血安全护理单、输注管、针头(7～9号)、生理盐水、血型标识牌、无菌乳胶手套1对、抢救药物及物品。 4. 待输血液制品：核对已备好的血液制品是否正确，以及交叉配血情况。 5. 患者：按需大小便，取舒适体位。 6. 做好血液运送和保存：使用专用运血容器，血液经血库发出后30min内给患者输注。 7. 确保患者签署了知情同意书。	1. 操作者按规定着装。 2. 严格执行床边双人查对制度。 　(查对内容：4项患者信息：科室、床号、姓名、住院号，3项输血信息：输血种类、数量、血型，3项血液信息：交叉配血结果、血袋号/条形码、有效期)。 3. 2名医务人员独立完成双核对的过程中(例如医院/门诊环境中：2名接受过如何鉴别输血者和成分血培训的人员；在家庭环境中：注册护士和负责照护患者的成人)。 4. 执行输血操作时需戴无菌手套。 5. 除非经过了国家食品药品监督管理总局(CFDA)批准使用，否则不应该使用其他溶液或药物进行输注血液、成分血前后的给药。
实施1 输血护理： 1. 核对：2名医护人员双人床边核对医嘱、检验科血型单交叉、配血单、血袋标签内容，再次检查血液质量。确认无误后将血袋上的条码取下粘贴于发血单背面。 2. 输注：建立静脉通道，输血前输少量生理盐水，按要求调整输血顺序。 3. 将血液上下颠倒，轻轻摇匀，连接血袋进行静脉输血。 4. 再次核对医嘱、交叉配血单、检验科血型报告单、血袋标签的内容。 5. 控制速度。 6. 血液输入过程中除生理盐水外不得添加任何药物。 7. 输血完毕后用生理盐水将输注管道中血液全部滴入血管为止。	1. 做好输血中核对，清醒的患者可以询问血型方式再次确认。 2. 调节滴速：输注起始速度宜慢(2ml/min)，观察10～15min后如果没有不良反应的体征，则增加输血的速度并保证在4h内完成1个单位的输血，对于年老、儿童、体弱、心肺疾病患者速度宜慢。 3. 血小板从血库取出后应轻微震荡保存，并立即输注，如患者体温≥39℃时，则不宜输注。血小板<20×10^9/L，有发热或感染时要输注。 4. 血小板和冷沉淀融化后尽快输注，以患者可耐受的最快速度输注，60～100滴/min，由专人看护，并用生理盐水冲血袋。 5. 需要同时输注多种成分血和血液制品时，应先输丙种球蛋白，再输血小板，再输红细胞。 6. 根据患者的耐受情况尽可能快地在15～60min内输完1个单位的血浆。 7. 输注两袋血之间用生理盐水冲管，若选用高效床边过滤器者要将过滤盘中残留血迹冲洗干净，每4h更换一副过滤器。

操作流程	要点说明
实施2 控制输血严重危害的实施： 1. 输血不良反应。 2. 输血传染疾病。 3. 输注无效。	1. 发生严重输血反应时 　(1)立即停止输血，更换输血器，并用生理盐水维持静脉通路。将输血管路无菌保存。 　(2)观察患者的局部和全身反应，如气促、胸闷、皮疹、寒战、发热、血尿等。 　(3)监测患者生命体征，准备抢救器材及药品，给予必要的处理，如吸氧、半卧位、保暖或冰敷处理。 　(4)报告医生，配合医生抢救，按医嘱给予药物治疗。 　(5)做好输血反应后的核对。 　(6)及时在输血的对侧肢体和血袋分别采集血液样本做细菌培养，并保留余血及输血管送检。 　(7)填写输血反应报告单送输血科、护理部、感染科。 2. 控制输血传染疾病 　(1)输血传染疾病发生者，应从采血机构和用血机构追溯源头，查看献血者和受血者资料。 　(2)核实受血者输血前的检查指标。 　(3)一旦确定，及时进行传染病信息上报。 3. 血液输注无效 　(1)选用单一供血者血制品输注，去除白细胞。 　(2)采用配合血型成分输血。 　(3)尽可能避开感染、大出血、血小板减少性紫癜(DIC)等因素时输血。
实施3 输血结束后的护理： 1. 再次核对。 2. 观察。 3. 完成输血安全护理单。 4. 整理：协助患者取舒适卧位。	1. 输血结束时再次确认患者身份、血型等重要信息。 2. 完成输血安全护理单。记录输血起始和结束时间、速度、输血量、输注是否通畅、患者的主诉、有无不良反应等。 3. 将血袋送回血库，保存24h，输血同意书、取血单存放病历中，医疗垃圾、生活垃圾分类处理。 4. 按时巡视、观察患者全身情况。监测患者输血反应至少4~6h，以检测其是否出现了与输血相关的发热或肺反应；对于输血后不能接受直接观察的患者，可告知其延迟性输血反应的体征和症状的延迟输血反应及报告的重要性。 5. 输血效果评价。

五、常见并发症与预防处理

名称	非溶血性发热反应(最常见)
原因	1.外来性或内生性致热源:如蛋白质、细菌的代谢产物或死菌等,污染血液、保存液或输血用具,输血后即可引起发热反应 2.免疫因素:多次输血后,受血者血液内有白细胞凝集素、白细胞抗原、粒细胞特异性抗体或血小板抗体,当再次输血时,受血者体内的抗体与供血者的白细胞和血小板发生免疫反应,引起发热。主要出现在反复输血的患者或经产妇中 3.输血时没有严格遵守无菌操作原则,造成污染
临床表现	可发生在输血过程中或输血后1～2h内,患者先有发冷、寒战,继之体温逐渐上升,可高达38℃～41℃,可伴有皮肤潮红、头痛、恶心、呕吐、出汗、肌肉酸痛等症状,多数血压无变化。发热持续时间不等,轻者持续1～2h即可缓解,缓解后体温逐渐降至正常。少有超过24h者,少数反应严重者可出现抽搐、呼吸困难、血压下降,甚至昏迷
预防与处理	1.严格管理血库保养液和输血用具,采用无热源技术配制保存液,严格清洗、消毒采血和输血用具,或用一次性处理输血器,可去除致热原 2.医护人员输血过程中,严格执行无菌操作 3.对于反复定期输血患者或者曾有两次以上输血相关的非溶血性发热反应者,应减慢输血速度,并且可在输血前60min预防性给予退热药物,但如果有血小板减少,应避免使用阿司匹林。如果条件允许,可采用去除白细胞或过滤的红细胞和血小板 4.采用一次性滤除白细胞输血器输血,因其能滤除血液中99%以上的白细胞,可有效预防和减少发热反应 5.一旦发生发热反应,根据病情的轻重进行相应处理。反应轻者,减慢输血速度,症状可自行缓解;反应重者,立即停止输血,所剩余血废弃不用。密切观察生命体征变化,给予对症处理:高热时给予物理降温,畏寒、寒战时应保暖,给予热饮料、热水袋,加盖厚被等积极处理并及时通知医生。必要时遵医嘱给予解热镇痛药和抗过敏药;严重者予以肾上腺皮质激素 6.停止输血后,如患者病情需要可另行配血输注 7.将输血器、剩余血连同贮血袋一起送检
名称	过敏反应和变态反应
原因	1.输入的血液中含有致敏物质(如献血员在采血前服用过可致敏的药物或进食了可致敏的食物) 2.患者为过敏体质,对某些物质(如库血中的添加剂及反应素等)易发生过敏反应。输入血液中的异体蛋白同过敏机体组织细胞结合,形成全抗原而使机体致敏所致 3.多次输血的患者体内可产生过敏性抗体,当再次输血时,抗原和抗体相互作用而产生过敏反应 4.供血者血液中的变态反应性抗体随血液传给受血者,一旦与相应的抗原接触,即可发生过敏反应

（续　表）

临床表现	1.大多发生在输血后期或即将结束输血时,也可在输血刚开始时发生。程度轻重不一,通常与症状出现的早晚有关。症状出现越早,反应越严重 2.轻度反应:出现皮肤瘙痒,局部或全身出现荨麻疹 3.中度反应:出现血管神经性水肿,多见于颜面部,表现为眼睑、口唇高度水肿。也可发生喉头水肿与支气管痉挛,表现为呼吸困难、哮喘,听诊两肺可闻及哮鸣音 4.重度反应:发生过敏性休克,可危及生命
预防与处理	1.献血前,仔细询问过敏史,选用无过敏史的献血员 2.献血者在采血前4h内不宜吃高蛋白、高脂肪饮食,宜用少量清淡饮食或糖水,以免血中含有过敏物质 3.正确管理血液和血制品 4.输血前详细询问患者的过敏史,了解患者的过敏原,寻找对该过敏原无接触史的供血者 5.既往有输血过敏史者尽量避免输血,若确需输血时,应输注洗涤红细胞或冰冻红细胞,输血前30min口服抗组胺药或使用类固醇类药物 6.根据患者过敏反应的程度对症处理: (1)轻度过敏反应,减慢输血速度,给予抗过敏药物,如苯海拉明、异丙嗪或地塞米松,用药症状可缓解 (2)中、重度过敏反应:应立即停止输血,保持静脉畅通,通知医生,根据医嘱给予0.1%肾上腺素0.5～1ml皮下注射或静脉滴注氢化可的松或地塞米松等抗过敏药物,严密观察患者的生命体征 (3)呼吸困难者,给予高流量氧气吸入;严重喉头水肿者,应及时做气管插管或气管切开准备,以保持呼吸道通畅,防止窒息 (4)循环衰竭者,给予抗休克治疗,行心肺功能监护
名称	溶血反应
原因	1.输入异型血:即供血者和受血者血型不符,造成血管内溶血,反应发生快,一般输10～15ml即可产生症状。 2.输入了变质的血液:输血前红细胞已被破坏溶解,如血液贮存过久、保存温度过高(血库冰箱应恒温4℃)、血液振荡过剧、血液内加入高渗或低渗溶液或影响pH值的药物、受到细菌污染等,均可导致红细胞大量破坏。 3.Rh因子所致溶血:Rh阴性者首次接受Rh阳性血液时不发生溶血反应,但输血3周后其血清中即产生抗Rh阳性抗体。当再次接受Rh阳性血液,即可发生溶血反应,一般在输血后1～2h内发生,也可延迟至6～7d后出现症状。 4.多次输血后,患者血浆中产生了不易发现的不规则抗体,或输入未被发现的抗体致延迟性的溶血反应

临床表现	1. 血管内溶血:轻重不一,轻者与发热反应相似,重者在输入10～15ml血液时即出现症状,死亡率高。通常可将溶血反应的临床表现分为以下三个阶段: 第一阶段:由于受血者血清中的凝集素与输入血中红细胞表面的凝集原发生凝集使红细胞凝集成团,阻塞部分小血管。患者出现头部胀痛、面部潮红、恶心、呕吐、心前区压迫感、四肢麻木、腰背部剧烈疼痛和胸闷等症状 第二阶段:由于凝集红细胞发生溶解,大量血红蛋白散布到血浆中,出现黄疸和血红蛋白尿,同时伴有寒战、高热、呼吸困难、发绀和血压下降等症状 第三阶段:由于大量血红蛋白从血浆中进入肾小管,遇酸性物质变成结晶体,致使肾小管阻塞,又因为抗原、抗体的相互作用,使肾小管内皮缺血、缺氧而坏死脱落,进一步加重了肾小管阻塞,导致急性肾衰竭。患者出现少尿或无尿、管型尿和蛋白尿、高钾血症、酸中毒等症状,严重者可导致死亡 2. 血管外溶血:Rh血型不合所引起的溶血反应较少见,且发生缓慢,可在输血后几小时至几天后才发生,症状较轻,有轻度的发热伴乏力、贫血、血胆红素升高等症状
预防与处理	1. 认真做好血型鉴定和交叉配血试验 2. 加强责任心,输血前认真查对。严格核对患者和供血者姓名、血袋号和配血报告有无错误,采用同型输血 3. 严格遵守血液保存规则,不可使用变质血液 4. 采血时要轻拿轻放,运送血液时不要剧烈震荡;严格观察储血冰箱温度,并详细记录 5. 一旦发生溶血反应,应进行紧急处理:(1)立即停止输血,更换输注器械,维持静脉通路,及时报告医生。(2)立即抽取受血者静脉血加肝素抗凝剂,分离血浆,观察血浆色泽,若呈粉红色,可协助诊断,同时测定血浆游离血红蛋白量。(3)给予氧气吸入,遵医嘱给予升压药或其他药物治疗,如使用大剂量肾上腺皮质激素甲泼尼松或地塞米松、保护胃肠道黏膜药物等。(4)核对受血者与供血者姓名和ABO血型、Rh血型、不规则抗体及做交叉配血试验。(5)抽取血袋中血液做细菌血检验,以排除细菌污染反应。(6)双侧腰部封闭,并滴注碳酸氢钠,以碱化尿液,防止或减少血红蛋白结晶阻塞肾小管。(7)严密观察生命体征和尿量、尿色的变化,插入导尿管,检测每小时尿量,同时做尿血红蛋白测定并记录。若发生肾衰竭,行腹膜透析或血液透析治疗。(8)如出现休克症状,给予抗休克治疗。(9)心理护理:安慰患者,可选用Rh阴性ABO血型与患者同型悬浮红细胞输注 6. 严重患者应尽早进行血浆置换治疗
名称	**循环负荷过重反应**
原因	1. 由于输血速度过快,短时间内输入过多血液使循环血容量急剧增加,心脏负荷过重而引起心力衰竭和急性肺水肿 2. 易发生于心脏代偿功能减退的患者,如心脏病患者、老年人、幼儿、低蛋白血症或慢性严重贫血患者(红细胞减少而血容量增多者)

（续　表）

临床表现	1. 表现为输血过程中或输血后1h，患者突然出现胸闷、呼吸困难、心率加快、口唇发绀、烦躁不安、大汗淋漓、咳嗽、咳粉红色泡沫痰，甚者痰液可从口、鼻涌出。严重者可导致死亡 2. 查体：患者常端坐呼吸，颈静脉怒张，听诊肺部有大量水泡音，中心静脉压升高 3. 胸部摄片显示肺水肿影像
预防与处理	1. 输血过程中，密切观察患者情况，严格控制输血速度和短时间内输血量，控制总入液量，保持出入平衡，对心、肺疾患者或老年、儿童尤为注意 2. 出现急性肺水肿症状，立即停止输血，保持静脉通路，及时与医生联系，进行紧急处理。如病情允许，协助患者取端坐卧位，两腿下垂，以减少下肢静脉血回流，减轻心脏负荷。同时安慰患者，以减轻其紧张心理 3. 给予高流量氧气吸入，一般氧流量为6～8L/min，可使肺泡内压力增高，减少肺泡内毛细血管渗出液的产生；同时给予20%～30%酒精湿化吸氧，因酒精能降低肺泡内泡沫的表面张力，使泡沫破裂消散，从而改善肺部气体交换，迅速缓解缺氧症状。但要注意吸入时间不可过长，以免引起酒精中毒 4. 遵医嘱予以镇静、镇痛、平喘、利尿、强心、血管扩张剂等药物治疗，以稳定患者紧张情绪，扩张周围血管，加速液体排出，减少回心血量，减轻心脏负荷。同时应严密观察病情变化并记录 5. 清除呼吸道分泌物，保持呼吸道通畅，定时和患者叩背，协助排痰，并指导患者进行有效呼吸； 6. 必要时用止血带四肢轮扎，即用止血带或血压计袖带适当加压，以阻断静脉血流，但动脉血流仍畅通。每隔5～10min轮流放松一侧肢体的止血带，可有效地减少静脉回心血量，待症状缓解后，逐步解除止血带 7. 静脉放血200～300ml也是一种有效减少回心血量最直接的方法，但应慎用，贫血患者应禁忌采用
名称	**枸橼酸钠中毒反应**
原因	大量输血使枸橼酸钠大量进入人体，如患者肝功能受损，枸橼酸钠不能氧化和排出，即和血中游离钙结合而使血钙下降，致凝血功能障碍、毛细血管张力减低、血管收缩不良和心肌收缩无力等
临床表现	手足抽搐、出血倾向、血压下降、心律缓慢。心电图出现Q-T间期延长，甚至心搏骤停
预防与处理	1. 严密观察患者的反应，慎用碱性药物，注意监测血气和电解质化验结果，以此维持体内水、电解质和酸碱的平衡 2. 每输入库血1000ml，需按医嘱静脉注射10%葡萄糖酸钙或氯化钙10ml，以补充钙离子
名称	**出血倾向**
原因	1. 稀释性血小板减少：库存血超过3h后，血小板存活指数仅为正常的60%，24h后及48h后，分别降为12%和2%，若大量输入无活性血小板的血液后，导致稀释性血小板减少症，使凝血因子减少而引起出血 2. 凝血因子减少：贮存血液中，血浆中第Ⅴ、Ⅶ、Ⅺ因子都会减少 3. 枸橼酸钠输入过多：枸橼酸盐与钙离子结合，使钙离子浓度下降 4. 原发性纤溶、弥散性血管内凝血（DIC）、输血前使用过右旋糖酐等扩容剂等 5. 长期反复输血或超过患者原血液总量的输血

临床表现	患者创面渗血不止或手术野渗血不止,手术后持续出血;非手术部位皮肤、黏膜出现紫癜、瘀斑、鼻出血、牙龈出血、血尿、消化道出血、静脉穿刺处出血等。凝血功能检查可发现凝血酶原时间(PT)、活化部分凝血活酶时间(APTT)、血小板计数(PPT)明显降低
预防与处理	1.短时间内输入大量库存血时应严密观察患者意识、血压、脉搏等变化注意皮肤、黏膜或手术伤口有无出血 2.尽可能输注保存期较短的血液,严格掌握输血量,每输入库存血3～5U,应补充鲜血1U。即每输1500ml库血即予新鲜血500ml,以补充凝血因子 3.每输注库存血1000ml,静脉注射10%葡萄糖酸钙10ml,以防发生低血钙 4.血容量不足的患者输血前勿使用过多的右旋糖酐,可交替输注其他血浆代用品 5.若出现出血表现,首先除外溶血反应,立即抽血做出血、凝血项目检查,查明原因,输注新鲜血、血小板悬液,补充各种凝血因子
名 称	**低体温**
原因	1.库存血太多,低温保存,由于紧急需要或医护人员粗心,未在室温放置就给患者输入,导致输入的血液温度过低 2.低温保存的库存血制品过快、过量,造成"冷稀释" 3.患者自身体质较差,对冷刺激敏感性增强,患者紧张、恐惧的情绪使血液重新分配,影响了回心血量及机体的微循环,易致低体温
临床表现	患者出现寒冷或寒战、皮肤冰冷、心律失常,监测体温可降至30℃左右
预防与处理	1.大量、快速输血时将房间温度控制在24℃～25℃ 2.注意给患者保温,如避免不必要的躯体暴露,输血过程中使用温热的盐水及冲洗液,低温度者给予热水袋保温等积极处理 3.加强患者的心理疏导,减轻患者的紧张、恐惧情绪,使患者对冷刺激的阈值降低 4.密切观察并记录患者的体温变化,采用35.5℃以下的体温计
名 称	**细菌污染反应**
原因	1.采血袋、保养液及输血器具未消毒或消毒不彻底,塑料采血袋制造缺陷或损害 2.献血者皮肤未经严格消毒或体内有病灶,或献血者有菌血症 3.采血空间无菌状况不符合要求,采血时针头帽拔出过早使空气进入采血袋 4.血液加工过程中操作不当,在污染的水浴中解冻血浆或冷沉淀等,使血液制品受到细菌污染
临床表现	一般在输注开始后迅速出现症状,也可延迟至数小时后发生。轻者以发热为主,重者在输注少量血液制剂后立即发生寒战、高热、头胀、面色潮红、皮肤黏膜充血、烦躁不安、大汗、呼吸困难、干咳、恶心、呕吐、腹痛、腹泻、血压下降、脉搏细弱,严重者可发生休克、急性肾衰竭、DIC而死亡

（续　表）

预防与处理	1.从采血到输血的全过程中,各个环节都要严格遵守无菌操作原则 2.血袋内血制品变色或浑浊,有絮状物、较多气泡等任何可疑迹象均认为有细菌污染可能而应废弃不用 3.使用质量好的新型一次性血袋,可以缩短采血前的准备时间,减少采血用物及准备,减少操作步骤,不宜划破血袋,无需开放操作,以减少血袋造成的污染 4.一旦发现症状,立即停止输血,及时通知医师,更换输注器械,保持静脉通路通畅,保持呼吸道通畅,并给予高浓度面罩吸氧 5.将输血器械和剩余血及病员血标本均行涂片染色检查,做血培养和药敏实验 6.高热者给予物理降温,定时测量体温、脉搏呼吸和血压,准确记录出入量,严密观察病情变化,应用广谱抗生素感抗染治疗,但对肾脏有毒性药物应慎用。早期发现休克症状,积极进行抗休克治疗
名称	**疾病传播**
原因	1.由于献血者的血液中含有感染性病原体,导致受血者发生相应的感染性疾病;献血者的血液中可能含有传染性病原体,如乙肝、丙肝、艾滋病等未能被检出,误用了带有病原体的血液 2.采血、储血、输血操作过程中血液被污染
临床表现	输血后一段时间,出现经输血传播的相关疾病的临床表现。常见的疾病:乙肝、丙肝、艾滋病、巨细胞病毒感染、梅毒、疟疾、EB病毒感染、人类T淋巴细胞病毒一型和二型感染、黑热病、回归热、丝虫病和弓形体病等,还有因被细菌污染的败血症。受感染患者可能持续很长时间而无任何相关表现
预防与处理	1.严格掌握输血适应证,非必要时避免输血 2.杜绝传染患者或可疑传染者献血 3.严格对献血者进行血液和血液制品的监测,如HBsAg、抗HBc及抗HIV等监测 4.在血液制品生产过程中采用加热或其他有效方法灭活病毒 5.鼓励自体输血 6.严格对自类器械进行消毒,在采血、储血和输血操作的各个环节,认真执行无菌操作 7.对已出现输血传染的疾病者,报告医生,因病施治
名称	**空气栓塞、微血管栓塞**
原因	1.输血导管内空气未排尽 2.导管连接不紧,有缝隙 3.加压输血时,无人在旁看守 4.输血结束未及时更换液体或拔针
临床表现	随进入的气体量多少不同,临床表现不同。当有大量气体进入时,患者感到胸部异常不适或有胸骨后疼痛,突发乏力、眩晕,随即出现呼吸困难和严重的发绀,并伴有濒死感

预防与 处理	1. 输血前认真检查输血器的质量，必须把输血管内空气排尽，输血过程中加强巡视，及时更换 液体或拔针；加压输血时应有专人守护，不得离开患者，及时更换输血袋 2. 进行锁骨下静脉和颈外静脉穿刺时，术前让患者取垂头仰卧位，然后屏气，深吸气后憋住 气，再用力做呼气运动。经上述途径留置中心静脉导管后，随即摄胸部平片 3. 拔除较粗、靠近胸腔的静脉导管时，必须严密封闭穿刺点 4. 如出现空气栓塞临床表现时，立即停止输血，及时通知医生，积极配合抢救，安慰患者 5. 立即为患者取左侧卧位和头低脚高位，头低脚高位可增加胸腔内压力，以减少空气进入静 脉；左侧卧位可使肺动脉的位置低于右心室，气体则向上漂移到右心室尖部，避开肺动脉 口，由于心脏搏动将空气混成泡沫，分次少量进入肺动脉内 6. 给予高流量氧气吸入，提高患者的血氧浓度，纠正严重缺氧状态 7. 有条件时，可使用中心静脉导管抽出空气。每隔15min观察患者神志变化，监测生命体征，直 至平稳 8. 病情严重者气管插管人工通气，出现休克症状时及时抗休克治疗
名称	**液血胸**
原因	多见于外科手术后穿刺颈静脉留置针的患者，经留置针输入血液，由于医护人员穿刺技术或 患者烦躁不安，不能配合等原因，导致留置针穿破静脉管壁并进入胸腔，血液进入胸腔所致
临床表现	进行性呼吸困难，口唇及皮肤发绀，查体可见患侧胸部肿胀、隆起，呼吸运动减弱，纵隔向左侧 移位，叩诊浊音到实音，呼吸音减弱或消失，X线片可明确诊断
预防与 处理	1. 输血前向患者做好解释工作，取得合作，对烦躁不安者，穿刺前予以镇静剂，同时，提高医护 人员留置针穿刺水平 2. 输血前认真检查留置针有无外漏，确定无外漏后方可输血 3. 疑有外漏者，立即取下输血管，用注射器接留置针反复回抽，如无见回血，迅速拔出留置针 4. 已发生血胸者，用注射器在右胸第二肋下穿刺，可取得血性液体。立即行胸腔闭式引流，留 取引流液化验，并按胸腔闭式引流术进行护理 5. 改用其他静脉通路继续输血、输液 6. 严密观察病情变化，监测血压、脉搏、呼吸、血氧饱和度，并记录
名称	**移植物抗宿主反应**
原因	1. 免疫缺陷或功能低下患者多次接受输血 2. 免疫功能正常者，供血者的纯合子人白细胞抗原(HLA)输入受血者的杂合子HLA后产生的 T细胞所引起的一种罕见的致命并发症 3. 由亲属供血者引发者居多。其中一级亲属间(父母与子女)输血合并移植物抗宿主反应的预 测危险性较非亲属间输血高，第二代血亲供血者，如(外)祖父母、(外)孙子女等，比第一代 血亲供血者危险性更大
临床表现	输血后10~12d出现发热、皮疹、腹泻(可为稀便、水样便或血水便，腹泻多伴有腹痛)、肝功损 伤(肝区不适或疼痛、肝大、黄疸、谷丙转氨酶、谷草转氨酶、乳酸脱氢酶等不同程度增高)及血 象三系减少。本病预后较差

预防与处理	1. 避免长期反复输血 2. 尽量输入经γ射线照射后的血液制品，尤其是对所有血液都进行辐射后再输注，以灭活血液中的淋巴细胞。也可采用白细胞滤器去除白细胞 3. 由于目前使用大剂量肾上腺素、抗胸腺细胞球蛋白及其他免疫抑制剂均不能降低死亡率。多采用支持对症治疗，强调预防为主
名称	**铁超负荷**
原因	由于每单位血中含铁200～500mg，长期输血患者平均多出铁0.4～0.5mg/（kg•d），在10～20次输注后患者出现铁超负荷
临床表现	表现为实质组织（如肝脏、心脏）的纤维化和功能损害，称为继发性血色病，若仅组织含铁血黄素沉着，为含铁血黄素沉着症。发生输血后血色病通常输血量在10000ml以上，累及的组织有肝脏、心脏、皮肤、胰腺及其他内分泌腺，导致肝硬化、肝纤维化、肝癌、心力衰竭、糖尿病、不育及生长抑制
预防与处理	1. 严格掌握输血指征，尽量减少不必要的输血 2. 对于需长期输血的患者，在输血1年后或输注红细胞50次后开始除铁治疗 3. 出现铁超负荷者，采用铁结合因子，如去铁胺20～60mg/（kg•d），去铁酮75mg/（kg•d），将血清铁蛋白保持在1000μg/L以下水平，可以有效减少铁在体内积聚，逆转心脏及肝脏疾病。对于重症铁超负荷者，可以联合使用去铁胺和去铁酮。去铁胺对去除肝脏中沉积的铁有优势，而去铁酮更能去除心脏中沉积的铁。用药后每周检测血象，进行白细胞分类计数。最初3～6个月，每月测定ALT，之后每6个月测定一次。每3个月测定铁蛋白水平，每年评价肝脏铁含量
名称	**输血相关性肺损伤**
原因	患者有手术、创伤、严重感染等情况，由于输注含有针对受血者白细胞的抗体、活性脂质成分或细胞因子的血制品，大多数发生的供血者是多次生育的经产妇的情况
临床表现	一般在输血开始后1～4h发病，表现为快速的呼吸衰竭、低氧血。肺动脉压≤18mmHg或者无左房压升高的临床证据；动脉$PaO_2/FiO < 300$mmHg或者$SaO_2 < 90\%$
预防与处理	1. 严格掌握输血指征，不要滥用血制品，尤其是不应把血浆作为扩容剂或白蛋白替代物 2. 加强献血者的管理，不应用易产生白细胞抗体或已存在白细胞抗体的供血者的血液，如多次生育的经产妇、输过血的供血者所供的血制品 3. 如发生输血相关性肺损伤症状，积极予以对症支持治疗。给予吸氧，严重者予气管插管和机械通气。出现低血压者，及时扩容、升压，必要时给予收缩血管治疗。其他治疗措施如输注5%白蛋白、使用糖皮质激素等

六、操作考核清单

项目	分值(分)	得分(分)	存在问题
1.采血(参照第二章第一节静脉血液标本采集法,增加以下核心环节,任一环节未做到,则采血考核不达标) (1)两名医护人员核对配血医嘱、《输血知情同意书》《临床输血申请单》、检验科血型报告单、贴好标签的配血管,确保信息无误 (2)两名医护人员持《临床输血申请单》及贴好标签的配血试管到患者床边,正确核对确认患者身份 (3)采血后,双人再次核对,双人在配血医嘱单上签名			
2.取血(25**分**)			
核对取血凭证与医嘱、检验科血型是否相符*	2		
评估患者当前病情是否适合输血,如有无发热、心力衰竭等	2		
有资质的医护人员携带取血箱、取血凭证至输血科取血	2		
取、发血双方严格按照4.3.3信息进行查对。(4项患者信息:科室、床号、姓名、住院号,3项输血信息:输血种类、数量、血型,3项血液信息:交叉配血结果、血袋号/条形码、有效期)	10		
经双方确认无误,双方共同签字后发血	2		
使用取血箱将血液运回科室。取血箱要轻拿轻放,避免剧烈震荡	2		
取血者返回后,立即与责任护士或医生核对*:(1)医嘱、检验科血型报告单、输血记录单、交叉配血单、血袋标签(4.3.3信息)	5		
3. **输血**(75**分**)			
(1)**操作前评估**(20**分**)			
环境整洁、安静、安全、温湿度适宜	2		
仪容、仪表、着装符合规范	2		
洗手、戴口罩	2		
各项用物性能完好,均在有效期内: a.病历、医嘱、血型报告单、配血单、输血单、警示标志 b.治疗车上备治疗盘、一次性治疗巾、碘伏、棉签、输液器、输血器、0.9%氯化钠注射液250ml或100ml、血液制品、地塞米松1支、盐酸肾上腺素1支、5ml注射器、砂轮 c.洗手液、废物处理装备,必要时备输液用物	4		
评估患者: a.生命体征、全身状况、输血指征、输血史、过敏史 b.输血途径、穿刺部位皮肤和血管情况 c.合作能力及心理状态 d.询问大小便需求等	2		

(续　表)

项目	分值(分)	得分(分)	存在问题
确认输血时机。血制品取回后尽快使用,1袋红悬液自取出至输注完毕应小于4h	2		
确认输血时机。血制品取回后尽快使用,1袋红悬液自取出至输注完毕应小于4h	2		
告知输血目的、操作过程、配合事项及不良反应等	2		
协助患者取舒适体位	2		
(2)输血时(35分)			
双人携带用物至床边,核对患者身份	5		
双人核对*: a.医嘱、交叉配血单、输血安全护理单(4项患者信息、3项输血信息、输血前用药等) b.发血单及血袋(4项患者信息、3项输血信息及3项血液信息) c.查看检验科血型报告单,询问患者血型,再次确认血型信息是否相符	5		
核对无误,将血袋上条码撕下粘贴于交叉配血单背面	2		
建立或检查静脉通道与血管情况,输血前予少量生理盐水冲管	3		
将血液上下颠倒,轻轻摇匀,避免剧烈震荡	2		
将准备好的血液连接输血器进行输注 1.操作者戴无菌手套。 2.打开血袋封口,常规消毒血袋上的接头,避免碘伏过多潮湿污染血液。 3.将输血器从生理盐水瓶上拔下,插入消毒后的塑料管内,缓慢将储血袋倒挂于输液架上	3		
控制和调节滴速,开始输入宜慢,<20滴/min,观察15min	2		
无不良反应,根据病情及年龄调节滴速(成人一般40~60滴/min,对于老人、小儿、体弱及心肺疾病患者速度宜慢)	2		
输血后再次核对:医嘱、输血安全护理单、交叉配血单、检验科血型报告单、血袋标签的内容	3		
悬挂警示标识(血型、防外渗)*	2		
整理床单位,整理用物,洗手	2		
在输血安全护理单、医嘱上记录输血时间并双人签名*	2		
落实输血相关宣教	2		
(3)输血后(10分)			
继续滴入少量等渗盐水,冲净输血器内血液	2		

项目	分值(分)	得分(分)	存在问题
记录输血结束时间	2		
交待注意事项,观察患者输血后反应	2		
整理床单位,整理衣物,协助患者取舒适体位	2		
保留血袋,送回输血科保存24h	2		
(4)**整体效果**(10分)			
与患者沟通合理有效,人文关怀到位	2		
整体操作熟练	2		
相关知识掌握	2		
健康教育全面	2		
操作时间20min内完成	2		

注：根据完成程度或比例酌情评分，带"*"项为"全或无"评分项，完成则得分，反之则不得分。

七、考核案例要点解析

患者女,刘某,30岁,患者因"缺铁性贫血"入院,面色苍白,乏力,心悸,遵医嘱口服铁剂治疗,今日检查血常规结果示:HGB50g/L,遵医嘱予输红悬液2U,作为责任护士,你将如何进行输血？

1.评估关注点

(1)生命体征、全身状况、输血指征、输血史、过敏史。

(2)输血途径、穿刺部位皮肤和血管情况。

(3)合作能力及心理状态,可向患者讲解输血治疗的重要性,消除恐惧,取得配合。

(4)根据患者ADL-Barthel指数评估判断是否需要补偿自我照护的能力,鼓励患者参与治疗。

(5)患者对缺铁性贫血相关知识的了解程度及口服铁剂的注意事项掌握程度。

2.操作关注点

(1)接血库通知取血前需评估患者当前病情是否适合输血,如有无发热、心力衰竭等。

(2)取血后在血液核对区进行双人核对(由操作者与另一名护士/医生共同核对):①病历与输血单上各项内容;②交叉配血报告单及血袋上的各项内容(三查、八对、一确认)。

(3)输血前床边双人核对:①病历与输血单上各项内容;②交叉配血报告单及血袋上的各项内容;③询问患者血型,再次确认血型信息是否相符。

(4)输血后再次核对:医嘱、配血单、血袋标签的内容。

(5)输血过程病情观察及输血相关宣教的落实。

八、相关知识链接

项目		要点说明
正确的核对方法	取血后双人查对	1.由操作者与另一名护士/医生共同核对： 　(1)医嘱与输血单上各项内容。 　(2)交叉配血报告单及血袋上的各项内容。 　(3)确认血液血型与化验单血型一致。 2.建议输血频次较高的科室设置专门血液查对区
	输血前双人床边核对	1.核对医嘱与输血单上各项内容 2.核对交叉配血报告单及血袋上的各项内容（"4.3.3"信息） 3.查看病历中血型报告单,询问患者血型,再次确认血型信息是否相符
输血相关仪器装备	取血箱	1.具有资质的医护人员携带取血箱、取血凭证至输血科取血 2.箱内备无菌治疗巾 3.取血运血过程中,取血箱要轻拿轻放,避免剧烈震荡
输血相关仪器装备	Clear-Cuff输血输液加压袋(简易型)500ml	1.在急救患者时采用气压方法,对急需加量输入药液或血浆的患者起到加快输注的作用 2.减轻医护劳动强度,但需在严密监护下执行 3.适用于急诊科、手术室等临床各科室的紧急输血、输液
	输血输液加温装置(Ranger™升温仪)	1.血液常温复温,尽量不加温,防止血浆蛋白凝固变性。如输血量较大,可加温输血侧肢体以消除静脉痉挛 2.预防因大量输入低温库存血致低体温发生

（谭海云、黄玲）

第六节　外周静脉留置针输液术

一、定义

外周静脉短导管又称外周静脉留置针,留置针的尖端位于外周血管内部,适用于治疗时间<6d、使用非刺激性药物的静脉输液治疗。

二、目的

1.正确使用外周静脉短导管建立静脉通路,减少患者反复穿刺的痛苦。

2.遵医嘱准确、安全地为患者输注静脉用药,将不适感降到最低程度。

三、操作者资质

具有执业资质并经过培训合格的医护人员。

四、操作流程与要点说明

操作流程	要点说明
核对: 医嘱、患者、药物、溶液。	严格执行床边两名医护人员查对制度。
准备: 1. 操作者:洗手,戴口罩,配好药物。 2. 环境:符合无菌操作、职业防护要求。 3. 物品:静脉穿刺用物、型号匹配的留置针。 4. 患者:穿刺前按需如厕,取舒适体位。	
评估: 1. 患者的病情、年龄、外周血管情况、穿刺部位及皮肤情况、患者活动情况和配合程度。 2. 输液治疗目的、输液速度和药物的性质及量、药物的渗透压、pH值、黏度及配后禁忌。 3. 穿刺部位评估:穿刺部位的选择、皮肤状况、静脉能见度、静脉弹性、静脉直径、长短及穿刺难易度。 4. 患者对使用留置针的认识、注意事项的了解合作程度。	1. 根据患者病情、年龄、诊断、治疗方案、用药种类及输液治疗史、输液量、血管特性等正确选择血管通路与穿刺工具。 2. 导管选择原则:在满足输液要求的前提下选用导管内腔数量最少、对患者创伤最小、外径最小的静脉导管,大多数输液治疗。 3. 尽量不要使用下肢静脉,可能导致组织损伤,应考虑使用20~24G的导管。 4. 对血管穿刺困难和/或静脉穿刺尝试失败后的成人和患儿使用血管可视化技术(如红外线、超声技术),提高穿刺成功率。

操作流程	要点说明

告知：

1. 留置针的作用、注意事项。

2. 保留时间和必要的个人防护。

3. 可能发生的不良反应，如何防止意外脱出或栓塞。

4. 穿刺前局部皮肤的清洁。

5. 教患者自我日常观察事项。

6. 学会使用通路装置期间的活动限制及日常活动注意事项。

7. 紧急意外情况时应对处理。

8. 带管期间防水、防湿、防尘锐器物破坏膜的完整性。

---

1. 教会患者每日自我观察事项：穿刺口有无红、肿、痛、渗血、渗液，如有及时告知医护人员。

2. 穿刺部位不能浸泡水中，带管期间减少出汗，敷料松脱或潮湿及时告知护士。

3. 留置针侧肢体不宜提重物及用力活动，也不适宜长时间下垂。

4. 教会患者留置针侧肢体穿脱衣服的正确方法。

5. 侧卧时以卧向对侧为宜。

实施：

1. 持输液卡，正确核对患者身份、药物、溶液。

2. 穿刺部位皮肤准备：消毒前确保预期穿刺部位洁净无污物、破损。

3. 挂输液瓶，输液管接口处拧紧，排气。

4. 选择静脉，扎止血带，消毒皮肤2次。

5. 消毒液待干期间，准备胶布，连接留置针，二次排气。

6. 再次核对患者姓名。

7. 操作者左手绷紧穿刺部位皮肤，右手持留置针以15°～30°刺入血管，见回血后降低角度15°～20°，顺静脉方向继续进针0.2cm，确保针芯在血管内，左手固定针翼，右手退出针芯0.2～0.3cm，将软管沿血管方向全部送入血管内。

8. 左手固定针翼，右手松止血带，打开调节器，观察液体流速。

9. 撤出针芯，固定，小贴纸上注明留置日期、时间与操作者工号。撤止血带，撤巾。

10. 调节滴速，再次核对患者身份、输液

---

1. 选择静脉：一般选择粗、直、弹性好、无静脉瓣、方便固定和利于患者活动部位的血管，前臂为宜。下肢静脉不作为成年人选择穿刺血管的常规部位。

2. 当穿刺部位有可见污物时消毒前需进行清洁；如果需要，应剃去穿刺部位过多的毛发，为患者使用专用的剪刀或一次性刀片；不可使用剃刀，会增加感染的风险。

3. 皮肤消毒剂首选含量大于0.5%的氯己定乙醇溶液。如对氯己定乙醇有使用禁忌，也可使用碘酊、碘伏或70%酒精。皮肤消毒范围＞8cm×8cm。

4. 在置入外周静脉短导管时注意无菌手套的使用，或使用一次性清洁手套并结合"无接触"技术进行外周静脉置管。

5. 进针速度不能太快，确保套管进入血管内。

6. 无张力粘贴敷料。

7. 留置针及其固定敷料一同更换，敷料松脱或潮湿应及时更换。

8. 封管液一般为0.9%氯化钠溶液，每次5～10ml，血液高凝者可用0～10U/ml浓度的肝素稀释液，每次2～5ml。

9. 脉冲式冲管：推－停－推；正压封管法：边推注液体边往外拔针，直至针头完全退出。

10. 使用正压接头则不需封管。

11. 每名临床工作者单次置管时，穿刺次数不超过2次，限制总次数不得超过4次。

12. 穿刺困难时，使用可视化技术辅助。

操作流程

要点说明

卡、药物及溶液。

11. 用手消液抹手,记录时间、滴速、签名。必要时挂警示标识、宣教。

12. 输液完毕:用封管液采用脉冲式冲管+正压封管方法封管,关闭导管夹,妥善固定导管远部。

13. 再次启用时:采用视、触、问等技巧评估留置导管局部皮肤、穿刺口、血管、敷料、延长管、导管和肝素帽情况,采用回抽与生理盐水冲管评估确认导管功能正常后,方可继续使用。

观察与记录:

1. 加强巡视,评估观察穿刺部位皮肤、血管、敷料、系统完整性(渗漏情况、螺口连接)及液体输注(通畅度、流速准确度)情况。

2. 评估导管是否存在脱出、移位、打折等,臂围有无变化。

3. 有异常情况及时处理,做好护理记录。

4. 留置时间超过72h者,每次启用前做好评估与护理记录。

整理与处置:

1. 协助患者、穿刺侧肢体处于安全舒适位置。

2. 按医疗废物处理条例处置用物。

1. 观察频次:每次接瓶前;交接班时;至少每4h检查一次,危重症/麻醉后镇静患者或认知障碍患者每1～2h检查;新生儿/儿童患者每小时检查;发泡剂药物输液时检查频率应更高。

2. 穿刺局部出现红、肿、热、痛,应拔除留置针,并酌情处理。

3. 导管堵塞时应拔管。不得用注射器推注或挤捏输液器,以免将凝固的血栓推进血管。

4. 留置时间:一般为72～96h。超过72h者,每次启用前应严格评估导管功能与皮肤、血管情况并做好护理记录,留置时间原则上不超过1周。

五、常见并发症预防与处理

名称	发热反应
原因	1.与输入液体和加入药物质量有关
	2.输液相关器具不合格或被污染
	3.配液加药操作中的污染
	4.输液过程中未严格执行无菌操作
	5.环境空气的污染
	6.输液速度过快

（续　表）

临床表现	在输液过程中出现发冷、寒战和发热。轻者38℃，并伴有头痛、恶心、呕吐、心悸，重者高热、呼吸困难、烦躁不安、血压下降、抽搐、昏迷，甚至危及生命
预防与处理	1.合理用药，注意药物配伍禁忌 2.加强责任心，严格检查药物及用具 3.改进安瓿的切割与消毒 4.改进加药的习惯和进针方法 5.加强加药注射器使用的管理 6.避免液体输入操作污染 7.过硬的穿刺技术及穿刺后的良好固定可避免反复穿刺静脉增加的污染
名称	**循环负荷过重反应**
原因	1.由于输液速度过快，短时间输入过多液体 2.老年人代谢缓慢，机体调节机能差 3.机体抗利尿激素分泌增多及作用延长 4.心、肝、肾功能障碍患者输液过快
临床表现	患者突然出现呼吸困难、胸闷、气促、咳嗽、咳泡沫痰或咳泡沫样血性痰。严重时稀痰液可由口鼻涌出，听诊肺部出现大量湿啰音
预防与处理	1.注意调节输液速度 2.经常巡视输液患者，避免体位或肢体改变而加快或减慢滴速 3.发生肺水肿时立即减慢或停止输液，在病情允许情况下使患者取端坐位，两腿下垂；高浓度给氧，最好用20%～30%酒精湿化后吸入
名称	**静脉炎**
原因	1.无菌操作不严格，可引起局部静脉感染 2.输入药液过酸或过碱，引起血浆pH值改变 3.输入高渗液体，使血浆渗透压升高 4.长时间在同一部位输液
临床表现	沿静脉走向出现条索状红线，局部组织发红、肿胀、灼热、疼痛，有时伴有畏寒、发热等全身症状。发病后因炎性渗出、充血、水肿、管腔变窄而致静脉回流不畅，甚至阻塞
预防与处理	1.严格执行无菌技术操作 2.合理有计划地使用静脉 3.熟悉药物性能、特点及配合禁忌，准确掌握药物浓度及注意事项 4.严格控制药物的浓度和输液速度 5.严格掌握药物配伍禁忌，每瓶药液联合用药，以不超过2～3种为宜 6.尽量避免选择下肢静脉置留针

（续 表）

名称	空气栓塞
原因	由于输液导管内空气未排尽、导管连接不严密、在加压输液时护士未在旁守护、液体输完后未及时拔针或更换药液情况下空气进入静脉，形成空气栓子。空气栓子随血流进入右心房，再进入右心室造成空气栓塞
临床表现	患者突发性胸闷，胸骨后疼痛，眩晕，血压下降，随即呼吸困难，严重发绀，患者有濒死感，听诊心前区可闻及响亮的、持续的"水泡声"。如空气量少，到达毛细血管时发生堵塞，损害较小。如空气量大，则在右心室内堵塞肺动脉入口，引起严重缺氧而立即死亡
预防与处理	1. 输液前注意检查输液器各连接是否紧密，不松脱 2. 穿刺前尽量排尽输液器及针头内空气 3. 输液过程中及时更换或添加药液，输液完成后及时拔针 4. 发生空气栓塞时，立即置患者于左侧卧位和头低足高位（该体位有利于气体浮向右心室尖部），立即给予高流量氧气吸入，提高患者的血氧浓度，纠正缺氧状态；同时严密观察患者病情变化，如有异常变化及时对症处理
名称	静脉血栓形成
原因	1. 长期静脉输液造成血管壁损伤及静脉炎 2. 同一部位反复进行静脉穿刺，导致血管壁损伤 3. 有凝血功能障碍、处于高凝状态 4. 静脉输液中的液体被不溶性微粒污染
临床表现	浅静脉血栓形成部位疼痛，外表可见浅静脉
预防与处理	1. 避免长期大量输液 2. 严格无菌操作，避免在同一部位反复穿刺 3. 使用留置针输入刺激性药物，留置时间≤3d，输液速度宜慢，浓度宜小，以减少对局部组织刺激 4. 正确切割安瓿，切忌用镊子等物品敲开安瓿 5. 正确抽吸药液 6. 正确选择加药针头，尽量减少针头反复穿刺橡胶塞，可明显减少橡胶塞微粒的产生 7. 使用套管针者，如发现套管内有血块堵塞时，应用负压抽吸，严禁将血凝块强行推入血管内，以免发生栓塞 8. 一旦发现血栓形成，抬高患肢，制动，并停止在患肢输液
名称	疼痛
原因	1. 护理人员穿刺技术不熟悉，方法不当 2. 在静脉输注某些药物如氯化钾、抗生素、化疗药物等过程中，因所输入的药液本身对血管的刺激或因输注速度过快，可引起注射部位不同程度的疼痛 3. 药液漏出血管外，导致皮下积液，引起局部疼痛

临床表现	1.患者感觉穿刺部位剧烈疼痛 2.药液滴入后,输液针头周围或沿静脉通路部位疼痛、压痛,继而出现红肿 3.患者往往需忍痛坚持治疗或因疼痛难忍而停止输液,若因药液外漏引起,穿刺部位皮肤可见明显肿胀
预防与处理	1.培训护理人员熟练掌握静脉穿刺技术 2.改进静脉穿刺的方法,能减轻患者的疼痛,提高一次穿刺成功率 3.注意药液配制的浓度,输入刺激性药液时宜选择大血管进行穿刺,并减慢输液速度 4.输液过程加强巡视,若发现渗漏,局部皮肤肿胀,应予拔针另选部位重新穿刺,局部予以冷敷; 5.可采用小剂量利多卡因静脉注射,以减轻静脉给药引起的疼痛
名称	**败血症**
原因	1.输液系统被细菌或真菌等病原微生物污染 2.穿刺点局部细菌繁殖并随导管反复移动被带入体内及导管头端 3.营养液在配制过程中被病原菌污染或输液管道系统的连接处密封不严,使病原菌进入静脉,导致败血症
临床表现	输液过程中突然出现畏寒、寒战、高热、剧烈恶心、呕吐、腰痛、发绀、呼吸及心率增快,有的患者出现四肢厥冷、血压下降、神志改变,而全身各组织器官又未能发现明确的感染源
预防与处理	1.配制药液或营养液、导管护理等操作严格遵守无菌技术操作原则 2.发生输液败血症后,立即弃用原输液液体及管道,重新建立静脉通道,及时应用针对性强的抗菌药物是治疗败血症的关键,高热、剧烈头痛、烦躁不安者可予以退热剂与镇静剂,合并休克者另建立一条静脉通道,给予低分子右旋糖酐扩容,以间羟胺、多巴胺等血管活性药物维持血压,有代谢性酸中毒者以5%碳酸氢钠纠正酸中毒
名称	**神经损伤**
原因	1.由于患儿肥胖、重度脱水、衰竭,在静脉穿刺过程中,患儿哭闹躁动或穿刺不当造成误伤神经、血管 2.一些对血管、神经有刺激性的药液漏出血管外也可引起神经损伤
临床表现	临床表现为穿刺部位肿胀、瘀血或伴有发冷、发热、局部疼痛、不能触摸,根据损伤神经的部位,可出现相应关节功能受限
预防与处理	1.输注对血管、神经有刺激性的药液,先用无菌生理盐水行静脉穿刺,严密观察药液有无外漏 2.静脉穿刺时,选择最可能完成全程治疗的穿刺部位为宜,比如前臂部位可以增加留置时间,减轻留置期间的疼痛,防止意外脱落和栓塞 3.注射部位发生红肿、硬结后,严禁热敷,可用冷敷,每日2次;桡神经损伤后,患肢不宜过多运动,可用理疗、红外线超短波照射,每日2次,或遵医嘱使用神经营养药物
名称	**静脉穿刺失败**
原因	1.静脉穿刺时见回血后再顺血管方向进针时没掌握好角度 2.反复在皮下穿刺寻找静脉,致外套管尖端边缘破损或边缘外翻 3.操作者穿刺时缺乏自信、过于紧张

临床表现	针头完全未穿入静脉,无回血,推注药物有阻力,或针头斜面一半在管腔内,一半在管腔外,抽吸有回血,但回血不畅,部分药液溢出至皮下。局部肿胀或青紫、瘀血,患者有痛感
预防与处理	1.严格检查静脉留置针包装及质量 2.使用静脉留置针操作时要稳,固定要牢固,用透明敷贴妥善固定静脉留置针座,延长管U形固定 3.穿刺时操作者除了观察是否有回血外,还要注意体会针尖刺入血管时的"落空感",不要盲目进针或退针 4.穿刺见回血后要平行缓慢顺血管的方向进针0.1～0.2cm,使外套管的尖端进入血管内 5.见回血后顺血管方向边退针芯边向血管内推入外套管时,不能将外套管全部送入,如果有阻力,不要硬向内推送
名称	**导管堵塞**
原因	1.穿刺前准备不充分 2.输液完毕时未及时发现,未采用脉冲式正压封管 3.下床如厕时,输液的上肢未放低或输液的下肢着地用力,或液体瓶未抬高,致静脉血回流 4.活动时将导管扭曲打折、针头斜面紧贴血管壁、侧卧位等输液侧肢体受压未及时发现 5.不同药物混合产生微粒或冲管不彻底,导致导管堵塞
临床表现	输液不滴或滴速过慢,冲管有阻力或无法冲管,不能抽吸回血
预防与处理	1.穿刺前用物准备齐全,做好充分准备,连接好输液装置 2.穿刺后要加强巡视,严防液体滴空,以防止血液回流 3.掌握药物配伍禁忌,根据病情有计划地安排输液顺序,注意药物间反应,静脉输入高营养液体、高渗液及刺激性药物前后均应彻底冲洗输液管道 4.采用正压封管的手法,并且夹闭延长管,确保正压效果 5.正确使用封管液的浓度,掌握封管液的维持时间 6.患者下床如厕时,应注意放低输液的上肢或抬高输液瓶,防止静脉血回流,下肢输液时,告知患者勿下床如厕,使用便器在床上大小便,注意输液时尽量避免肢体下垂姿势,以免由于重力作用造成回血堵塞导管 7.如发生导管堵塞,使用注射器回抽后尝试推注少量生理盐水冲洗导管,如若阻力较大,不可强行推注,以免将形成的血栓推入血流中造成栓塞。如经上述处理后导管仍不通畅,则需拔管更换穿刺针穿刺
名称	**注射部位皮肤损伤**
原因	1.皮肤敏感者 2.在患者的皮肤上粘贴了过多的胶布/敷贴,且粘贴时间较长 3.胶布/敷贴质量低劣,刺激皮肤 4.固定夹板时把胶布贴在患者的皮肤上

临床表现	1.胶布周围皮肤出现水疱,有些患者尽管皮肤外观无异样改变,但在输液结束揭取胶布时出现表皮撕脱 2.患者感觉贴胶布/敷贴的部位有烧灼感 3.局部皮肤颜色潮红
预防与处理	1.在输液结束揭取胶布时,动作要缓慢、轻柔,一手揭胶布,一手按住患者与胶布粘贴的皮肤,慢慢分离、揭取,以防止表皮撕脱 2.如发生表皮撕脱,注意保持伤口干燥,每天用2%碘伏或安尔碘消毒伤口2～3次 3.避免在皮肤上使用过多的胶布/敷贴,使用时间不宜过长,及时更换
名称	血肿
原因	1.操作者短时间内在同一部位反复穿刺致血管壁机械损伤 2.穿刺时用力过度,针头刺破静脉后壁 3.凝血功能障碍或使用抗凝剂的患者,按压时间不足 4.静脉穿刺失败后立即在肢体穿刺点上方绑扎止血带 5.操作时误穿动脉,未有效止血 6.穿刺或拔针时划伤静脉壁
临床表现	穿刺部位周围皮肤颜色改变,呈青紫色瘀斑;穿刺部位的周围肿胀,输注液体流速不畅,再次穿刺困难,穿刺过程有阻力
预防与处理	1.提高操作者静脉穿刺技术 2.掌握正确的穿刺方法,防止盲目乱穿 3.对于凝血功能障碍或使用抗凝剂的患者,拔管后适当延长按压时间,局部按压5min以上,直至不出血 4.若误穿动脉,立即予以压迫止血,直至不出血 5.拔针时采用以与皮肤平行方向或顺进针角度中速拔针方法,避免针头划伤静脉壁 6.对局部隆起疑有血肿者,立即停止穿刺并拔针进行局部加压止血
名称	穿刺处感染
原因	1.违反无菌操作规程 2.留置时间过长 3.更换敷贴时,穿刺处未进行消毒处理 4.覆盖敷贴使用不当 5.穿刺处敷料被汗液、血液等渗湿而未及时更换
临床表现	穿刺部位出现红、肿、热、痛的炎性症状,甚至有脓性分泌物,严重者体温突然上升
预防与处理	1.严格执行无菌技术操作,消毒范围为不小于8cm×8cm,采用以穿刺点为中心由内向外、螺旋式不间断式消毒 2.留置针留置时间一般不宜超过72～96h;留置针留置期间按评估频率观察,及时发现感染症状 3.保持穿刺点无菌,以透明敷贴覆盖,污染时及时更换 4.发现穿刺处有感染症状时,应立即拔针

六、操作考核清单

项目		分值(分)	得分(分)	存在问题
1.操作前评估(20分)				
着装规范,洗手,戴口罩		2		
打印输液卡与瓶签,双人核对医嘱及输液卡,做必要的警示标识,核对者签名。易过敏药物查核过敏史或皮试记录		2		
床边评估	自我介绍、核对患者、简要告知输液目的	2		
	评估患者年龄、诊断、病情、治疗目的、输液治疗史、药物性质、作用及不良反应;评估患者意识、心肺功能合并症、心理状态、合作程度、过敏史;评估穿刺部位皮肤完整性、静脉状况、肢体情况	3		
	协助解决二便需求,协助患者取舒适体位	1		
据评估结果合理制订输液计划,正确选择血管通路与输液工具		2		
治疗室	备物齐全、性能完好、无菌物品在有效期内	2		
	核对输液卡、瓶签、药物,检查药液溶液质量与有效期。软包装输液查对:一挤、二照、三倒转、四复照	2		
	规范配药,配置好的药物瓶签有加药时间,加药者和核对者签名,字迹清晰	2		
符合无菌操作及职业防护要求,治疗车摆放合理		2		
2.操作过程(60分)				
持输液卡,采取两种以上方法核对患者身份*		3		
解释输液工具选择目的,注意事项的了解、配合事宜		1		
选择输液肢体及部位,并征得患者同意		2		
止血带使用合理,距穿刺点以上10cm,持续捆扎时间小于120s		2		
松止血带		1		
再次核对药物,检查药液、溶液、质量、有效期*		2		
正确消毒瓶口,规范正确插入输液管,拧紧输液管各接口处		3		
一次排气成功		3		
正确戴手套,视情况垫巾		2		
规范消毒皮肤:穿刺点为中心,局部点按停留,由内向外、螺旋消毒,用力摩擦、范围＞8cm×8cm。消毒2遍		1		
消毒液待干,待干时准备留置针、肝素帽、敷贴		3		
扎止血带,嘱患者握拳		1		
穿刺前再次核对患者*		2		
检查留置针:拔去留置针护针帽→左右松动针芯并复位→排气		3		

(续　表)

项目	分值(分)	得分(分)	存在问题
告知患者准备穿刺,一手绷紧皮肤,另一手持针翼,使针尖与皮肤成15°~30°刺入静脉,见回血后降低角度15°~20°,顺静脉方向继续进针0.2cm,确保针芯在血管内	8		
退出针芯0.2~0.3cm,将针芯和软管全部送入血管	3		
松止血带,嘱松拳,打开调节器,观察输液速度	2		
撤出针芯放置锐器盒内	1		
固定:透明敷贴以穿刺点为中心,以无张力方式铺开(固定规范、平整、牢固),延长管与穿刺血管呈U型固定(Y型接口勿压迫穿刺血管),肝素帽稍高于导管尖端,贴小贴纸(贴纸记录准确美观,记录穿刺日期、时间、签名或工号)	5		
撤止血带,撤巾,整理衣袖,盖被	2		
调节输液滴速,符合病情与药物要求,悬挂必要的警示标识	2		
再次核对患者身份与药物	2		
手消毒液洗手	1		
记录执行时间、滴速及签名	2		
协助患者取舒适体位,整理用物,整理床单位	2		
健康教育	输液常识:目的、配合与注意事项、输液速度、总滴注时间	2		
	导管维护:置管目的、优点、时间、个人防护、敷料更换	2		
	药物知识:作用、不良反应	2		

3.操作评价(20分)

项目	分值(分)	得分(分)	存在问题
操作前准备15min,操作过程15min	2		
态度端正,尊重关爱患者,注意保暖和隐私	2		
沟通过程(操作前解释,操作中指导,操作后嘱咐)语言清晰、准确、有技巧	2		
适时落实疾病健康教育	2		
操作计划性好,灵活性强,未给患者造成不必要的损伤	3		
符合无菌操作原则	3		
符合消毒隔离原则,分类处置各类垃圾,无用物或垃圾遗留*	3		
相关知识:输液反应(静脉炎、肺水肿、空气栓塞)及防治;留置针留置时间;巡视与评估要求;输液时溶液不滴的故障排除	3		

注:根据完成程度或比例酌情评分,带"*"项目为"全或无"评分项,完成则得分,反之则不得分。

七、考核案例要点解析

刘先生,78岁,主诉反复活动后呼吸困难1年,再发伴咳嗽、咳痰1周,在子女陪同下坐轮椅入院。诊断:1.冠心病,心功能Ⅲ级;2.2型糖尿病;3.肺部感染;4.陈旧性脑梗死。查体:T 38.6℃、P 92次/min、R 26次/min、BP 146/55mmHg,神志清,精神疲倦,高枕卧位,左侧肢体偏瘫,如厕、进食、穿衣需人照顾,有反复住院输液史,配合治疗。

输液医嘱:

5%GS100ml+头孢曲松钠2g,ivgtt,qd;

5%GS 250ml+维生素C 2g+10% 氯化钾7.5ml,ivgtt,qd。

如果你是责任护士,你将如何执行输液计划及选择静脉通路?

1.评估关注点

(1)医嘱的正确性:患者有糖尿病史,关注医嘱中葡萄糖液体是否加入胰岛素,注意血糖值。心功能Ⅲ级,避免输氯化钠液体。

(2)通路与工具评估:肺部感染,预计输液时间1周,高龄 ,选用小号外周静脉留置针。

(3)穿刺部位评估与穿刺前准备:左侧肢体偏瘫,避免在左侧肢体穿刺输液;输液前评估有无大小便需求,需协助生活护理。

(4)头孢类药物过敏史,对胶布、消毒液过敏史。

(5)知信行评估:患者对疾病及输液相关知识有一定了解,并有较好的依从性。家属关心患者,有家庭的支持。

2.操作关注点

(1)78岁高龄,心功能Ⅲ级,偏瘫,输液前需协助患者取半坐卧位,给予吸氧。

(2)大小便、进食、穿衣需人照顾。需协助患者床上大小便,协助生活护理。防压疮,防跌倒,防坠床 。

(3)控制输液速度及总量。

(4)T 38.6℃,咳嗽、咳痰,做好发热护理(环境),做好呼吸功能观察与排痰训练。

八、相关知识链接

项目	要点说明	图片
留置针操作方法	· 左右松动针芯	

（续　表）

项目	要点说明	图片
留置针操作方法	· 持针座,旋转向上拔针帽	
	· 针尖斜面朝上,以15~30º,直刺静脉 · 进针速度慢	
	· 见回血后针芯退出0.2~0.3cm,放低15°~20°连针带管送入血管中	
透明敷料固定	· 以穿刺点为中心用无菌透明敷贴横型固定 · 在胶布上注明留置导管的日期、时间与工号 （例:2015-8-27-9:30 0002） · 延长管U型固定,肝素帽要高于导管尖端,且与血管平行 · Y型接口朝外	
	· 无张力垂放(单手持膜) · 敷料中央对准穿刺点 · 贴膜区域无菌干燥	
	· 捏导管突起	

（续 表）

项目	要点说明	图片
透明敷料固定	· 抚压整块敷料	
	· 边撕边框边按压	

（谭海云、黄玲）

第七节 PICC 导管维护指引

一、定义

PICC(peripherally inserted central catheter,PICC)系指经外周静脉置入中心静脉导管。经上肢的贵要静脉、肘正中静脉、头静脉、肱静脉、颈外静脉(新生儿和儿童还可通过下肢大隐静脉、头部颞静脉、耳后静脉等)穿刺置管,导管的尖端位于上腔静脉下三分之一或上腔静脉与右心房交接处。

二、操作目的

规范PICC维护操作流程,提高输液安全性,降低并发症的发生率,增加患者满意度。

三、操作者资质

注册护士,经中心静脉通路维护资质认证课程培训与考核达标者。

四、操作流程与要点说明

<table>
<tr><td align="center">操作流程</td><td align="center">要点说明</td></tr>
</table>

准备:

1. 操作者:洗手、戴口罩。
2. 环境:符合无菌操作、职业防护要求。
3. 物品:PICC维护小包、敷料、无针接头、肝素稀释液(浓度为0~10U/ml)、0.9%NS100ml 1瓶、乳胶手套2双(无菌型和非无菌型各一双)、治疗巾、防敏胶带、2%葡萄糖醛酸氯己定(如果对氯己定乙醇有使用禁忌,也可使用碘酊、碘伏)、75%酒精、输液贴、20ml注射器、无菌纱块、75%酒精/葡萄糖醛酸氯己定棉片、强力固定带、小枕。
4. 患者:取安全舒适体位,必要时取卧位。

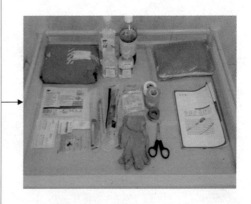

评估:

1. 整体评估:①评估患者身体状况:病情、意识、出凝血功能、自我护理能力;②评估患者导管情况:导管留置时间、维护间隔、穿刺局部情况;有无堵管;导管相关并发症,如导管相关血栓等③评估患者的治疗方案:是否实施输液、输血治疗;输入药物的种类、性质、用药量、用药频率、输入方式等;输血的种类、量、频率等 。
2. 局部评估:①评估导管穿刺血管局部情况:评估穿刺局部皮肤完整性,上肢有无红、肿、热、痛等炎症表现,臂围

1. 在使用/维护导管前,进行认真、全面的护理评估。
2. 操作的环境符合无菌标准。
3. 操作者仪表、着装符合要求。
4. 与病人交流语言文明、态度和蔼。
5. 根据病情取安全舒适体位,必要时取平卧位。
6. PICC导管与皮肤连接部位:肉眼观察、触诊及患者主诉。
7. 护理人员可依照静脉导管维护评估清单(表3-1)进行评估。

操作流程

有无变化,以判断是否存在感染、血栓、外渗/渗出等并发症。②评估导管功能:评估导管管腔内有无血液残留;评估导管是否存在脱出、移位、打折、折断等情况;经PVC输注药物前宜通过输入生理盐水确定导管在静脉内;宜回抽PICC、CVC、PORT有无回血,确定导管是否通畅。

告知:
清醒患者告知PICC管道维护的目的、方法、重要性及可能带来的不适和配合方法。

操作流程:
1. 清洁与消毒(双手戴无菌乳胶手套)75%酒精棉球清洁穿刺处周围皮肤(离穿刺口0.5cm)至少3遍,去除污迹;0.5%碘伏(2%葡萄糖醛酸氯己定)棉球消毒皮肤及导管至少3遍,范围15cm×15cm,待干。
2. 肝素帽的更换:
   (1)0.9%NS预冲肝素帽。
   (2)接头消毒:手握无菌纱块包裹取下旧肝素帽、75%酒精/2%葡萄糖醛酸氯己定棉片消毒摩擦PICC管接头15s,连接新肝素帽。
3. 冲封管:消毒肝素帽,接抽吸有不含防腐剂的0.9%氯化钠溶液20ml注射器,抽回血,见回血后予脉冲式冲洗导管,推剩余至1～3ml时予正压封管。
4. 贴敷料固定:外露导管部分摆放成S(或L)形弯,无张力粘贴敷料,固定导管远端,注明维护日期、外露长度、维护者,脱手套,洗手/快速手消毒。
5. 填写PICC维护单,交代注意事项。

要点说明

建立无菌区。

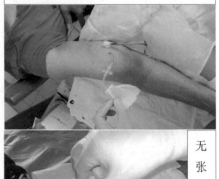

无张力垂放

一手握无菌纱块包裹旧肝素帽,另一手持无菌持物钳棉球消毒。

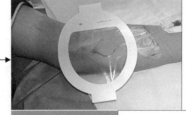

敷料中央对准穿刺点。

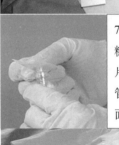

75%酒精/2%葡萄糖醛酸氯己定棉片消毒摩擦PICC管接头横断面、侧面15s。

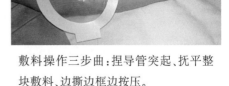

敷料操作三步曲:捏导管突起、抚平整块敷料、边撕边框边按压。

操作流程	要点说明
观察与记录： 1. 穿刺部位的观察：穿刺部位皮肤、导管情况（回血情况、通畅度），若发现异常须及时告知高级责任护士或请专责护士会诊。 2. 观察有无静脉炎及药液渗漏情况，对应观察心率、体温的变化，及早发现感染征象并协助医生处理。 3. 多与患者沟通交流，询问维护间歇期患者有无异常情况，如寒战、高热等不适，应告知专责护士或护士长。 4. 外院置管来院维护时做好登记记录。 5. 维护结束，登记并让患者或其家属签名。 6. 护理人员应在维护导管的同时对留置静脉导管的患者及家属进行健康教育，交代留置导管期间的注意事项、相关护理措施及存在的风险等，提高患者的依从性。护理人员可依照静脉导管维护健康教育清单（表3-2）指导患者。	1. 说明：以上操作步骤主要包括更换敷料和更换肝素帽、冲封管两部分，当评估无需进行敷料更换或其他操作时，去除相应步骤即可。 2. 敷料更换时间和频率：首次敷料更换为导管置入术后24h，至少每5～7d更换一次透明的半通透性敷料，如用无菌纱块，常规每48h更换1次，每班查看，发现纱块、贴膜潮湿、脱落应及时更换。 3. 无针输液接头更换时间和频率：更换频率的间隔应不小于96h任何原因的移除、接头内有血液残留或残留物、血液培养取样前、明确被污染等应更换接头。 4. 冲封管时间和频率：常规每日输液起始冲管，输液毕封管，具体参看本指引中《ACL导管维护SOP流程图》。 5. 附：静脉导管维护健康教育清单（表3-2）。

表 3-1　导管维护评估清单

	在详细的病史和体格检查之外，导管维护的评估还应包括以下条目：
整体评估	□ 是否有皮肤、黏膜出血、皮下瘀斑等出凝血功能障碍的表现 □ 是否有药物、消毒剂过敏史 □ 是否存在嗜睡、意识模糊、昏睡、昏迷、谵妄等意识障碍 □ 是否存在不当的留置时间或维护间隔 □ 是否实施输液治疗 □ 是否实施输血治疗 □ 输入液体的种类、性质、用药量、用药频率、输入方式等是否影响导管维护 □ 是否存在置管侧肢体、肩部、颈部及胸部肿胀、疼痛、麻木等不适感 □ 是否每日评估敷料/固定装置的完整性 □ 患者是否认识到导管维护的重要性 □ 患者是否具有导管自我管理的能力 □ 患者是否有主动向医护人员报告穿刺处异常的意愿

局部评估	□ 穿刺局部皮肤是否完整 □ 穿刺局部皮肤是否瘙痒、有皮疹 □ 穿刺局部是否有渗血或渗液 □ 穿刺局部皮肤是否有红、肿、热、痛等并发症的表现 □ 穿刺侧臂围有无变化
导管功能评估	□ 回抽导管是否有回血 □ 导管推注是否通畅 □ 导管输注是否通畅 □ 导管管腔内是否有血液残留 □ 导管是否有移位（脱出或缩进） □ 导管是否有打折（体外或体内） □ 导管是否出现破损漏液现象（体外或体内） □ 导管是否有断裂（体外或体内）

表 3-2　静脉导管维护健康教育清单

导管维护时间	□ PICC导管至少每周维护1次 □ PORT导管至少每4周维护1次
局部观察	□ 穿刺点周围皮肤有无发红 □ 穿刺点周围皮肤有无瘙痒 □ 穿刺点周围有无肿胀 □ 穿刺点周围有无疼痛 □ 穿刺点有无出血 □ 穿刺点有无分泌物 □ 穿刺侧手臂或肩部或颈部或锁骨下区域有无肿胀 □ 穿刺侧手臂或肩部或颈部或锁骨下区域有无疼痛
导管观察	□ 导管置入长度为多少 □ 导管外露长度为多少 □ 导管有无脱出 □ 导管有无进入体内 □ 外露导管是否打折 □ 外露导管是否破损
导管接头观察	□ 导管接头是否松动 □ 导管接头是否破损 □ 导管接头内是否有血液或异物

（续　表）

敷料观察	□ 贴膜有无破损
	□ 贴膜有无潮湿
	□ 贴膜有无松动
	□ 贴膜有无卷边
禁止做的活动	□ 置管侧肢体肩关节禁止大幅度甩手或向上伸展的动作
	□ 置管侧肢体不应提举超过5kg的重物
	□ 置管侧肢体不应盆浴及游泳
	□ 置管侧肢体不应测血压
	□ 不应长期压迫置管侧肢体(如压着置管侧手臂睡觉)

五、常见并发症与预防处理

名称	导管相关感染	细菌性静脉炎
原因	1.操作者操作过程中违反无菌原则 2.对患者健康宣教落实不够,造成穿刺口污染	
临床表现	穿刺局部出现红、肿、热、痛、脓点,或导管相关血行感染	
预防与处理	1.严格执行《预防CRBSI指引》(见附件) 2.严格执行无菌原则 3.对患者进行平日维护的健康宣教,并确认患者已掌握 4.立即报告高级责任护士或请专责护士会诊 5.导管抽血行细菌培养 6.遵医嘱拔管,拔管时最好留取导管尖端进行细菌培养	
名称	血栓	血栓性静脉炎
原因	1.维护不当 2.药物沉积 3.输液速度过慢 4.患者血液高凝状态 5.胸腔压力增加 6.导管错位或移动	1.高凝状态 2.局部血液循环障碍 3.导管移位
临床表现	推注和回血均不畅	红、热、肿、痛,疼痛部位可触及条索状物
预防与处理	预防: 1.穿刺者严格掌握PICC适应证和禁忌证,穿刺过程尽量减少血管壁的损伤;穿刺首选贵要静脉 2.穿刺后做好健康指导 3.穿刺后常规每班观察置管侧肢体状况,发现异常及时告知高级责任护士或专责护士处理 4.输液前不可快速冲管,慎防血栓进入血管	

预防与处理	5.注意药物配伍禁忌,防止药物浑浊、沉淀等导致导管堵塞 6.严格正压封管及脉冲式冲管 7.可遵医嘱预防性使用抗凝药物 发生后处理: 1.血栓侧肢体抬高以高于心脏水平20~30cm,不得按摩 2.叮嘱患者做握拳动作以促进静脉回流,减轻肿胀 3.每班观察记录皮温、颜色、动脉搏动情况,以利于判断疗效 导管再通方法: 1.回抽法 2.肝素再通法 3.尿激酶溶栓法 4.负压方式使完全堵塞的导管再通 5.全身溶栓或静脉切开取栓术
名称	**脱管/移位**
原因	1.固定不当 2.患者躁动不配合
临床表现	管道置入深度与之前不符,可能造成推注或回血不畅
预防与处理	1.妥善固定管路,外露导管部分摆放成S(或L)形弯,以防牵拉致管道脱出 2.躁动患者适度镇痛镇静,尽量避免因咳嗽等引起胸腔压力急剧变化、导管牵拉等情况发生; 3.脱管:仔细检查导管完整情况,查明原因并处理 4.检查输液的通畅度,并关闭补液,立即告知高级责任护士予以处理,必要时行X线检查以确定导管位置;咨询专责护士处理,上报不良事件

六、操作考核清单

项目	分值(分)	得分(分)	存在问题
1.操作前评估(20分)			
整理仪容、仪表,洗手,必要时戴手套、口罩	2		
自我介绍,患者身份确认,告知操作目的、配合方法	2		
评估年龄、病情、意识、合作能力、凝血功能和穿刺口局部情况	2		
能采用视、触、问等技巧评估留置导管局部皮肤	2		
穿刺口局部情况	2		
评估导管功能	2		
能识别操作中的风险点与关键点	2		
操作时机适宜;操作人员资质符合要求	2		
用物准备齐全;性能完好	2		

(续 表)

项目	分值(分)	得分(分)	存在问题
环境安全舒适	2		
2.操作过程(55分)			
洗手,垫巾	2		
测量肘窝以上10cm处臂围,并记录	3		
快速手消毒,洗手,戴非无菌手套	2		
撕贴膜:角度、方向正确	6		
检查、记录:穿刺点有无红肿、渗出,记录导管刻度	4		
脱手套,快速手消毒	2		
建立无菌区*	4		
开包装、抽液	4		
清洁与消毒:3遍,顺、逆、顺;范围15cm×15cm,导管和连接器须消毒	4		
待干*	3		
更换肝素帽:预冲、接头消毒与连接	5		
冲封管:脉冲式冲管,退至剩余3~5ml时予正压封管	6		
贴敷料固定:外露导管部分摆放成S(或L)形弯,无张力粘贴3M敷贴,固定导管远端,注明维护日期	6		
脱手套,洗手/快速手消毒	2		
填写PICC维护单,能按《静脉导管维护健康教育清单》交代注意事项	2		
3.操作后(用物处理与健康宣教)(10分)			
整理患者床单位	2		
正确处理医疗废弃物,脱去手套,用手消毒液消毒手	2		
告知患者出现导管相关异常或紧急情况时的处理(包括穿刺点出血、炎症、污染、上肢肿胀、脱管、断管等)(能说出3种以上可给满分)	6		
4.整体要求(15分)			
整体操作熟练,严格遵循无菌原则	6		
有效应变、人文关怀	3		
重视对患者及其家属的健康教育,将健康教育融合在操作过程中	4		
操作在15min内完成	2		

注：1.消毒时根据科室实际情况,不强调一定用换药包；2.重点是看消毒的手法、力度和时间是否正确,以及是否待干；如果患者是在输液中,冲管可用生理盐水；3.重点是看手法；肝素盐水的配制方法、肝素帽或正压接头的更换按需而定。

七、考核案例要点解析

刘某,男,75岁,一年前因肺癌入院,经右下肺叶切除术后,现接受化疗。查:患者左上肢有PICC管一条,今日留置满2周,无红肿、压痛、渗出等,患者年龄大,对PICC维护知识掌握不佳,现需要经PICC通路静滴化疗药物,如果你是责任护士,你将如何完成PICC导管维护?

1.评估关注点

(1)老年患者,皮肤完整性易受损。

(2)老年患者,对PICC导管维护知识掌握不佳,对化疗药物使用注意事项不清楚。

2.操作关注点

(1)撕贴膜注意动作轻柔,以防皮肤完整性受损。

(2)加强对患者及其家属的健康宣教,主要包括PICC导管维护和化疗药物使用两方面内容,老年患者不能掌握时,要求家属完全掌握。

八、相关知识链接

1.ACL导管维护金标准

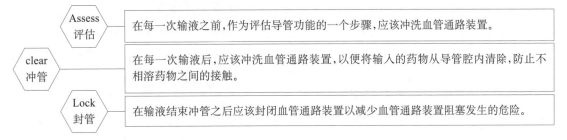

2.ACL导管维护SOP流程图

[详见2011年版《美国输液治疗实践标准》(以下简称"INS标准"):52-53]

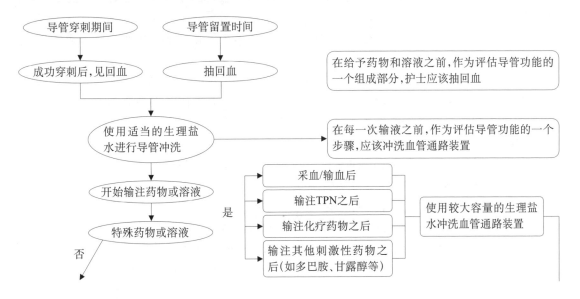

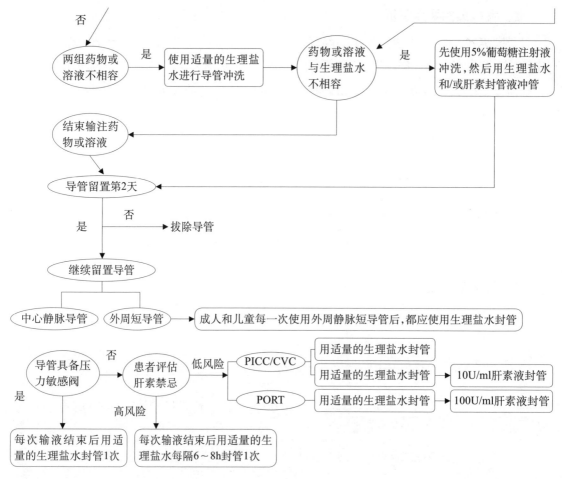

备注：

1. 《美国药典》中生理盐水指不含防腐剂的 0.9% 氯化钠溶液。

2. 用于冲洗导管最小量取决于导管的类型和大小、患者的年龄、输液治疗的类型。建议最小量为导管容积的 2 倍。

3. 护士应该评估使用肝素的禁忌证，包括但不仅限于出现肝素导致的血小板减少症的危险、肝素对导管的抽血所做的实验室检查结果的影响、全身的抗凝血作用。

4. 密切观察患者有无出现血小板减少症。对于使用任何浓度肝素封管液术后患者，建议从第 4d 起到第 14d，或直到停止使用肝素钠这一段时间内，每 2～3 天监测血小板计数 1 次，监测是否存在肝素导致的血小板减少症的发生。

5. 冲封管装置的要求

（1）一次性使用装置，包括单剂量小瓶和预充式冲洗器，是冲管和封管的首选。

（2）应使用不含防腐剂的 0.9% 氯化钠溶液进行冲洗。

（3）用压力较小的预充式冲洗器进行冲管来评估导管的通畅性。

（4）优先使用单剂量输液来降低混合和标签错误，而降低给药错误率。

（5）《美国 2011 年版肿瘤门诊患者静脉治疗指南》推荐使用预充式导管冲洗器。

（6）《美国 2011 版血管内导管和相关感染的预防指南》强烈鼓励使用预充式导管冲洗器。

3.预防CRBSI指引

(1)概念：导管相关血流感染(Catheter Related Blood Stream Infection,CRBSI)是指带有血管内导管或者拔除血管内导管48h内的患者出现菌血症或真菌血症,并伴有发热(＞38℃)、寒战或低血压等感染表现,除血管导管外没有其他明显血流感染来源。实验室微生物学检查显示：有一次以上外周静脉血培养细菌或真菌阳性；或者从导管段和外周血培养出相同种类、相同药敏结果的致病菌。

(2)预防CRBSI集束化策略。

手卫生	严格遵循洗手的五个指征
	1.接触患者前
	2.进行无菌操作前(戴手套不能代替洗手)
	3.体液暴露后
	4.接触患者后(包括从同一患者身体的污染部位转移到清洁部位之前、脱手套之后)
	5.接触患者周围环境后
严格无菌操作、置管时最大化无菌屏障	医务人员进行置管操作时戴帽子、口罩、无菌手套,穿无菌手术衣,铺无菌大单(最大屏障)
	操作时严格执行无菌操作规范
	置管尽量选择相对固定清洁的房间；危重患者可以床边插管,但应由经过培训的专业医务人员操作,并尽量在B超引导下进行插管
最佳穿刺部位与导管的选择	1.需要长时间留置并主要用于静脉营养与化疗药物时应选择PICC
	2.成人危重患者或应用超过5～7d者选择中心静脉导管,首选锁骨下静脉置管
	3.尽量避免使用股静脉
	1.根据病情需要选择导管,尽量选择导管接头和管腔最少的导管
	2.胃肠外营养建议专用一腔或一孔
2%氯己定酒精溶液或0.5%碘伏消毒皮肤	在进行置管和更换敷料前,应用＞0.5%氯己定酒精溶液进行皮肤消毒。若患者不宜使用氯己定,则可选用碘伏消毒剂或75%酒精
	皮肤消毒后,必须完全待干再进行下一步操作
每天评价留置导管的必要性及导管的性能是否完好	当发现导管不能继续使用时,应及时拔除导管
导管维护	1.每天检查伤口,接触导管接口或更换敷料时,需进行严格的手卫生,并戴手套,但不能以手套代替洗手
	2.应指定固定的护理人员每日对血管内导管置管患者进行监测,同时填写日志
	3.在输血、输入血制品、脂肪乳剂后的24h内或停止输液后,应当及时更换输液管路
	4.嘱咐患者洗澡或擦身时应注意对导管的保护,不要把导管浸入水中
	5.使用透明、半透性聚安酯敷贴；高热出汗者或渗血较多者宜选纱布或透气性好、可吸水的透明敷贴

（续　表）

导管维护	6.纱布敷料建议每2d更换一次,透明敷料建议每周更换1～2次。但当敷料变潮、松动、污染、伤口有渗血时应及时更换敷料 7.推荐使用10U/ml肝素盐水封管。次日输液时用注射器先抽回血看是否有血栓形成,如有,不可硬性冲洗 8.紧急状态下的置管,若不能保证有效的无菌原则,应当在48h内尽快拔除导管 9.怀疑感染需及时拔除导管,送检导管末端,同时抽血培养

（谭海云、黄玲）

第八节 院内床边快速血糖监测（POCT）

一、定义

毛细血管血糖监测是使用血糖仪对某一时间点的毛细血管血糖进行监测，为临床诊疗提供可靠的依据。其包括患者自我血糖监测（Self-monitoring of blood glucose, SMBG）及在医院内进行的床边快速血糖监测（point-of-care testing, POCT），是血糖监测的基本形式。

二、目的

监测患者血糖水平，评估糖代谢紊乱程度，为临床治疗提供依据，延缓糖尿病并发症的发生。

三、操作者资质

注册护士。

四、操作流程与要点说明

操作流程	要点说明
评估： 1. 核对医嘱。 2. 评估患者。 3. 评估环境。 4. 操作者：符合资质要求，着装整洁，洗手，戴口罩。	1. 正确核对医嘱并执行。 2. 了解患者的病情、一般情况、心理状态及配合度。 3. 询问、了解患者的身体状况及采血部位皮肤。 4. 保持适宜温度与湿度。
	向患者解释血糖监测的目的及配合事项，取得患者配合。
告知： 清醒患者告知其毛细血管血糖监测的目的、次数、方法及可能带来的不适和配合方法。	1. 做好三查七对工作。 2. 在测量前消除患者对毛细血管血糖测量的恐惧感。 3. 协助或指导患者用肥皂和温水洗手并擦干。清洁后将采血部位所在的手臂自然下垂片刻，然后按摩采血部位 4. 使用前确认血糖仪和试纸条码的型号一致：打开血糖仪，此时出现屏幕代码，仔细检查所显示的代码与试纸瓶上条码一致方可使用。
操作流程： 1. 核对医嘱、患者姓名、床号、手腕带、确认患者是否符合测定的要求，如空腹或者餐后2h血糖等。 2. 检查血糖仪和质控记录，条码一致。 3. 检查试纸。 4. 清洁血糖仪。	5. 检查试纸的有效期及启用日期，开启后有效期视产品说明而定，从试纸瓶中取出试纸，并检查试纸表面有无受潮或受其他污染，禁用手触摸试纸条测试区，然后盖好瓶盖，放置于血糖监测装置盒。 6. 检查血糖仪表面是否清洁，如有污渍及时清理。 7. 血糖仪、试纸及质控品的有效保存，避免过冷、过热、潮湿、日照，仪器定期保养。

操作流程

要点说明

实施:

1. 再次进行三查七对。

2. 协助患者取舒适体位。

3. 选择部位:合适部位。

4. 消毒皮肤:用75%酒精消毒2次采血部位,待干。

5. 开机插入试纸,屏幕提示滴血时采血。

6. 采血。

7. 用干棉签按压采血部位1~2min。

8. 再次查对,读数报告家属及医生。

9. 关闭血糖仪,整理用物并洗手记录。

1. 采血部位通常采用指尖、足跟两侧等末梢毛细血管全血,水肿或感染处不宜采血。

2. 针刺后勿用力挤压手指。

3. 将试纸尖端插入血糖仪上方的试纸条座入口,等待血糖仪屏幕上的滴血信息出现。

4. 采血针向紧绷的靠消毒部位刺入,每次选取不同的采血点,以防止出现局部血肿。

5. 弃去第一滴血,取第二滴血样轻触试纸条血样入口,让血样可被试纸条吸收,充满试纸条测试窗口,等待显示测量结果。取样时不要按压或移动血糖试纸、血糖仪等。

6. 若测试结果可疑,则建议重新测试一次。

整理、记录:

1. 观察采血部位有无出血、血肿。

2. 协助患者取舒适体位。

3. 收回棉签弃入医疗垃圾桶中,使用过的采血针丢弃于锐器盒内,取出试纸并弃入医疗垃圾桶中,关闭血糖仪。

1. 测量完毕后按压采血部位1~2min。

2. 发现血糖异常应及时报告医生。

评价:

1. 护士操作熟练,患者对操作满意。

2. 患者出现血糖异常时能给予相应处理。

3. 沟通有效,宣教到位。

注意事项:

1.对需要长期监测血糖的患者,告知其采血部位应轮换,取指腹侧面离指甲较近的地方或耳垂侧边采血,疼痛较轻,且血量充足。另外,采血时不要挤压采血的手指,用力挤压手指会导致血液稀释,影响测量结果。

2.正常血糖值:空腹血糖<6.1 mmol/L,餐后2h血糖<7.8 mmol/L。糖尿病的诊断标准为:空腹血糖≥7.0 mmol/L,餐后2h血糖≥11.1 mmol/L。

3.低血糖诊断标准为:非糖尿病患者<2.8 mmol/L,糖尿病患者<3.9 mmol/L。

4.成人非妊娠高血糖人群空腹或餐前血糖严格控制目标为4.4~6.1 mmol/L,一般控制目标为6.1~7.8 mmol/L,宽松控制目标为7.8~10.0 mmol/L;餐后2h或随机血糖严格控制目标为

6.1～7.8 mmol/L,一般控制目标为7.8～10.0 mmol/L,宽松控制目标为 7.8～13.9 mmol/L。

5.遵医嘱服用药物,调节饮食,注意控制血糖水平,寻找原因,对症处理。

6.血糖测试纸对保存的环境湿度很敏感,试纸受潮后测试值会不准确。因此,大部分瓶装试纸都会要求开启试纸瓶后,三个月内必须将试纸用完,并且每次开启瓶盖都要求非常迅速,放置于阴凉通风处,不能放于冰箱。

7.血糖仪每日使用后用清水擦拭,如有血迹需用酒精擦拭,用质控液质控,并做好登记。怀疑血糖仪测试结果不准确时,应随时进行仪器校准。

8.遵循查对制度,符合无菌技术、标准预防原则。

五、常见并发症预防与处理

名称	出血
原因	常发生于多次采血部位或患严重凝血功能障碍疾病的患者
临床表现	皮下瘀青、渗血、出血不止,用甚者出现皮下血肿
预防与处理	1.避免同一部位反复采血 2.采血后使用干棉签局部按压1～2min,如不能止血应延长按压时间 3.必要时遵医嘱使用止血药物
名称	**局部硬结、局部感染**
原因	穿刺部位消毒不严格,针头被污染,同一部位多次穿刺
临床表现	穿刺局部皮肤出现红、肿、热、局部压痛明显、有硬结
预防与处理	1.严格遵守无菌操作原则 2.对需反复监测的患者,注意有计划地安排更换穿刺部位 3.如出现硬结,可于24h后湿热敷促进局部血液循环,如出现感染,应加强换药及配合医生处理

六、操作考核清单

1.操作前评估(30分)

项目	分值(分)	得分(分)	存在问题
1.操作前评估(30分)			
仪容、仪表	2		
洗手、戴口罩	2		
自我介绍	2		
患者身份确认*	2		
告知操作目的、配合方法	2		
评估年龄、病情、意识、合作能力	2		
检查测量部位的局部情况	3		

项目	分值(分)	得分(分)	存在问题
评估患者心理状态、对疾病知识的了解程度	4		
操作时机适宜,符合测定要求*	3		
操作人员资质符合要求	2		
用物准备齐全	2		
仪器、用物性能完好	2		
环境安全舒适、温度适宜	2		
2.操作过程(50分)			
患者身份再次确认	2		
摆体位,评估采血部位皮肤状况,协助或指导患者使用肥皂和温水洗手并用干净的餐巾纸或棉球擦干	4		
洗手,准备采血针	4		
使用前确认血糖仪和试纸代码一致	4		
常规使用75%酒精消毒2次采血部位,待干	6		
检查试纸有效期,并查看试纸有无受潮或污染,禁用手触摸试纸条测试区,然后盖好瓶盖	4		
将试纸插入血糖仪,确认血糖仪处于等待滴血状态后采血	3		
采血针紧靠消毒部位刺入,每次选取不同采血点	3		
弃去第一滴血,取第二滴血轻触试纸条血样入口,让血样充满试纸条测试窗口,等待测量结果	6		
嘱患者按压采血部位1～2min	2		
再次查对患者身份,并告知读数	4		
协助患者取舒适体位	2		
整理处置用物	2		
洗手、记录,如有异常报告医生	4		
3.整体要求(20分)			
有效应变、人文关怀	6		
健康教育技巧	2		
整体操作熟练	2		
相关知识掌握	6		
操作在15min内完成	4		

注：根据完成程度或比例酌情评分，带“*”项目为“全或无”评分项，完成则得分，反之则不得分。

七、考核案例要点解析

刘某,男,46岁,患者3年前无明显诱因出现口干、多饮、多尿,无明显消瘦,于当地医院就诊,查空腹血糖19mmol/L,给予口服药降糖治疗,自诉血糖可控制,4个月前自行停用降糖药物,再发口干、多饮,伴消瘦明显入院。如果你是责任护士,你将如何进行毛细血管血糖监测?

1.评估关注点

(1)评估患者测量部位皮肤的完整性,向患者及家属讲解毛细血管血糖监测的重要性,取得理解、配合。

(2)准备用品并确认有效期:血糖仪、配套试纸及一次性采血针、无菌棉签、75%乙醇、手消毒液、锐器盒、治疗单、记录笔。

(3)根据患者实际情况,选择指导或帮助患者进行毛细血管血糖监测,鼓励患者参与治疗。

2.操作关注点

(1)用帮助的方式对患者进行毛细血管血糖监测,关注患者的疼痛情况、出血情况,动作轻柔。

(2)告知患者测量结果及正常血糖值范围。

(3)出现血糖过高或过低应及时报告医生,并做相应处理。

八、相关知识链接

项目		要点说明	图片
用物保管	血糖试纸的保管	血糖测试纸对保存的湿度环境很敏感,试纸受潮后测试值会不准确。因此,大部分瓶装试纸都会要求开启试纸瓶后,3个月内必须将试纸用完,并且每次开启瓶盖都要求非常迅速。每次使用时不要触碰试纸的测试区	
	血糖仪质控液的保管	质控液在常温阴凉处保存,避免阳光直射,并在有效期内使用,开瓶后有效期为3个月。每日对血糖仪进行质控,以确保测量结果的准确性	
	血糖仪的清洁与保管	清洁血糖仪时,应用软布蘸清水擦拭,不要用清洁剂清洗或将水渗入血糖仪内,更不要将血糖仪浸入水中或用水冲洗,以免损坏。对测试区的清洁一定要注意,擦拭时不要使用酒精等有机溶剂,以免损伤其光学部分	

（续　表）

项目		要点说明	图片
用物保管	一次性采血针头	1.采血针应谨防碰撞、挤压，以免破坏密封包装和针体变形损坏 2.采血针应存放在干燥、通风良好的清洁室内 3.采血针开封使用后应当注明开启日期，此物品为一次性使用物品，用后妥善处理	
血糖监测方案	胰岛素治疗患者的血糖监测方案	目前大多数指南均推荐胰岛素治疗的患者需要每日至少3次的血糖监测，可根据不同的治疗制订个体化的监测方案 　　1.胰岛素强化治疗患者的血糖监测方案 　　胰岛素强化治疗（多次胰岛素注射或胰岛素泵）的患者在治疗开始阶段应每天监测血糖5～7次，建议涵盖空腹、三餐前后、睡前。如有低血糖表现需随时测血糖。如出现不可解释的空腹高血糖或夜间低血糖，应监测夜间2～3点血糖。达到治疗目标后每日监测血糖2～4次，主要涵盖空腹、睡前血糖，必要时测餐后血糖。 　　2.基础胰岛素治疗患者的血糖监测方案 　　使用基础胰岛素的患者在血糖达标前每周监测3天空腹血糖，每2周复诊1次，建议复诊前1天加测5个时间点血糖谱；在血糖达标后每周监测3次血糖，即空腹、早餐后和晚餐后，每月复诊1次，建议复诊前1天加测5个时间点血糖谱。 　　3.每日2次预混胰岛素治疗患者的血糖监测方案 　　使用预混胰岛素的患者在血糖达标前每周监测3天空腹血糖和3次晚餐前血糖，每2周复诊1次，建议复诊前1天加测5个时间点血糖谱；在血糖达标后每周监测3次血糖，即空腹、晚餐前和晚餐后，每个月复诊1次
	非胰岛素治疗患者的血糖监测方案	非胰岛素治疗的2型糖尿病患者，应根据治疗方案和血糖控制水平决定血糖监测频率和方案，一般可每周监测3天，在特殊情况下进行短期强化监测 　　1.非胰岛素治疗患者的短期强化监测方案 　　短期强化血糖监测适用于有频发低血糖症状、感染等应激状态、调整治疗方案等情况。监测方案为每周3天，每天监测5～7个时间点血糖，包括餐前、餐后及睡前。在获得充分的血糖数据并采取了相应的治疗措施后，可以减少到交替血糖监测方案。 　　2.非胰岛素治疗患者的餐时配对方案 　　餐时配对方案建议每周3天，分别配对监测早餐、午餐和晚餐前后的血糖水平，帮助患者了解饮食和相关治疗措施对血糖水平的影响
	特殊人群血糖监测方案	特殊人群主要指围手术期、妊娠期、老年、ICU及急危重症患者。血糖监测应遵循一般高血糖人群血糖监测的原则，根据药物治疗方案、血糖控制水平、个人需求和目标来实行个体化的监测方案

附表 特殊人群血糖监测方案

人群	饮食治疗方法	监测时间	建议等级
围手术期患者	正常进食	空腹,三餐后2h,睡前	D
	禁食	每4~6h监测	D
	危重症、大手术或持续静脉输注胰岛素	每1~2h监测	D
妊娠期患者	新诊断为高血糖、血糖控制不稳定、需胰岛素治疗	三餐前,三餐后1h与2h	B
	非胰岛素治疗	空腹,三餐后1h与2h	B
老年患者	—	参照一般人群,实体个体化的监测方案	A
ICU患者	—	需0.5~2h监测	D
急危重症患者	急性期	每1h监测	D
	缓解期	每4~6h监测	D

注:床旁快速监测指血血糖适用于一般情况良好的患者,对于危重症、手术时间长,创伤大的术中患者应通过动脉血气分析监测即时血糖。

（谭海云、陈普新）

第四章　常用照护技术

第一节　口腔护理

一、定义

口腔护理是根据患者病情和口腔情况,采用恰当的口腔护理溶液,运用特殊的口腔护理手段为患者清洁口腔的方法。

二、目的

1.保持口腔清洁湿润。

2.防止口臭、促进食欲。

3.观察口腔情况,提供病情变化的动态信息。

三、操作者资质

清醒患者:护士或经过培训合格的护理员。

昏迷/危重患者:有执业资质并经过培训合格的护理人员。

四、操作流程与要点说明

操作流程	要点说明
评估: 1. 核对患者身份。 2. 患者年龄、病情、意识、合作能力、凝血功能,有无酗酒史、呕吐史,昏迷患者评估口腔分泌物潴留情况,听诊是否需吸痰,口腔护理时机是否适宜。 3. 口腔局部检查 　(1)唇色泽,有无干裂、出血、疱疹。 　(2)有无异味,有无口腔溃疡。 　(3)牙齿的数量,有无假牙、龋齿、牙齿松动。 　(4)舌面颜色、舌苔情况、有无舌部伤口缝线、肿胀。 　(5)舌后坠等情况。	1. 正确进行患者身份识别:核对手腕带并询问患者姓名,核对手腕带时核对姓名和住院号。 2. 能识别患者操作过程中可能出现的风险点与关键点,以针对不同情况做好操作人员与用物准备。 3. 刷牙时机:患者病情稳定,餐后3~5min为宜。 评估: 根据患者病情选择合适的口腔护理方法。 1. 刷牙式口腔护理 　(1)普通患者。 　(2)昏迷患者。 　(3)人工气道且口腔黏膜完整的患者。 2. 大棉签式口腔护理 　(1)无牙或牙齿严重缺失的患者。 　(2)口腔严重出血、凝血功能障碍、口腔内伤口过多、有纱块填塞的患者。

操作流程

（6）口腔疾患

a. 有无下颌骨骨折、张口受限，有无行牙弓夹板固定、颌间牵引及钢丝结扎等。

b. 是否口腔手术术后，口腔内有无伤口缝线、纱块填塞引流、出血渗血，牙齿有无松动等。

c. 口腔清洁程度，口腔黏膜有无溃疡，口腔气味。

（7）口服过农药等腐蚀性液体的患者。

a. 药液残留情况。

b. 口腔黏膜破损度，出血情况。

4. 颜面部皮肤情况：皮肤破损、伤口敷料情况。

5. 操作者：符合资质要求，衣帽整洁，洗手，必要时戴口罩、手套，昏迷患者根据病情选择操作者人数。

6. 环境：安静、安全、舒适。

告知：

告知清醒患者或昏迷患者家属：口腔护理的目的、方法、重要性及可能带来的不适和配合方法、口腔评估情况及需使用的药物。

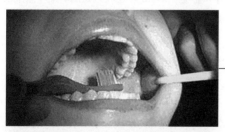

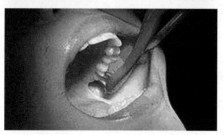

要点说明

（3）血液病患者。

3. 输液式口腔冲洗

（1）疱疹性口炎、重度口腔溃疡。

（2）口服过农药等腐蚀性液体的患者。

（3）口腔颌间牵引（结扎）患者。

（4）禁用于昏迷患者。

针对不同的口腔护理方法准备所需用物：

1. 刷牙式口腔护理：

（1）常规用物准备：小牙刷、牙膏、杯子、手电筒、污物杯；

（2）昏迷患者额外准备：负压装置、吸痰管、20ml注射器或冲洗用输液瓶、治疗巾、弯盘、压舌板、手套、生理盐水、漱口液（根据病情选择）、大棉签、纸巾。

2. 大棉签口腔护理：

（1）常规用物准备：大棉签、弯盘2个、生理盐水、漱口杯、吸管、润唇膏、手电筒、治疗巾、治疗车、手消毒液，根据情况选择合适漱口液、备口腔外用药；

（2）昏迷患者额外准备：负压装置、吸痰管。

3. 输液式口腔冲洗：

负压吸引装置、一次性口腔包、漱口杯、吸管、手电筒、输液管一条、根据情况选择合适冲洗液、漱口液，备口腔外用。

操作流程	要点说明

昏迷患者操作流程：

操作前：

1. 核对床号、姓名、手腕带。

2. 体位：头偏向一侧，病情许可，床头抬高30°。

3. 清理口腔分泌物、吸痰：听诊，根据病情予口腔内分泌物较多或有痰患者清理口腔内分泌物、吸净痰液。

4. 放置物品：患者颌下垫治疗巾，放置弯盘，接好负压连接管。

实施：

1. 刷牙式口腔护理：

(1) 患者头偏向操作者A一侧。

(2) 操作者B备好负压吸引，注射器备好冲洗液。

(3) 操作者A用牙刷刷净患者牙齿（要求：保证每颗牙的3个面都刷到，最后刷舌头）。

(4) 操作者B控制注射器配合冲洗，一边冲洗口腔内污物，一边控制负压吸引将污物吸出，同时应避免负压吸引口腔黏膜同一位置引起黏膜损伤，直至洗净。

(5) 用大棉签蘸取漱口液擦洗口腔各部位深部，棉签不宜过湿。

(6) 用干或湿纸巾擦净口周污物。

(7) 再次听诊，观察口腔情况，确定双肺呼吸音对称，口腔清洁。

(8) 凡口周及颜面部需要涂药膏、润唇等操作者，都在此步骤完成。

2. 大棉签式口腔护理：

(1) 协助患者头偏向一侧，棉签不宜过湿。

(2) 擦洗：按正确的方法进行擦洗（要求：尽可能保证每颗牙的3个面都擦洗干净，最后擦硬腭、舌面、舌下）。

实施过程中注意事项：

操作前：

1. 正确进行患者身份识别：核对手腕带和询问患者姓名，核对手腕带时核对姓名+住院号。

2. 清理口腔、吸痰：口腔内分泌物、痰液清理干净后，再做口腔护理。

3. 躁动患者：使用约束带，提前使用镇静剂。

操作中：

1. 全程动作轻柔，特别是对凝血功能差、牙龈炎的患者防止损伤牙龈及黏膜。

2. 冲洗：注意"边刷边吸引"。按照"高位冲洗，低位吸引"的原则，避免误吸的发生。

3. 避免误吸

(1) 口腔血凝块或分泌物较多者先清理口腔，取半卧位，头，偏向一侧。

(2) 做好活动假牙的处理，如有已松动的牙齿必须做好固定，防止误入咽喉部，必要时请口腔科会诊。

4. 生命体征：全程观察患者生命体征变化。若出现异常躁动、生命体征波动过大的情况，结束口腔护理操作。

5. 建议：昏迷患者每日至少清洁2次；清醒患者进食后及时进行刷牙和使用漱口水，保持口腔清洁，有效预防感染。

6. 开口器的使用

(1) 由于昏迷患者不能自主做张口动作，在传统教科书上示可用开口器但应从白齿处放入进行操作，但经过临床实践发现使用开口器进行口腔护理时，患者会反射性上下咬合，如果强行撬开则会对患者造成不必要的医源性损伤。故临床操作中不建议使用开口器，对有人工气道患者舌侧牙面采取冲洗的方式进行口腔清洁。

(2) 对于临床常见的颌骨骨折、颞颌关节强直、牙关紧闭患者不可用暴力助其张口。

操作后：

1. 再次检查口腔：防止口腔内异物残留，引起误吸。

2. 处置：传染患者的用物按消毒隔离原则处理。

操作流程	要点说明

（3）擦洗完毕后拭去口腔渍水。

（4）再次检查口腔。

（5）根据病情采取合理的局部用药，协助患者取舒适体位。

整理、记录：

1. 整理床单位，置患者于舒适体位。

2. 整理用物，一次性物品均丢弃于感染性污物桶。

3. 镇静药物：操作过程中加大使用过镇静药物的患者，务必重新调节镇静药物使用剂量。

4. 记录口腔疾病情况。

五、常见并发症预防与处理

名称	窒息
原因	1.异物遗留口腔，昏迷患者分泌物导致误吸 2.假牙脱落，未取出 3.患者不配合，造成擦洗的棉球松脱
临床表现	起病急，轻者呼吸困难、缺氧、面色发绀，重者出现面色苍白、四肢厥冷、大小便失禁、抽搐、昏迷等
预防与处理	1.操作前后清点用物，检查口腔内有无遗留物 2.活动假牙操作前取下存放在有标记的冷水杯中 3.昏迷、气管插管及吞咽功能障碍的患者取侧卧位，操作过程中注意及时清理口腔分泌物 4.如异物进入气管出现呛咳或呼吸阻塞，先用粗针头在环状软骨下1～2cm处刺入气管，以争取时间行气管插管
名称	吸入性肺炎
原因	多发生于意识障碍的患者，口腔护理的清洗液和口腔内分泌物容易误入气管，成为肺炎的主要原因
临床表现	发热、咳嗽、咳痰、气促、胸痛等，叩诊呈浊音，听诊肺部有湿啰音，胸片可见斑片状阴影
预防与处理	1.昏迷患者取半卧位，头偏向一侧，保持有效吸引及时清理口腔分泌物 2.气急、发绀时应给予吸氧 3.必要时用抗生素治疗
名称	口腔黏膜损伤
原因	1.操作者动作粗暴； 2.漱口液温度过高

（续　表）

临床表现	口腔黏膜充血、出血、水肿、炎症、溃疡形成,严重者出血、脱皮、坏死组织脱落
预防与处理	1.动作轻柔,尤其对放疗患者 2.口腔黏膜损伤者用朵贝尔氏液、呋喃西林或0.1%~0.2%双氧水含漱
名称	**口腔及牙龈出血**
原因	1.对牙龈炎、牙周病患者患处刺激引起血管破裂出血 2.操作者动作粗暴
临床表现	牙龈出血的出血量少,多在唾液中可见血丝或所进食食物上及牙刷毛中有血液染色
预防与处理	1.对凝血机制差、有出血倾向的患者动作要轻柔、细致 2.止血方法可采用局部止血如明胶海绵填塞,必要时遵医嘱肌注安络血、止血敏等
名称	**口腔感染**
原因	1.同口腔黏膜损伤、口腔及牙龈出血的原因 2.口腔护理清洁不彻底 3.口腔用物被污染
临床表现	疼痛、舌体有溃疡,见炎性渗出物,伴颌下淋巴结肿大,严重者颊部充血肿胀、糜烂
预防与处理	1.去除引起口腔黏膜损伤、口腔及牙龈出血的原因 2.加强日常清洁护理 3.加强营养,增强机体抵抗力
名称	**恶心呕吐**
原因	操作时棉签、镊子等物品刺激咽喉部,易引起恶心呕吐
临床表现	恶心:可以引起呕吐冲动的胃内不适感;呕吐:大量的胃内容物突然从口腔、鼻腔喷出
预防与处理	1.擦舌部和软腭时不要触及咽喉部,以免引起恶心; 2.常用药:吗丁啉、胃复安等
名称	**楔状缺损**
原因	1.操作者用力横刷,常有典型和严重的楔状缺损 2.牙列错位的牙楔状缺损常比较严重
临床表现	好发于第一前磨牙;牙齿边缘缺损,牙本质过敏、穿髓形牙髓病、尖周病症状,甚至发生牙齿横折
预防与处理	1.使用正确刷牙法(竖刷法),刷牙时不要过分用力,以免损伤牙龈 2.损耗甚小(浅)的楔状缺损,无症状,可不必治疗 3.有牙本质过敏者,可用药物脱敏 4.过大、过深的缺损,可用充填法修复。已穿髓者可行牙髓治疗,后做缺损修复。对于牙折者,根面好的行根管治疗后,做接冠术、桩冠或拔牙

六、操作考核清单

项目	分值(分)	得分(分)	存在问题
1.操作前评估(30分)			
仪容、仪表	2		
洗手,必要时戴手套、口罩	2		
自我介绍	2		
患者身份确认	2		
告知操作目的、配合方法	2		
评估年龄、病情、意识、合作能力、凝血功能,有无酗酒史,呕吐史	3		
检查口腔局部情况	3		
能识别操作中的风险点与关键点	4		
操作时机适宜	4		
操作人员资质符合要求	2		
用物准备齐全、性能完好	2		
环境安全舒适	2		
2.操作过程(55分)			
(1)昏迷患者双人操作			
患者身份再次确认	1		
协助患者头偏向一侧,取合适体位	1		
取治疗巾垫颌下,颌下置弯盘	1		
再次检查口腔,必要时清理口腔,听诊,吸痰	2		
操作者A正确有效进行刷牙(要求:保证每个牙的3个面都刷到,最后刷舌头)	3		
操作者B站于对侧,保持有效吸引	3		
操作者B开放盛装冲洗液的输液瓶开关或使用加装冲洗液的20ml注射器冲洗,边冲洗边吸引	3		
大棉签蘸取漱口液擦洗口腔各部位深部,棉签不宜过湿	2		
清洁患者口周	1		
再次听诊,检查口腔	1		
局部用药(根据病情),润泽口唇	1		
口腔清洁、无污液残留	3		
无误吸、窒息、损伤*	3		
整理处置用物	1		
记录	1		

（续 表）

项目	分值(分)	得分(分)	存在问题
(2)清醒患者			
患者身份再次确认	1		
协助患者取合适体位	2		
清水漱口	2		
指导或协助患者正确刷牙(健康教育)	4		
刷牙方法正确、有效(要求:保证每个牙的3个面都刷到,最后刷舌头)	4		
漱口液漱口(根据病情)	2		
清洁口周	1		
检查口腔	2		
局部用药(根据病情),润泽口唇	2		
口腔清洁、无污液残留	3		
无误吸、无损伤	3		
整理处置用物	1		
记录	1		
3.整体效果(15分)			
有效应变,人文关怀	6		
健康教育技巧	3		
整体操作熟练	2		
相关知识掌握	2		
操作15min内完成	2		

注：根据完成程度或比例酌情评分，带"*"项目为"全或无"评分项，完成则得分，反之则不得分。

七、考核案例要点解析

陈某，男，20岁，2d前因"车祸致颜面部疼痛、出血、张口受限2h入院"，入院诊断为"下颌骨骨折"，查：下颌区肿胀明显，面部不对称，张口度一横半指，口内未见明显出血，口腔卫生差，如果你是责任护士，你将如何进行口腔护理？

1.评估关注点

(1)患者颜面肿胀、疼痛情况；检查患者张口度、咬合关系、口内黏膜是否完整、吞咽情况、有无活动性出血、配合度、合作能力、缝线在位情况；评估患者口腔清洁的方式，讲解口腔卫生的重要性，取得理解、配合。

(2)用品：因患者存在张口受限，故应选择小牙刷进行刷牙。

（3）患者为清醒、合作能力较强的患者，虽存在张口受限、下颌区疼痛，可向患者讲解口腔护理的重要性及既往案例，让其认识口腔清洁的重要性，消除恐惧，取得配合。

（4）根据患者ADL-Barthel指数评估修饰评分判断是否需要补偿自我照护的能力，选择指导或帮助患者进行口腔护理，鼓励患者参与治疗。

2.操作关注点

（1）用指导的方式协助患者进行刷牙，关注患者的疼痛情况，指导其正确的刷牙方式、动作轻柔。

（2）患者因下颌骨骨折导致张口受限，操作中避免暴力张口，以免加重骨折。

（3）指导患者进食后刷牙，刷牙后再用漱口液漱口。

八、相关知识链接

正确的刷牙方法	牙刷的选择	刷头:大小适中,容易深入口腔后部 刷毛:优质刷毛,软硬适中,耐磨性好,不易翻毛 刷毛顶端:必须经过磨圆处理,防止损伤牙龈和软组织 刷柄:长度适中,应根据年龄分别选用儿童、中学生和成人牙刷	 未磨圆处理　　经磨圆处理
		对于张口受限、口腔术后或有伤口的患者选择儿童牙刷,便于刷牙时尽可能地清理口腔并减轻疼痛	
	牙刷的保管	保持清洁卫生,每次使用后应冲洗干净,刷头向上,置于通风处	
	刷牙三三制原则	即每天刷3次、每次至少刷3min,而且要把牙齿的3个面(唇面、舌面、咬合面)都刷到	 刷牙时取牙膏约黄豆大小
	如何正确刷牙	首先将刷毛尖指向牙龈,与龈缘牙面成45°角水平颤动和旋转结合图示,按照箭头的方向旋转牙刷,类似于"剔"的动作。按照线路刷,不要遗漏每一个角落	
	刷牙步骤	上前牙的刷法:向下旋转,不可横向刷。记住:刷牙不可拉锯式	
		上后牙颊面的刷法:向下旋转	

（续　表）

正确的刷牙方法	刷牙步骤	上前牙舌面:把牙刷竖起来刷	
		咬合面:横刷	
		最后记得刷舌面	

项目		要点说明			
常用漱口液的选择	根据病情选择	溶液名称	浓度	作用	适用口腔pH值为
		生理盐水		清洁口腔,预防感染	中性
		复方硼酸溶液		轻度抑菌,除臭	中性
		过氧化氢溶液	1%～3%	防腐防臭,适用口腔感染有溃烂坏死组织者	偏酸性
		碳酸氢钠溶液	1%～4%	属碱性溶液,适用于真菌感染	偏酸性
		洗必泰溶液	0.02%	清洁口腔,广谱抗菌	中性
		呋喃西林溶液	0.02%	清洁口腔,广谱抗菌	中性
		醋酸溶液	0.1%	适用于绿脓杆菌感染	偏碱性
		硼酸溶液	2%～3%	适用于厌氧菌感染	偏碱性
		甲硝唑溶液	0.08%	适用于厌氧菌感染	-
		中药漱口液（金银花、野菊花）		清热、解毒、消肿、止血、抗菌	-
漱口方法	建议:刷牙后漱口效果更佳	先刷牙后,再用漱口液5～8ml含漱3～5min,含漱时用舌头向四周转动,漱口完后半小时请勿进食或喝水			

（舒香云、王丹丹、姚鑫）

第二节 会阴护理

一、定义

会阴擦洗护理是使用外科消毒或皮肤清洁技术使患者会阴部清洁、舒适,预防和减少局部感染及并发症的发生。

二、目的

1.使患者会阴部清洁、舒适,预防和减少感染的发生。

2.为行导尿术、中段尿留取及会阴部手术前准备。

3.保持有伤口的会阴部清洁,促进会阴伤口愈合。

三、操作者资质

清醒患者:护士或经过培训合格的护理员。

昏迷/危重患者:有执业资质并经过培训合格的护理人员。

四、操作流程与要点说明

操作流程	要点说明
评估: 1. 核对患者身份。 2. 患者的病情、年龄、性别、活动、合作能力、心理状态及需求;会阴部情况:有无异味、分泌物,皮肤黏膜有无破损、肿胀、炎症和切口;近期是否施行泌尿、生殖系统和直肠手术;有无大小便失禁、留置尿管。 3. 操作者:符合资质要求,衣帽整洁、洗手,必要时戴口罩、手套,昏迷患者需双人操作。 4. 环境:安静、安全、舒适。	1. 正确进行患者身份识别:核对手腕带和询问患者姓名,核对手腕带时核对姓名+住院号。 2. 注意事项 (1)根据患者性别、会阴部有无伤口(会阴部/肛门/直肠手术)、有无大小便失禁和留置尿管等,确定会阴擦洗的频次、方法等。会阴部伤口被血液、尿便污染时,应及时清洁。 (2)根据评估结果准备物品和选择合适的冲洗/擦洗液。 (3)告知患者会阴护理的目的、方法,取得患者的配合。 (4)操作过程中注意保护患者隐私。单独为异性患者进行会阴护理时,必须有第三者在场。会阴部有伤口和留置尿管的患者,擦洗时应使用无菌物品,并遵循无菌技术操作原则。 (5)同时为多名患者进行会阴护理时,应当遵循院内感染控制原则,先进行清洁伤口或无感染患者的护理,最后进行感染伤口或感染患者的护理。为每个患者会阴护理前、后要洗手或手消毒。 (6)必要时记录会阴情况。
告知: 1. 会阴护理的目的、方法和必要的配合。 2. 自我护理的方法。	3. 特殊处理:尿失禁患者应采取必要的措施。如留置尿管、尿套等方法,减少尿便对会阴和肛周皮肤的刺激。

操作流程　　　　　　　　　　　　　　　　　**要点说明**

```
准备:
常规用物准备:治疗车、托盘、会阴冲洗
包[内有治疗碗、弯盘、镊子、纱布、棉球
(10～12个)]浴巾、垫巾、便器;需换药
者应备相关药品,会阴冲洗时备冲洗壶
和冲洗液、生活垃圾桶、医疗垃圾桶、记
录卡。
```

```
操作前:
1. 确认患者身份,核对姓名、手腕带。
2. 体位:病情允许情况下协助患者屈膝
   仰卧位。
3. 放置物品到床旁。
```

```
实施:
1. 患者取屈膝仰卧位,脱左侧裤腿盖在
   右腿上,加盖浴巾,以棉被盖左腿及
   胸腹部,两脚分开,充分暴露会阴。
2. 臀下置垫巾和便器。将弯盘放两膝之
   间用于放置污物。
3. 进行会阴冲洗或擦洗。
4. 整理用物:撤弯盘,取出便器、垫巾,
   取下浴巾。
5. 脱手套,洗手。
6. 整理衣裤及床单位,置患者于舒适体
   位,撤屏风,开窗通风,嘱患者休息。
```

```
整理、记录:
1. 患者一般状况及会阴部局部情况。
2. 操作过程中异常情况及处理。
3. 记录操作时间及操作者姓名。
```

```
1. 操作过程中注意保暖,保护患者隐私。
2. 顺序
   (1)女性:由外向内、自上而下,依次是阴阜、对侧大阴
      唇、近侧大阴唇、对侧小阴唇、近侧小阴唇、尿道口、
      阴道口和肛门。
   (2)男性:翻开包皮,暴露冠状沟,由上而下,环形擦洗,
      依次是阴茎头部、下部、阴囊和肛门口,操作完毕,将
      包皮复位还原,覆盖龟头。
3. 会阴部伤口或直肠手术后的清洁伤口擦拭顺序:第一
   遍,由上至下,由外到内,擦拭会阴部污垢、分泌物和血
   迹,换镊子。第二遍,由内到外,或以伤口为中心擦洗,根
   据患者的情况增加擦洗次数,直至擦净,注意伤口干洁。
   留置尿管者,可于会阴部擦洗完毕后,再擦洗导尿管,自
   尿道口端向远端擦洗导尿管四个面:尿管上面、尿管对
   侧面、尿管近侧面、尿管下面。
4. 对产后、会阴部/肛门有伤口、留置尿管的患者,应使用
   无菌物品和无菌技术进行会阴护理。
5. 操作过程中注意观察病情变化。
```

五、常见并发症预防与处理

名称	会阴伤口疼痛
原因	1.会阴区神经较丰富,敏感性高 2.伤口水肿导致的疼痛 3.伤口血肿性疼痛 4.拆线前1～2d,因线结干燥,牵拉或摩擦时感到牵拉痛 5.擦洗时动作欠轻柔
临床表现	患者感到会阴部疼痛、不适,大部分可忍受;严重时充血、水肿,使患者不能坐位
预防与处理	1.擦洗时动作轻柔,给予心理安慰 2.必要时涂石蜡油润滑会阴部 3.卧位时应取健侧卧位 4.对于水肿性疼痛,可给予会阴部湿热敷以减轻水肿,缓解疼痛 5.对于血肿性疼痛,应拆开伤口,清除积血,缝扎出血点
名称	感染
原因	1.操作时未严格遵守无菌原则 2.擦洗用物未按照规定消毒 3.会阴裂伤伤及肛门及直肠黏膜,细菌污染伤口导致感染
临床表现	患者感到局部疼痛剧烈,呈跳痛或刀割样痛;伤口出现红、肿、硬结,可有脓性分泌物流出,并伴有低热
预防与处理	1.操作者洗手,戴口罩,按无菌操作原则进行操作 2.擦洗时以伤口、阴道口为中心,逐渐向外,按照自内向外,自上向下,最后擦洗肛门的顺序,避免伤口、尿道口、阴道口被污染 3.擦洗用物按要求消毒并定时更换 4.伤口感染者应最后操作,防止交叉感染 5.局部物理治疗,伤口换药,必要时应用抗生素

六、操作考核清单

项目	分值(分)	得分(分)	存在问题
1.操作前评估(30分)			
仪容、仪表符合规范	2		
洗手,必要时戴手套、口罩	2		
自我介绍	2		
患者身份确认	2		
告知操作目的、配合方法	2		

（续　表）

项目	分值(分)	得分(分)	存在问题
评估年龄、病情、性别、意识、合作能力、心理状态及需求	2		
检查会阴部情况	3		
能识别操作中的风险点与关键点	4		
操作时机适宜	3		
操作人员资质符合要求	2		
用物准备齐全	2		
用物性能完好	2		
环境安全舒适	2		
2.操作过程(55分)			
患者身份再次确认	2		
协助患者取合适体位	4		
取臀下置垫巾或便器	2		
根据患者性别、会阴部有无伤口(会阴部/肛门/直肠手术),确定会阴擦洗的频次、方法	6		
根据评估结果准备物品和选择合适的冲洗/擦洗液	6		
会阴部有伤口和留置尿管的患者,擦洗时未使用无菌物品,并未遵循按无菌技术操作原则	6		
按照正确的消毒顺序进行擦洗(见操作流程要点说明)	6		
患者会阴护理前后要洗手或手消毒	4		
局部用药(根据病情)	5		
会阴部伤口被血液、尿便污染时,及时清洁	6		
整理,处置用物	6		
记录	2		
3.整体效果(15分)			
有效应变、人文关怀	6		
健康教育技巧	3		
整体操作熟练	2		
相关知识掌握	2		
操作时间15min内完成	2		

注：每项根据完成程度或比例酌情评分，带"*"项目为"全或无"评分项，完成则得分，反之则不得分。

七、考核案例要点解析

患者女，27岁，顺产一女婴，分娩时行左侧会阴侧剪，现产后第2天，有少量阴道流血，遵医嘱行会阴擦洗。

1.评估关注点

(1)评估患者会阴伤口、疼痛情况，检查患者会阴部伤口被血液、尿便污染的情况，为患者讲解会阴擦洗及护理的目的、方法及自我护理的方法。

(2)根据患者ADL-Barthel指数评估修饰评分判断是否需要补偿自我照护的能力，选择指导或帮助患者进行会阴擦洗护理，鼓励患者参与治疗。

2.操作关注点

(1)指导患者配合操作，根据病情评估的情况，向患者落实健康教育。用语规范、通俗易懂，把握教育时机。

(2)熟练程度：动作熟练、规范，符合操作原则；关爱患者，保护隐私、关注患者舒适度。在操作过程中保持与患者或家属的沟通与交流。

八、相关知识链接

1.常用会阴擦洗溶液

药名＼类别	适宜人群	注意事项
温水(43℃)	用于一般的会阴清洁	1.水温不宜过高，以43℃左右为宜，以免烫伤 2.会阴部有未愈合伤口的患者，温水要用开水放凉，不用生水 3.只擦洗外阴，不要往阴道里面冲洗，以免引起逆行感染
莱素芳齐拉沃恩	留置尿管、会阴部感染或尿路感染者可选用其中一种或遵医嘱使用	1.原液擦拭消毒或冲洗消毒，作用3～5min 2.外用消毒液，禁止口服 3.在本品中加入其他清洁剂，会降低或抵消其消毒作用 4.密封，置于阴凉避光处保存
安多福0.5%PVP-I消毒液		1.外用消毒剂，不得口服 2.对碘过敏者慎用 3.密封，置于阴凉避光处保存
1：5000高锰酸钾液		1.溶液的浓度要掌握准确，过高的浓度会造成局部腐蚀溃烂；1：5000溶液呈淡紫色或浅红色即可 2.在配置溶液时要考虑时间，高锰酸钾放出氧的速度慢，浸泡时间一定要达到5min才能杀死细菌 3.配制溶液要用凉开水，用热水会失效
0.1%苯扎溴铵(新洁尔灭)		1.为外用消毒防腐药，切忌内服 2.不得用塑料或铝制容器贮存 3.低温时可能出现混浊或沉淀，可置于温水中加温，振摇使溶液混匀后使用

（续　表）

药名＼类别	适宜人群	注意事项
0.1%苯扎溴铵 （新洁尔灭）		4.用药部位如有烧灼感、瘙痒、红肿等情况应停药，并将局部药 　物洗净 5.对该药品过敏者禁用，过敏体质者慎用

2.会阴部解剖知识

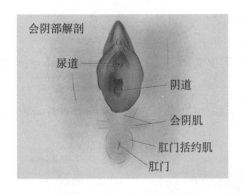

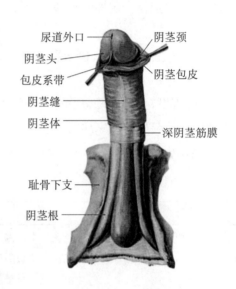

3.操作中注意事项

①对于ADL-Barthel指数评估修饰评分为5分的患者可指导患者进行会阴擦洗护理，鼓励患者参与治疗。

②对于ADL-Barthel指数评估修饰评分为0分的患者要协助患者进行会阴擦洗护理，帮助补偿自我照护的能力。

（舒香云、王丹丹、姚鑫）

第三节 物理降温法

| 冰毯降温机

一、定义

冰毯降温机是利用半导体制冷原理,将水箱内蒸馏水冷却,通过主机与冰毯内的水进行循环交换,促进与毯面接触的皮肤进行传导散热,以达到降温的目的,并减少患者体内能量消耗,保护脑组织,减少脑耗氧,保证重要脏器的功能。冰毯广泛应用于颅脑疾病术前、术后的亚低温及各种原因引起的高热、脑水肿、脑出血及脑外伤患者。

二、目的

安全、快速地为高热或危重患者降温,减少患者体内能量消耗,减少脑耗氧,保护脑组织,保证重要器官的功能。

三、操作者资质

有执业资质的护理人员。

四、操作流程与要点说明

操作流程	要点说明
核对: 1. 医嘱。 2. 患者姓名、年龄、住院号等信息。	1. 冰毯机常用于亚低温治疗和高热降温。 2. 正确进行患者身份识别:核对手腕带和询问患者姓名,核对手腕带时核对姓名+住院号。 3. 明确操作目的,根据治疗目的设定水温与患者的预期体温。
告知: 1. 使用冰毯机降温的目的及操作过程。 2. 可能出现的并发症、不适及注意事项。	并发症:心律失常、皮肤冻伤、压疮、寒战。
准备: 1. 环境。 2. 物品:冰毯、冰毯机、温度传感器、中单等用物。 3. 检查冰毯机性能。 4. 连接冰毯与冰毯机。	1.注意保护患者隐私,室温恒定在25℃。 2.向冰毯机注水达到水量刻度的红线处。 3.检查水管有无漏水和温度传感器是否正常等。

操作流程	要点说明

实施:
1. 将冰毯平铺于患者背下。
2. 置温度传感器于患者腋下或肛门。
3. 打开电源开关。
4. 设置水温和患者预期的体温。
5. 观察患者体温和调节水温。

↓

观察与记录:
1. 观察患者意识、生命体征、背部皮肤情况和对冰毯降温的反应。
2. 观察冰毯机运转情况。
3. 记录降温情况。
   (1)冰毯机运转状况、开机和停机时间、水温,设置的患者预期体温。
   (2)患者的实际体温。
   (3)调节水温的时间与温度。
4. 患者的生命体征、局部皮肤情况,并发症、处理措施及效果。

要点说明(右栏):
1. 使患者背部皮肤最大限度地与冰毯接触。
2. 传感器的放置:于肛门时,成人应在肛门内5~7cm;于腋下时,应与皮肤紧贴。
3. 预期体温:亚低温治疗时33℃~35℃;高热降温时36℃~37℃。
4. 降温速度不可过快,宜1~2h降1℃,防止发生严重心律失常。
5. 水温调节:根据室温和患者的实际体温随时调节,亚低温治疗时,当患者体温<32℃可适当调高水温3℃~5℃;高热降温时,当患者的实际体温达到36℃~37℃时,应调高水温至20℃停机。
6. 冰毯机缺水时应先关掉电源,注水至红线处,然后再次启动。

1. 密切观察并记录患者的实际体温和水温,每30~60min一次,随时调节水温以保持实际体温在预期的体温范围内。
2. 观察背部皮肤,每1~2h翻身一次,检查有无苍白和青紫等。
3. 患者出现寒战、心律失常等并发症时及时报告医生给予相应的处理。

五、常见并发症预防与处理

名称	局部冻伤
原因	1.末梢循环不良,低温下维持血供的小动脉容易发生痉挛,造成局部组织缺血、坏死 2.皮肤温度低,持续冰敷用冷时间过长,使局部营养、生理功能及细胞代谢均发生障碍,严重者会发生组织坏死
临床表现	局部冻伤可表现为局部皮肤颜色变青紫,感觉麻木、局部僵硬、变黑,甚至组织坏死
预防与处理	1.使用时冰毯上应铺床单,避免患者皮肤因直接接触冰毯感到过凉不适 2.对进行冷敷的患者要经常巡视,观察冷敷局部皮肤情况,如肤色变青紫/感觉麻木,表示静脉血淤积,必须停止冷敷,及时处理,以防组织坏死 3.刺激、过敏或末梢血管功能有异常(如雷诺氏病)时,应禁止使用冷敷 4.一旦发现局部冻伤,立即停止冷敷,轻者予保暖可逐渐恢复,重者按医嘱对症治疗
名称	全身反应
原因	冰敷温度过低,持续时间过长

临床表现	寒战、面色苍白、体温降低
预防与处理	定时观察并询问冷敷患者,如有不适及时处理。一旦出现全身反应,立即停止冷敷,给予保暖等处理。对感染性休克、末梢循环不良患者,禁止使用冷敷,尤其对老幼患者更应慎用
名称	局部压疮
原因	冰毯应置于患者躯干和臀部,因皮肤温度较低,血管收缩,血液循环慢,易发生褥疮
临床表现	局部压痕,疼痛不适
预防与处理	冰毯应铺于床单下,无皱褶,保持床单位清洁干燥,翻身、按摩每小时1次,并检查皮肤有无发红、硬结,预防压疮
名称	心律失常
原因	低温可以使患者的心率减慢,体温每下降1℃,心率可下降10～15次/min,严重时可出现心律失常
临床表现	心电图的改变
预防与处理	在实施降温治疗时要严格遵守操作规范,禁止在后颈部及心前区擦浴,避免冰毯与颈部直接接触,以免刺激自主神经。降温毯治疗时温度设定不宜过低,据观察体温控制在36℃～37℃之间较为合适,应连续动态心电监护,尤其是年老者和有心脏病史者。密切观察病情,出现异常及时通知医生
名称	肺部感染
原因	在降温毯持续性亚低温治疗时支气管收缩,顺应性下降,分泌物增多,引起通气障碍。由于低温降低了机体的抵抗力,容易发生呼吸道感染
临床表现	患者呼吸频率太快或快慢不等,或呼吸变浅,出现点头样呼吸
预防与处理	对于痰液黏稠不易咳出者,给予吸痰,定期给予雾化吸入,按需吸痰,必要时给予辅助通气,并做好患者的口腔护理。观察痰液的性状、颜色及量,常规做痰培养,根据痰培养药敏试验,选择应用敏感抗生素。患者出现呼吸频率太快或快慢不等,或呼吸变浅,点头样呼吸,应考虑中枢过度抑制,立即停用冬眠合剂,必要时予呼吸中枢兴奋剂,或行机械通气
名称	复温休克
原因	复温过程中由于复温过快而易发机体不良反应
临床表现	面色苍白或发绀、皮肤湿冷、脉搏细速、血压下降、脉压减小、少尿或无尿
预防与处理	复温采用控制性复温法,一般复温3～7d,复温速度不能快于1℃/2h(复温时间要在8h以上),以免因低血容量休克或发生寒战引起颅内压增高。复温的温度上限为36℃,一般采用自然复温,将患者置于25℃～28℃的室温,以平均4h升高1℃,在12h以上使其体温恢复至37℃左右,体温稳定后再撤去冰毯和冰帽,若患者不能自行恢复,可用加盖被子、使用温水袋等方法协助复温
名称	其他
原因	高血钾、复温性脑水肿

（续　表）

临床表现	(1)高血钾：心律失常，心脏传导阻滞，心动过缓，心电图异常（高尖T波，PR间期延长，QRS波变宽，P波减小），肌无力 (2)复温性脑水肿：颅内压增高的表现为头痛、呕吐加重、躁动不安，眼底检查可见视乳头水肿，早期出现生命体征变化，脉搏与呼吸减慢，血压升高的代偿症状
预防与处理	1.连续心电监护，停用引起高血钾的药物，限制钾的摄入，纠正酸血症和电解质异常，监测血钾浓度，若钾＞5.5mmol/L，可使用10%氯化钙5～10ml慢推（5～10min）或10%葡萄糖酸钙10～20ml慢推，药效仅维持30～60min，应重复使用钙剂，促进钾的重新分布。 (1)应用胰岛素和葡萄糖（用50%葡萄糖液100ml[50g]加入胰岛素10U，5～10min内静脉输入）。需要监测血糖以避免血糖过低。 (2)应用碳酸氢钠（剂量1mmol/kg，与5～10min内静脉输入）。谨记：应用碳酸氢钠可引起潜在的钠离子过载。肾衰竭末期患者用碳酸氢钠降低血钾浓度的作用小于葡萄糖和胰岛素。（5%的碳酸氢钠摩尔浓度：0.6mmol/ml）。 (3)应用吸入性β2受体兴奋性（沙丁胺醇10～20mg），可使血钾浓度降低约0.5mmol/L。钾浓度还是没下降，则应做血液透析。 2.严密观察患者生命体征、意识、瞳孔的变化，抬高床头15º～30º，遵医嘱按时给予各种脱水药物，床旁备好各种急救药品：脑室穿刺包、20%甘露醇，应掌握患者颅内占位或者脑外伤病情，有预见性观察病情变化

六、操作考核清单

项目	内容	分值(分)	得分(分)	存在问题
目的(6分)	1.降温 2.降低机体代谢，保护脑细胞 3.冬眠疗法	6		
用物准备(9分)	冰毯、冰毯主机、肛温探头（腋温探头）、布中单、手套、蒸馏水加至水位线	9		
操作步骤(65分)	1.仪表端庄，规范洗手，戴口罩	5		
	2.降温前测量体温并记录，正确核对医嘱	5		
	3.核对姓名、住院号，向患者或家属解释，戴手套	5		
	4.检查患者皮肤	5		
	5.按照卧床患者换床单法的手法在气垫床上垫入冰毯，冰毯上放置布中单，再铺上床单	10		
	6.冰毯置于患者背部至臀部之间	5		
	7.将冰毯与主机连接，旋紧接口防止漏水	5		

项目	内容	分值(分)	得分(分)	存在问题
操作步骤(65分)	8.打开主机电源,根据患者体温设置冰毯温度及目标体温	10		
	9.将肛温探头(腋温探头)置入肛门内5～7cm(或腋下)并固定	5		
	10.安置患者,宣教,整理用物,脱手套,记录	5		
	11.半小时后观察制冷效果,观察皮肤,并检测体温,及时记录生命体征*	5		
注意事项(20分)	1.体现人文关怀	2		
	2.动态观察患者皮肤并记录	4		
	3.注意皮肤颜色及患者感觉,如变紫、麻木应及时停用*	2		
	4.根据体温及时调节冰毯温度,肛温不能低于32℃*	5		
	5.使用冰帽观察心律、心率变化	2		
	6.冬眠疗法中应先用药再降温,复温时先停降温再停药	3		
	7.掌握仪器用后保养与监测	2		

注：每项根据完成程度或比例酌情评分，带"*"项目为"全或无"评分项，完成则得分，反之则不得分。

七、考核案例要点解析

患者吴某,女,51岁,因"突然神志不清"急诊入院,急查头颅CT示"脑干大量出血",收入院。测量体温37.8℃,2h后,体温上升至39.5℃,医嘱:冰毯机降温,水温设置10℃～15℃,毯温设置36℃～37℃。

如果你是责任护士,将如何进行高热护理?

1.评估关注点

患者损伤脑干,控制体温中枢失衡。体温39.5℃,告知患者家属使用冰毯机降温的目的、并发症及方法,取得家属的配合,做好宣教。患者高热期间,做好补液工作。

2.操作关注点

(1)毯面上覆盖中单,协助患者脱去上衣,使患者整个背部贴于冰毯上,水温设置10℃～15℃,毯温设置36℃～37℃,传感器放置于腋下,根据腋温变化调节冰毯机的工作状态。

(2)冰毯机使用过程中应注意监测腋温传感器是否固定在腋下,水槽内水量是否足够。

八、相关知识链接

1.高热:下丘脑有体温调节中枢,受刺激后可发生中枢性高热,术后体温可很快上升到

39℃以上,需要用冬眠药物加冰毯、冰帽来控制体温。

2.使用冬眠低温的指征:

(1)严重颅脑损伤。

(2)防治脑血管病变引起的脑缺血。

(3)控制高热。

3.冬眠低温疗法包括应用冬眠药物和物理降温两个方面。冬眠药物中常用的有冬眠Ⅰ号、Ⅱ号、Ⅲ号、Ⅳ号及冬非合剂、杜非合剂等,可根据患者的具体情况选择用药。用药后半小时降温,一般采用体表物理降温方法。最适宜温度为肛温32℃~34℃,30℃以下易发生心律失常,甚至心室颤动等并发症,35℃以上起不到降温效果。此外还须保持体温稳定,持续3~5d。

4.冬眠低温疗法是在神经节阻滞药物的保护下,如用物理降温使机体处于低温状态以作为治疗的方法。冬眠低温除可使脑血流量下降,脑体积缩小,颅内压降低外,还可降低脑代谢率,增强对缺氧的耐受力。常用冬眠合剂及作用特点见附表:常用冬眠合剂配方。

附表：常用冬眠合剂配方

序号 药名	氯丙嗪	异丙嗪	哌替啶	(度冷丁)海得琴	乙酰普马嗪	特点
冬眠Ⅰ号	50mg	50mg	100mg			作用较强,易致心率增快、血压下降
冬眠Ⅱ号		50mg	100mg	0.6mg		作用稍差,不良反应小
冬眠Ⅲ号		50mg	100mg			作用稍差,不良反应小
冬眠Ⅳ号		50mg	100mg		20mg	作用强,反良反应小

5.应用冬眠低温疗法注意事项。

(1)根据患者具体情况选药。

(2)先用冬眠药,半小时后方开始降温。

(3)体温控制在32℃~34℃,保持体温稳定,持续3~5d。

(4)复温时,先停止物理降温然后停药。

(5)冬眠低温期间应特别注意观察病情。

(6)保持呼吸道通畅,翻身轻,防止体位休克,防止褥疮和冻疮。

(7)老年患者或有高血压动脉硬化及小儿患者,慎用冬眠低温疗法;房室传导阻滞者忌用;因多数冬眠药物有奎尼丁样作用,易引起心室颤动或心跳停止;全身衰竭或休克患者亦忌用冬眠低温。

6.国际上将低温分为轻度低温(33℃~35℃)、中度低温(28℃~32℃)、深度低温(17℃~27℃)和超深度低温(≤16℃)4种,其中轻、中度低温(28℃~35℃)统称为亚低温。

在亚低温状态下,对心、脑等重要脏器有明显的保护作用,且无明显不良反应。由于28℃以下低温易引起低血压和心律失常等并发症,国内外在临床上多采用32℃～35℃亚低温治疗各种疾病。

(1)亚低温治疗的作用机制

A. 采用亚低温疗法可使增高的颅内压减低,有良好的脑保护作用。

B. 脑局部亚低温有可能延长脑梗死的溶栓时间窗。

C. 亚低温能降低脑组织代谢,减少因脑血流量不足造成的脑损害的时间。

D. 亚低温疗法具有改善缺血性脑卒中患者的神经功能的作用。

E. 亚低温可通过提供相对多的脑血流量为脑组织更多地供养。

F. 亚低温也可以降低维持组织细胞生存所必需的最低限度的脑血流量。

G. 低温可以为梗死周围的缺血半暗带赢得生存时间。在缺血期间亚低温可减轻血-脑屏障的破坏、脑水肿和神经元的损害。

(2)亚低温治疗适应证

A. 心脑血管手术需应用低温麻醉者,如巨大脑膜瘤摘除术,颅内巨大型动脉瘤摘除术;心内直视手术、大血管手术等。

B. 严重创伤(如重型颅脑损伤)、休克及脑缺氧,心搏骤停后脑复苏的治疗。

C. 控制各种原因所致的高热,如感染、抽搐等。

(3)亚低温治疗方法

A. 先使用肌松冬眠剂以控制因寒冷引起的寒战产热增多导致体温难以降低等情况。临床常用阿曲库胺200mg+氯丙嗪100mg+生理盐水250ml静脉滴注,也可采用冬眠Ⅰ号或冬眠Ⅱ号。给药速度和用量需用输液泵控制,通常给药速度为20～40ml/h。亚低温维持期间为10ml/h左右,给药速度依据患者体温降低情况、血压、脉搏、肌肉松弛程度决定。

B. 患者进入镇静冬眠状态时开始物理降温,降温速度一般控制在每2～4h降低1℃,通常4～12h内将患者的肛温或脑温降至32℃～35℃。

C. 必要时行气管插管或气管切开使用呼吸机辅助呼吸或控制呼吸,以免肌松剂影响患者呼吸。

D. 亚低温治疗一般在3～7d。持续时间越长,并发症越多。

E. 复温法:先停半导体降温毯,再逐渐停用肌松冬眠剂,最后停用呼吸机。方法有自然复温、电热毯、热辐射、热输液等方法。复温过程缓慢平稳,注意控制速度。避免因复温过快颅内压升高不可控制而死亡。目前临床趋向于使用自然复温法,即停用降温毯后,患者在25℃～26℃的室温中以每4h体温升高1℃的速度复温,整个过程持续12h。但也有人认为控制复温更好,即复温开始后每日升高1℃。

Ⅱ 冰袋（囊）降温

一、定义

冰袋（囊）是一种装有冰块的橡胶袋或囊袋，用以敷在患者头、颈、腋窝、腹股沟、膝盖下部位，使局部温度降低，消除局部肿胀，减轻充血或出血，限制炎症扩散或化脓，减轻疼痛。

二、目的

1.降低局部温度，消除局部肿胀。

2.减轻充血或出血。

3.限制炎症扩散或化脓。

4.减轻疼痛。

三、操作者资质

有执业资质的护理人员。

四、操作流程与要点说明

操作流程	要点说明
核对： 1. 医嘱。 2. 患者姓名、年龄、住院号等信息。	1. 正确进行患者身份识别：核对手腕带和询问患者姓名，核对手腕带时核对姓名+住院号。 2. 了解冷疗目的和部位。
评估： 1. 患者的年龄、病情、治疗、意识、活动能力、有无感觉迟钝、障碍、对冷的敏感性和耐受性等。 2. 拟冷疗部位皮肤情况。 3. 有无疼痛及疼痛的程度。	1. 评估患者体温、局部皮肤颜色、温度、有无淤血、破溃、硬结、疼痛、感觉障碍。 2. 冷疗禁忌：(1)血液循环障碍；(2)慢性炎症或深部化脓病灶；(3)组织损伤、破裂或有开放性伤口处；(4)对冷过敏。
告知： 1. 患者及家属实施冰敷的目的与方法。 2. 操作过程中可能出现的不适、注意事项及并发症。	禁止将冰袋(囊)放置在患者的枕后、耳郭、阴囊(用冷易引起冻伤)、心前区(用冷可导致反射性心率减慢、心房纤颤或心室纤颤及房室传导阻滞)、腹部(用冷易引起腹泻)和足底(用冷可导致反射性末梢血管收缩影响散热或引起一过性冠状动脉收缩)。

操作流程	要点说明

准备：
1. 用物：冰袋(囊)、毛巾或布套等。
2. 检查冰袋有无破损和漏水。
3. 在冰袋外套布或毛巾包裹。

→ 冰袋外必须加套(冰袋可用毛巾全部包裹)，严禁直接接触患者皮肤。

实施：
1. 患者取舒适体位或卧位。
2. 将冰袋放置于治疗部位或邻近部位。
3. 根据不同的使用目的，掌握使用时间，用于降温，30min后测量体温，体温低于37.5℃时，取下冰袋(囊)；用于治疗不超过30min。需长时间使用者，间隔1h后再重复使用。
4. 密切观察患者的反应，有无寒战、皮肤苍白或青紫，有无麻木、疼痛等。

→ 1. 冰袋放置的位置
　(1)高热降温时，冰袋置于前额头顶、体表大血管处(颈部两侧、腋窝、腹股沟等)。
　(2)控制炎症扩散、减轻局部水肿和疼痛时，置于所需部位。
　(3)预防扁桃腺摘除手术后出血，可以将冰袋置于患者颈前、颌下。
2. 发现局部皮肤发紫，有麻木感，应立即停止使用，防止冻伤。

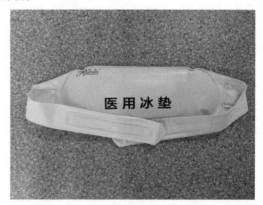

观察与记录：
1. 观察患者的体温和一般情况。
2. 观察冰敷部位皮肤情况。
3. 记录冰敷时间、部位、体温、局部皮肤情况。
4. 记录患者的反应、冰敷效果、异常情况及处理措施和效果。

→ 1. 冰敷降温后30min应测量体温，并及时向医生反馈。
2. 不宜在放置冰袋的腋下测量体温。

五、常见并发症预防与处理

名称	局部冻伤
原因	1.末梢循环不良，低温下维持血供的小动脉容易发生痉挛，造成局部组织缺血、坏死 2.冰袋温度低，持续冰敷用冷时间过长，使局部营养、生理功能及细胞代谢均发生障碍，严重者会发生组织坏死
临床表现	局部冻伤可表现局部皮肤颜色变青紫，感觉麻木、局部僵硬、变黑，甚至组织坏死
预防与处理	1.冰敷时间不能过长，每3~4h冷敷一次，每次20~30min 2.对进行冷敷的患者要经常巡视，观察冷敷局部皮肤情况，如肤色变青紫/感觉麻木，表示静脉血淤积，必须停止冷敷，及时处理，以防组织坏死

(续　表)

预防与 处理	3.刺激、过敏或末梢血管功能有异常(如雷诺氏病)时,应禁止使用冷敷 4.冷敷部位一般选择在头、颈、腋窝、腹股沟、胸(避开心前区)、腹或四肢,一般不选择手、足、 　枕后、耳郭、阴囊等处 5.一旦发现局部冻伤,立即停止冷敷,轻者予保暖可逐渐恢复,重者按医嘱对症治疗
名称	**全身反应**
原因	冰敷温度过低,持续时间过长
临床表现	寒战、面色苍白、体温降低
预防与 处理	定时观察并询问冷敷患者,如有不适及时处理。一旦出现全身反应,立即停止冷敷,给予保暖 等处理。对感染性休克、末梢循环不良患者,禁止使用冷敷,尤其对老幼患者更应慎用
名称	**局部压疮**
原因	翻身时不慎将冰袋压在身体下,而冰袋(囊)硬度高、有棱角,与体表面积接触少,受压时间过 长,可引起局部压疮
临床表现	局部压痕,疼痛不适
预防与 处理	1.注意避免将冰袋压在身体下,可将冰袋吊起,使其底部接触所敷部位,以减轻压力 2.缩短冰敷时间,经常更换冰敷部位

六、操作考核清单

项目	内容	分值(分)	得分(分)	存在问题
目的(10分)	1.减轻局部充血或出血 2.减轻疼痛 3.制止炎症扩散和化脓 4.降低体温	10		
操作前准备 (5分)	1.核对医嘱、姓名、住院号 2.用物:冰袋、布套或毛巾	5		
操作步骤(65分)	1.擦干袋外水迹,装入袋套,或用毛巾包裹	5		
	2.将冰袋置于所需部位(高热时放置前额头、头顶或 体表大血管处),鼻部冷敷时可用输液架将冰囊吊 起,使其底部接触鼻根,以减轻局部的压力	20		
	3.注意观察受敷局部皮肤的颜色,以及患者感觉,如 有变紫麻木时,立即停用,以免冻伤	20		
	4.安置患者,宣教,冰块融化后需要及时更换	5		
	5.降温30min后测量体温,并记录在体温单上	10		
	6.清理用物,观察记录	5		

项目	内容	分值(分)	得分(分)	存在问题
整体效果(20分)	有效应变、人文关怀	10		
	健康教育技巧	4		
	整体操作熟练	2		
	相关知识掌握	2		
	操作时间15min内完成	2		

注：每项根据完成程度或比例酌情评分，带"*"项目为"全或无"评分项，完成则得分，反之则不得分。

七、考核案例要点解析

患者蒋某，男，47岁，无明显诱因突发右侧肢体乏力，伴语言不清。头颅CT示：左侧基底节脑出血收入院。患者体温38.2℃。医嘱：冰袋降温。如果你是责任护士，将如何进行高热护理？

1.评估关注点

患者体温未高于38.5℃，可用物理降温。查看拟冰敷部位是否有损伤，皮肤是否完整。告知患者家属使用冰袋的目的及方法，取得家属的配合，做好宣教。患者发热期间，做好补液工作。

2.操作关注点

(1)把准备好的冰袋用一条平常洗澡用的毛巾完全包裹。

(2)分别放置头、颈、腋窝、腹股沟、膝盖下各一个冰袋，注意观察放置部位皮肤情况及生命体征的变化。

(3)冰敷时间不超过30min时，取下冰袋，30min后复测体温，记录在护理记录单上。

八、相关知识链接

冰袋是一种新颖的冷冻介质，其解冻融化时没有水质污染，可反复使用，冷热使用，其有效使用冷容量为同体积冰的6倍，可代替干冰、冰块等。冰袋是由冷容量大、无毒、无味的高聚化合物作为原料组成的，其内容晶莹透明，无腐蚀，无反放射，并且富有弹性。

III 乙醇擦浴

一、定义

乙醇是一种挥发性的液体,乙醇擦浴是利用乙醇易挥发的特性,当乙醇作用在皮肤时,迅速蒸发,能够吸收和带走机体大量的热,达到降温的目的。此外,乙醇具有刺激皮肤血管扩张的作用,故其具有较强散热能力。

二、目的

通过全身用冷的方法,为高热患者降温。

三、操作者资质

有执业资质的护理人员。

四、操作流程与要点说明

<table>
<tr><td align="center">操作流程</td><td align="center">要点说明</td></tr>
<tr>
<td>
核对:
1. 医嘱。
2. 患者姓名、年龄、住院号等信息。
</td>
<td>
1. 正确进行患者身份识别:核对手腕带和询问患者姓名,核对手腕带时核对姓名+住院号。
2. 明确操作目的与部位。
</td>
</tr>
<tr>
<td>
评估:
年龄、病情、体温、治疗情况、有无酒精过敏史、皮肤状况等。
</td>
<td></td>
</tr>
<tr>
<td>
告知:
目的、方法及可能出现的不适及注意事项。
</td>
<td></td>
</tr>
<tr>
<td>
准备:
1. 环境准备。
2. 用物:热水袋、冰袋、乙醇、纱布或小毛巾、浴巾、清洁衣裤等。
3. 患者准备。
</td>
<td>
1. 注意保护患者的隐私。
2. 乙醇浓度为25%~35%,温度27℃~30℃。
3. 协助有需要的患者排便,更换尿布或尿垫。
</td>
</tr>
</table>

操作流程	要点说明

实施：

1. 在患者头部置冰袋，足部置热水袋。
2. 暴露患者拟擦浴部位，垫浴巾。
3. 将浸有乙醇的纱布拧至半干不滴水为宜，缠于手上呈手套状，有顺序地擦浴。
4. 擦浴结束取下冰袋和热水袋，擦干身体，更换衣、裤，协助患者取舒适卧位。

1. 冰袋利于降温，热水袋促进散热和舒适。体温<39℃撤冰袋。
2. 以离心方向用拍拭手法擦，每组部位重复数次，每一部位持续一定时间。
3. 主要擦拭并按摩腋窝、肘窝、腹股沟、腘窝等大血管经过的浅表部位。
4. 禁止擦拭后颈、胸前区、腹部、足底对冷刺激敏感的部位。
5. 擦拭过程中，患者出现寒战、面色苍白、脉搏及呼吸异常，应立即停止，给予保暖等相应处理。
6. 擦浴过程不宜超过30min。

观察与记录：

1. 观察患者的生命体征。
2. 记录乙醇擦浴的时间、患者的反应和降温后的体温变化。
3. 记录患者出现的异常情况及处理措施和效果。

1. 乙醇擦浴后30min，应测量体温。
2. 及时向医生反馈降温效果。

五、常见并发症与预防处理

名称	全身反应
原因	乙醇是一种挥发性的液体，擦浴在皮肤上蒸发迅速，吸收和带走机体大量的热，又具有刺激皮肤血管扩张的作用，易导致热量丢失过多
临床表现	寒战、面色苍白、虚脱、体温降低、心率加快
预防与处理	乙醇擦浴的体温要达到39℃以上，定时观察并询问患者，如有不适及时处理。一旦出现全身反应，立即停止擦浴，给予保暖等处理。对感染性休克、末梢循环不良患者，禁止使用乙醇擦浴，尤其老幼患者更应慎用
名称	皮肤过敏
原因	使用乙醇擦浴的方法及部位不对；乙醇可以是一种过敏原，其过敏的发生不仅与接触的量有关，而且与个人的体质有关
临床表现	皮肤损伤、发红、瘙痒
预防与处理	正确掌握乙醇擦浴的流程及禁忌证，操作前询问患者是否有乙醇过敏史。擦浴过程中，若出现皮肤红、痒，则立即停止乙醇擦浴，报告医生处理。对乙醇过敏者禁止使用乙醇擦浴

名称	乙醇中毒
原因	皮肤具有外界物质的功能,乙醇是一种有机溶剂,可增加皮肤的吸收性;同时具有扩张血管的作用,擦浴可使其更多地进入血液循环
临床表现	烦躁不安、面色潮红、频繁呕吐、呼吸极度困难
预防与处理	乙醇擦浴时间不应超过30min,掌握好乙醇擦浴的浓度;当发现患者突然烦躁不安时,立即停止擦浴,报告医生处理

六、操作考核清单

项目		内容	分值(分)	得分(分)	存在问题
操作前准备(27分)	评估患者	1.病情、年龄、体温、意识等 2.活动能力、认知及合作程度 3.皮肤情况,乙醇过敏史 4.做好解释	8		
	患者准备	1.患者了解操作的目的及注意事项 2.协助排尿	2		
	护士准备	1.仪表端庄,衣帽整齐 2.修剪指甲 3.洗手 4.戴口罩	5		
	用物准备	治疗盘:毛巾(2块)、大浴巾、热水袋(外有布套)、冰袋(外有布套)、25%~30%乙醇、脸盆(内盛30℃)、衣裤、屏风、酌情备便器	10		
	环境准备	安静、整洁、酌情关闭门、屏风遮挡、室温适宜	2		
操作步骤(47分)	核对、解释	将用物携至床旁,核对,解释	2		
	放冰袋、热水袋	1.松被,协助患者取仰卧位	2		
		2.冰袋置头部,热水袋置足部	4		
	酒精擦浴	1.上肢:脱衣,两上肢各擦3min	3		
		2.背部:擦3min(由上至下)	3		
		3.下肢:脱裤,两下肢各擦3min	3		
		4.边擦边按摩,浅表大血管应多擦,擦毕用毛巾擦干皮肤	5		
		5.禁止擦拭后颈、胸前区、腹部、足底对冷刺激敏感的部位	6		
	更换衣物	帮患者更换衣物,取下热水袋,盖好被	4		

项目		内容	分值(分)	得分(分)	存在问题
操作 步骤 (47分)	观察	1.观察患者反应、局部及全身情况	6		
		2.取下热水袋	4		
	测体温	擦浴后30min测体温,体温降至39℃以下可以撤 去冰袋*	5		
整理 (10分)	清理	1.整理患者及床单位,清理用物	4		
		2.交代患者及家属注意事项	4		
	记录	正确记录护理记录单,准确绘制体温单	2		
评价 (16分)	总体评价	态度认真,病情观察仔细	3		
		护患沟通有效	3		
		操作中体现对患者的关爱	3		
		掌握乙醇擦浴禁忌证、操作熟练、规范	5		
		整个过程不超过8min	2		

注：每项根据完成程度或比例酌情评分，带"*"项目为"全或无"评分项，完成则得分，反之则不得分。

七、考核案例要点解析

患者周某,女,40岁,因1小时前跌倒致头部受伤,伤后即意识不清,头颅CT检查示:右颞硬膜外血肿、多发挫裂伤、脑疝形成等,拟"重型颅脑损伤"收入院,该患者进行了硬膜外血肿清除术和双侧去骨瓣减压术后,体温39.3℃,护士遵医嘱给患者肌肉注射柴胡注射液4ml,半小时复测体温39.0℃。医嘱:乙醇擦浴。如果你是责任护士,将如何进行高热护理?

1.评估关注点

患者体温39.3℃,询问患者家属患者有没有乙醇过敏史,因乙醇对皮肤有刺激性作用,应检查身体皮肤有无破损之处;告知患者家属使用乙醇擦浴的目的及方法,取得家属的配合,做好宣教。患者发热期间,做好补液工作。

2.操作关注点

(1)患者头部置冰袋,足部置热水袋,乙醇浓度为25%~35%。

(2)毛巾浸入乙醇中,拧至半干,缠于手上成手套状,以离心方向用拍拭手法擦,按顺序每组部位重复数次。

(3)禁止擦拭后颈、胸前区、腹部、足底对冷刺激敏感的部位,体温＜39℃时撤冰袋,擦浴时间不超过30min,用浴巾擦干皮肤,30min后复测体温,记录于护理记录单。

IV 温水擦浴

一、定义

温水擦浴是使用低于患者皮肤温度的温水,即32℃~34℃的温水进行擦浴,使患者皮肤温度传导发散。同时,皮肤接受冷刺激后,可使毛细血管收缩,继而扩张,擦浴时辅以按摩手法刺激血管被动扩张,可促进热的发散。

二、目的

通过全身用冷的方法,为发热患者降温。

三、操作者资质

有执业资质的护理人员。

四、操作流程与要点说明

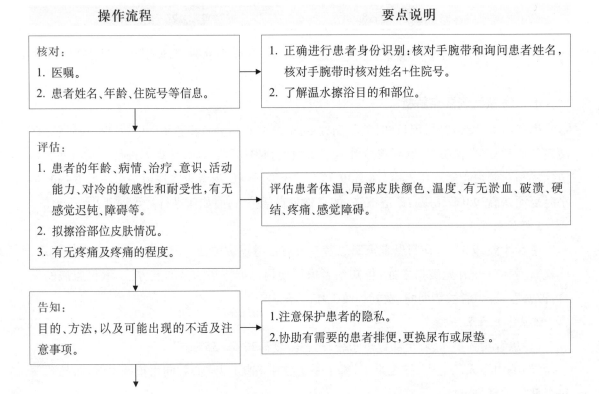

操作流程	要点说明
核对: 1. 医嘱。 2. 患者姓名、年龄、住院号等信息。	1. 正确进行患者身份识别:核对手腕带和询问患者姓名,核对手腕带时核对姓名+住院号。 2. 了解温水擦浴目的和部位。
评估: 1. 患者的年龄、病情、治疗、意识、活动能力、对冷的敏感性和耐受性,有无感觉迟钝、障碍等。 2. 拟擦浴部位皮肤情况。 3. 有无疼痛及疼痛的程度。	评估患者体温、局部皮肤颜色、温度、有无淤血、破溃、硬结、疼痛、感觉障碍。
告知: 目的、方法,以及可能出现的不适及注意事项。	1.注意保护患者的隐私。 2.协助有需要的患者排便,更换尿布或尿垫。

操作流程

准备：

1. 环境准备。

2. 用物

(1)治疗盘内备：大毛巾、小毛巾、热水袋及套、冰袋及套。

(2)治疗盘外备：脸盆内盛放32℃～34℃温水、小毛巾、清洁衣裤，必要时备屏风、便器。

实施：

1. 在患者头部置冰袋，足部置热水袋。

2. 注意关门窗避免吹风受凉。

3. 暴露患者拟擦浴部位，垫浴巾。

4. 将浸有温水的小毛巾缠于手上成手套状，有顺序地擦浴。

5. 擦浴结束取下冰袋和热水袋，擦干身体，更换衣、裤，协助患者取舒适卧位。

观察与记录：

1. 观察患者的生命体征。

2. 记录温水擦浴的时间、患者的反应和降温后的体温变化。

3. 记录患者出现的异常情况及处理措施和效果。

要点说明

1. 冰袋利于降温，热水袋促进散热和舒适。体温＜39℃撤冰袋。

2. 以离心方向边擦边按摩，每组部位重复数次，每一部位持续一定时间。

3. 主要擦拭并按摩腋窝、肘窝、腹股沟、腘窝等大血管经过的浅表部位。

4. 禁止擦拭后颈、胸前区、腹部、足底对冷刺激敏感的部位。

5. 擦拭过程中，患者出现寒战、面色苍白、脉搏呼吸异常，应立即停止，给予保暖等相应处理。

6. 擦浴过程不宜超过30min。

五、常见并发症预防与处理

名称	全身反应
原因	温水全身接触，热量蒸发快，吸收和带走机体大量的热，易导致热量丢失过多
临床表现	寒战、面色苍白、体温降低、心率加快
预防与处理	定时观察并询问患者，如有不适及时处理。一旦出现全身反应，立即停止擦浴，给予保暖等处理。对感染性休克、末梢循环不良患者，禁止使用，尤其对老幼患者更应慎用

六、操作考核清单

项目	内容	分值(分)	得分(分)	存在问题
操作前准备 (10分)	1.护士衣帽鞋整洁、修剪指甲、洗手	2		
	2.评估患者病情意识、耐受能力、配合程度及皮肤卫生状况有无伤口及引流袋	4		
	3.调节室温在24℃以上,关闭门窗	1		
	4.物品 (1)治疗盘内备:浴巾2条、浴皂、小剪子、毛巾、护肤用品。 (2)治疗盘外备:脸盆2个、水桶2个[一桶盛50℃~52℃热水(按年龄、季节及个人习惯增减),另一桶接盛污水用]、清洁衣裤和被服、另备便器、便器巾、屏风、特殊需求物品	3		
操作流程 (85分)	1.携用物至床旁,核对,将用物放于易取、稳妥处	1		
	2.屏风遮挡,按需要给予便器	1		
	3.将脸盆(内盛2/3满温水)、浴皂放于床旁桌上	1		
	4.根据病情放平床头、床尾支架,松开盖被	2		
	5.协助患者移近护士侧,并取舒适卧位,保持身体平衡	3		
	6.擦洗脸部及颈部			
	(1)将一条垫巾铺于患者枕上,毛巾浸湿包于护士手上	3		
	(2)先用温水擦洗患者眼部,由内眦到外眦,轻轻擦干眼部(使用毛巾的不同部位)	1		
	(3)洗净并擦干前额、面额、鼻部、颈部和耳部(按患者习惯使用浴皂)	2		
	7.擦洗胸、腹部			
	(1)将盖被折至脐部,解开衣领、暴露前胸腹(先脱近侧后脱远侧,如有肢体外伤或活动障碍,应先脱健侧后脱患侧)	2		
	(2)将2条浴巾纵向盖于胸部,护士一手掀起浴巾的一边,用另一包有毛巾(浸湿涂有皂液)的手擦洗患者的胸部,女性患者擦洗中应特别注意擦洗女性乳房下的皮肤皱褶处。必要时可将乳房抬起擦洗下面的皮肤,清水擦净,浴巾擦干	6		
	(3)将浴巾纵向盖于胸腹部,盖被向下折至会阴部,同上法擦洗腹部,盖好盖被	7		
	8.擦洗近侧上肢、手			
	(1)暴露近侧上肢,将浴巾纵向盖于患者上肢下面	1		

项目	内容	分值(分)	得分(分)	存在问题
操作流程（85分）	(2)将毛巾涂好浴皂擦洗患者上肢,从远心端到近心端,至腋窝,然后用清水擦净,用浴巾擦干	3		
	(3)将浴巾对折,放于床边,置浴盆于浴巾上,协助患者将手浸于脸盆中,洗净并擦干,盖好盖被。根据情况修剪指甲	6		
	(4)根据需要换水检查水温,移至对侧,同法擦洗对侧上肢	5		
	9.擦洗背部			
	(1)协助患者取侧卧位,背向护士。将浴巾纵向铺于患者身下,盖好背部以外身体。从颈部至臀部向上述方法擦洗,用浴巾擦干	5		
	(2)进行背部按摩	3		
	(3)协助患者穿好清洁上衣,盖好盖被。换水,测水温	3		
	10.擦洗下肢、足部			
	(1)暴露一侧下肢(确保遮盖住会阴部),将浴巾纵向铺于腿下,擦洗腿部。从踝部洗至膝关节处,再洗至大腿部,洗净后彻底擦干	5		
	(2)一手托起患者的小腿部,将足部轻轻放于盆内,确保足部已接触到盆的底部。浸泡足部时可擦洗腿部。擦洗足部要洗净脚趾之间的部分,擦干。根据情况修剪趾甲,若干燥,可使用润肤用品	5		
	(3)将物品移至对侧,同法擦洗对侧下肢、足部	5		
	11.清洁会阴部(见会阴部清洁护理)	12		
	12.穿好裤子,更换脏被服,盖好盖被	1		
	13.整理用物,分类处理	1		
	14.洗手,记录	1		
整体效果（5分）	1.操作过程注意沟通、随时询问患者感受	2		
	2.注意保暖,不过多暴露患者	1		
	3.操作手法正确,患者感觉舒适	2		

注：每项根据完成程度或比例酌情评分，带"*"项目为"全或无"评分项，完成则得分，反之则不得分。

七、考核案例要点解析

患者万某,女,43岁,因"在家中做家务突然晕倒、不省人事,呕吐一次"急诊入院,头颅CT检查示:脑出血。收入院后行脑锥颅置管外引流术。术后,患者体温38.0℃,予患者温水擦浴。如果你是责任护士,将如何进行高热护理?

1.评估关注点

患者体温38.0℃ ,检查身体皮肤是否完整,告知患者家属使用温水擦浴的目的及方法,取得家属的配合,做好宣教。患者发热期间,做好补液工作。

2.操作关注点

(1)温水32℃～34℃。

(2)毛巾浸入温水中,拧至半干,缠于手上成手套状,以离心方向擦浴,按顺序每组位重复数次。

(3)禁止擦拭后颈、胸前区、腹部、足底对冷刺激敏感的部位,擦浴时间不超过30min,用浴巾擦干皮肤,30min后复测体温,在护理记录单上记录。

V　冰帽

一、定义

冰帽是一种类似于帽子,可以装冰块的橡胶袋,戴在患者头部,从而达到人体头部降温,降低脑组织代谢,减少耗氧量,减轻脑细胞损害,预防脑水肿的目的。

二、目的

正确、安全使用冰帽,达到头部降温、防止脑水肿、降低脑细胞耗氧量的目的。

三、操作者资质

有执业资质的护理人员。

四、操作流程与要点说明

操作流程　　　　　　　　　　　　　　　　　　　**要点说明**

```
核对:
1. 医嘱。
2. 患者姓名、年龄、住院号等信息。
```

1. 正确进行患者身份识别:核对手腕带和询问患者姓名,核对手腕带时核对姓名+住院号。
2. 了解冷疗目的和部位。

```
评估:
1. 患者的年龄、意识、生命体征、活动能
   力、对冷的敏感性和耐受性,有无感
   觉迟钝、障碍等。
2. 头部皮肤的完整情况。
```

1. 冰帽的目的:用于头部降温,防止脑水肿,降低脑细胞耗氧量。
2. 应特别强调冰帽不得直接接触患者皮肤。

```
告知:
操作过程中可能出现的不适、并发症及
注意事项。
```

```
准备:
1. 用物:冰帽、冰块、毛巾或布套等。
2. 检查冰帽有无破损和漏水。
3. 在冰帽内衬布套或毛巾。
```

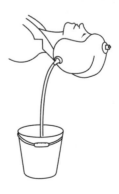

操作流程	要点说明

实施：

1. 去枕,铺胶单及中单于患者头下。
2. 铺治疗巾于冰帽内,将患者头部置于冰帽内。
3. 在患者两耳郭及枕、颈部放海绵垫。
4. 在患者肩下放小垫枕,排水管放于桶内。
5. 观察患者的反应和局部皮肤情况。
6. 用毕,将冰帽内冰水排空,倒挂,晾干,存放阴凉处备用。

1. 小垫枕放于患者肩下,有利于保持呼吸道通畅。
2. 为防止冰水流入耳道,用棉球塞住外耳道口。
3. 双眼不能闭合者,用凡士林纱条覆盖眼睛,以保护角膜。
4. 保持肛温在33℃,不低于30℃,以防发生心室颤动。
5. 观察患者有无出现寒战,当患者出现局部皮肤苍白、青紫、麻木时,必须立即停止使用冰帽。

观察与记录：

1. 患者的病情变化和生命体征。
2. 患者的体温、冰帽使用时间、局部皮肤情况。
3. 患者的反应,异常情况及处理措施和效果。

1. 降温后30min测量体温一次,及时向医生反馈患者体温变化、使用冰帽后的反应。
2. 注意观察患者耳郭和枕部皮肤情况。
3. 持续使用冰帽者,护士交接班时,一定要检查患者的体温情况,被冰帽包裹的所有皮肤要暴露出来检查是否完好。

五、常见并发症预防与处理

名称	局部冻伤
原因	1.末梢循环不良,低温下维持血供的小动脉容易发生痉挛,造成局部组织缺血、坏死 2.冰帽温度低,持续冰敷用冷时间过长,使局部营养、生理功能及细胞代谢均发生障碍,严重者会发生组织坏死
临床表现	局部冻伤可表现出局部皮肤颜色变青紫,感觉麻木、局部僵硬、变黑,甚至组织坏死
预防与处理	1.冰敷时间不能过长,每3~4h冷敷一次,每次20~30min 2.对进行冷敷的患者要经常巡视,观察冷敷局部皮肤情况,如肤色变青紫\感觉麻木,表示静脉血淤积,必须停止冷敷,及时处理,以防组织坏死 3.刺激、过敏或末梢血管功能有异常(如雷诺氏病)时,应禁止使用冷敷 4.注意观察头部皮肤变化,每10min查看一次局部皮肤颜色,尤其注意患者耳郭部位有无发紫、麻木及冻伤发生 5.一旦发现局部冻伤,立即停止冷敷,轻者予保暖可逐渐恢复,重者按医嘱对症治疗
名称	全身反应
原因	冰敷温度过低,持续时间过长
临床表现	寒战、面色苍白、体温降低

(续 表)

预防与处理	定时观察并询问冷敷患者,如有不适及时处理。一旦出现全身反应,立即停止冷敷,给予保暖等处理。对感染性休克、末梢循环不良者,禁止冷敷,尤其对老幼患者更应慎用
名称	局部压疮
原因	冰帽硬度高、有棱角,与体表面积接触少,受压时间过长,可引起局部压疮
临床表现	局部压痕,疼痛不适
预防与处理	定时进行头皮按摩,以促进血液循环,防止头皮褥疮形成
名称	头皮/发污垢
原因	长期使用冰帽冰敷降温、减轻脑水肿,人因新陈代谢会产生头皮/发污垢
临床表现	头皮会有许多小碎屑,有痒感
预防与处理	每天应取下冰帽,进行头部护理,可用大棉签蘸生理盐水清理头屑,减轻患者头部的痒感

六、操作考核清单

项目	内容	分值(分)	得分(分)	存在问题
目的 (12分)	1.降温 2.降低机体代谢,保护脑细胞 3.冬眠疗法	12		
用物准备(5分)	冰帽、冰帽主机、冰帽探头、体温探头、小棉垫、体温计	5		
操作前准备 (16分)	1.仪表端庄	2		
	2.洗手,戴口罩	2		
	3.降温前测量体温并记录	4		
	4.倒提检查有无漏水	4		
	5.携用物至患者床旁	4		
冰帽操作 (55分)	1.核对姓名、住院号	5		
	2.做好解释工作	5		
	3.戴手套,检查皮肤	5		
	4.把冰帽戴在患者头上,枕骨隆突处及双耳郭用小棉垫保护防止冻伤	10		
	5.放置帽温探头	5		
	6.放置体温探头至肛门或腋下	5		
	7.打开电源,设置水温	5		
	8.整理用物,脱手套,记录	5		

（续　表）

项目	内容	分值(分)	得分(分)	存在问题
冰帽操作 (55分)	9.半小时后观察冰垫制冷效果,观察皮肤,并检查体温,记录	10		
注意事项 (12分)	1.体现人文关怀	3		
	2.注意局部皮肤颜色及患者感觉,如有变紫、麻木及时停用	2		
	3.根据体温及时调节冰毯温度,肛温不能低于32℃*	2		
	4.动态观察患者皮肤及记录	1		
	5.使用冰帽时注意观察心律、心率变化	2		
	6.冬眠疗法中应先用药再降温,复温时先停降温再停药	2		

注：每项根据完成程度或比例酌情评分，带"*"项目为"全或无"评分项，完成则得分，反之则不得分。

七、考核案例要点解析

患者彭某,男,49岁,因"摔倒致伤头部,意识不清约8h"急诊入院,急诊行右额颞顶开颅硬膜下血肿清除、脑挫裂伤清创、脑内血肿清除、硬膜修补、颅内压探头置入、去骨瓣减压术。术后第4天,体温39.2℃,医嘱:冰帽降温。如果你是责任护士,将如何进行高热护理?

1.评估关注点

患者术后第4天,是水肿高峰期。检查患者头部的管道是否固定通畅,告知患者家属使用冰帽的目的及方法,取得家属的配合,做好宣教。患者发热期间,做好补液工作。

2.操作关注点

(1)在患者头部下垫好中单,把患者头部置于冰帽内,检查固定管道,避免折压,保持管道的有效引流。

(2)在患者两耳郭用棉球塞住外耳道口,为防止冰水流入耳道;放海绵垫于患者肩下、枕、颈部有利于保持呼吸道通畅。

(3)保持肛温在33℃,不低于30℃,以防发生心室颤动。戴冰帽时间不超过30min后,取下冰帽,30min后,复测体温,记录于护理记录单。

（舒香云、王丹丹、郑醒云）

第四节　雾化吸入法

一、定义

雾化吸入法是应用雾化装置将药液分散成细小的雾滴以气雾状喷出,使其悬浮在气体中经鼻或口由呼吸道吸入的方法。临床常用的雾化吸入方式主要有超声雾化吸入法、氧气雾化吸入法、压缩式雾化吸入法和手压式雾化吸入法。超声雾化吸入法是应用超声波声能将药液变成细微的气雾,再由呼吸道吸入的方法。氧气雾化吸入法是借助高速氧气气流,使药液形成雾状,随吸气进入呼吸道的方法。

二、目的

1.湿化气道:常用于呼吸道湿化不足、痰液黏稠、气道不畅者,也可作为气管切开术后常规治疗手段。

2.控制呼吸道感染:消除炎症,减轻呼吸道黏膜水肿,稀释痰液,帮助祛痰。常用于咽喉炎、支气管扩张、肺炎、肺脓肿、肺结核等患者。

3.改善通气功能:解除支气管痉挛,保持呼吸道通畅。常用于支气管哮喘等患者。

4.预防呼吸道感染:常用于胸部手术前后的患者。

三、操作者资质

有执业资质的护理人员。

四、操作流程与要点说明

操作流程	要点说明
评估: 1. 核对患者身份。 2. 患者的病情、治疗情况、用药史、所用药物的药理作用。 3. 患者的意识状态,对治疗计划的了解,心理状态及对雾化吸入的认识与合作程度。 4. 患者的呼吸道是否感染、通畅,有无支气管痉挛、呼吸道黏膜水肿、痰液等。 5. 患者面部及口腔黏膜有无感染、溃疡等。 6. 患者生活自理及自行排痰情况。 7. 操作环境的准备。	身份确认:用至少两种以上方法确认患者身份。

操作流程	要点说明

告知:

1. 实施雾化吸入的原因、操作方法、药物主要作用及不良反应。
2. 操作中可能出现的不适、患者的配合要点及技巧。

1. 严重阻塞性肺病患者不宜用超声雾化吸入,可选择氧气雾化吸入,吸入时间应控制在5～10min,及时吸出湿化的痰液以防止窒息。
2. 慢性阻塞性肺病或哮喘持续状态者不宜用高渗的盐水。
3. 必要时听诊呼吸音及肺部啰音进行评估。
4. 根据患者的病情和合作能力选择口含嘴或面罩。
5. 对于痰多者,应先吸痰再雾化。

准备:

1. 患者准备
   (1)患者了解雾化吸入法的目的、方法、配合要点及注意事项。
   (2)将一次性治疗巾铺于患者颌下。
   (3)侧卧位或坐位接受雾化治疗。
2. 操作者准备
   (1)着装整洁、修剪指甲、洗手、戴口罩(根据病情)。
   (2)检查机器性能、配置好药物。
3. 环境准备
   (1)环境清洁、安静,光线、温湿度适宜。
   (2)无火险隐患及易燃易爆物品。
4. 用物准备
   (1)超声雾化吸入法的用物准备:超声波雾化吸入器、水温计、弯盘、冷蒸馏水、生理盐水、药液、治疗巾、纸巾,按需要备电源插座。
   (2)氧气雾化吸入器、氧气装置一套、弯盘、药液、5ml注射器、听诊器、治疗巾、水杯。

对不能自行排痰者必要时准备好吸痰机。

实施1:超声波雾化吸入法
   (1)检查安装各部件衔接导管。
   (2)水槽内加冷蒸馏水到浮标所需位置。
   (3)按医嘱将抽吸好的药液倒入雾化罐内。

注意事项:

1. 使用前先检查机器各部有无松动、脱落等异常情况。机器和雾化罐编号要一致。
2. 超声雾化罐水槽底部的晶体换能器和雾化罐底部的透声膜薄而质脆,易破碎,应轻按,不能用力过猛,水槽内水深须浸没罐底部的透声膜。

操作流程	要点说明
(4)接通电源,先开电源开关,预热3～5min,再开雾化开关。 (5)调节雾量,药液成雾状喷出。 (6)将口含嘴放入患者口中或将面罩放于患者口鼻上。 (7)指导患者用鼻呼气,口吸气,进行深呼吸,至所有药液雾化吸入完毕。 (8)治疗完毕先关雾化开关,再关电源开关。 (9)协助患者擦干净面部。 (10)清理用物,将螺纹管浸泡消毒。	3. 水槽和雾化罐切忌加温水或热水,水槽无水时不可开机。 4. 指导患者有痰要吐出,必要时协助排痰。 5. 超声雾化罐每次使用完毕,将雾化罐浸泡于消毒液30min。 6. 面罩或口含嘴必须专人专用,用后按规定消毒后清洗晾干待用;当患者停止此治疗时,面罩或口含嘴按医疗垃圾处理。 7. 儿童的雾化量应为成年人的1/3～1/2,且以面罩吸入为佳。 8. 如遇特殊情况超声雾化器需连续使用,中间需间歇30min。
实施2:氧气雾化吸入法 (1)检查各部件衔接导管。 (2)检查氧气装置完好。 (3)按医嘱将药液倒入雾化吸入器内。 (4)氧气管出气端接到雾化器底部之输气入口处。 (5)调节氧流量至6～8L/min,观察出雾情况。 (6)将口含嘴放入患者口中或将面罩放于患者口鼻上。 (7)指导患者用鼻呼气,口吸气,进行深呼吸,至所有药液雾化吸入完毕。 (8)治疗完毕关氧气开关。 (9)协助患者擦干净面部。 (10)清理用物,将雾化器按规定消毒后清洗晾干待用。	1. 使用氧气雾化时,注意用氧安全,室内应避免火源。 2. 各部件连接紧密,勿漏气。 3. 氧气湿化瓶不能有水,以防瓶内液体进入雾化器,稀释药液。 4. 雾化吸入的雾化器一人一套,防止交叉感染。 5. 禁止利用浮标式氧气吸入器进行氧气雾化吸入治疗。 6. 雾化吸入过程中,注意观察患者痰液排出情况,如痰液仍未咳出,可予以拍背、吸痰等方法协助排痰。
观察并记录: 1. 观察患者病情,记录雾化后效果及反应。 2. 观察呼吸情况,及时排痰,防止窒息,药液勿喷到眼睛。	必要时协助患者咳嗽、排痰和听诊肺部判断雾化效果。

五、常见并发症与预防处理

名称	过敏反应
原因	雾化吸入药物在使用过程中会出现过敏,过敏的原因与其他途径给药一致
临床表现	患者出现喘息,或原有的喘息加重,全身出现过敏性的红斑并伴有全身的寒战,较少会出现过敏性休克
预防与处理	1.在行雾化吸入之前,询问患者有无药物过敏史 2.患者出现临床症状时,马上终止雾化吸入 3.观察生命体征,建立静脉通道,协助医生进行治疗,应用抗过敏药物,如地塞米松、克敏能等
名称	感染
原因	1.最常见的是雾化器消毒不严格,雾化治疗结束后没有将口含嘴(或面罩)、治疗罐及管道及时清洗和消毒 2.年老体弱的患者自身免疫功能减退,较长时间用抗生素吸入可诱发口腔的真菌感染
临床表现	1.雾化器消毒不严格引起的感染主要是肺部感染,表现为不同程度的高热,肺部听诊有啰音,肺部X线片有炎症性改变,痰细菌培养可见细菌生长 2.如为患者自身免疫力下降引起的口腔感染,则多为真菌感染,舌头和口腔内壁可能会出现乳黄色或白色的斑点,患者自觉口腔疼痛,甚至拒绝进食
预防与处理	1.每次雾化治疗结束后,将雾化罐、口含嘴及管道用清水洗净,并用500PPM的含氯消毒剂浸泡消毒后晾干备用 2.口含嘴需专人专用 3.如口腔真菌感染需注意口腔卫生,加强局部治疗:(1)用2%~4%碳酸氢钠溶液漱口,使口腔呈碱性,抑制真菌生长。(2)用2.5%制霉菌素甘油涂于患处,每日3~4次,有抑制真菌的作用 4.给予富含大量维生素或富有营养的食物 5.肺部感染者选择适当的抗菌药物治疗
名称	缺氧及二氧化碳潴留
原因	1.超声雾化吸入中吸入的气体含氧量低于正常吸入气体氧含量,容易导致缺氧 2.超声雾化雾滴的温度低于体温,大量低温气体的刺激,使呼吸道痉挛进一步加重,导致缺氧 3.大量雾滴短时间内冲入气管,使气道阻力增大,呼吸变得浅促,呼吸末气道内呈正压,二氧化碳排出受阻,造成缺氧和二氧化碳潴留 4.慢阻肺患者的通气及换气功能障碍时,大量超声雾化不仅影响正常的氧气进入,也不利于二氧化碳的排出,加重了缺氧和二氧化碳潴留
临床表现	患者诉胸闷、气短等不适 查体示:呼吸浅快、皮肤、黏膜发绀,心率加快、血压升高;血气分析结果表明氧分压下降,二氧化碳分压升高

预防与处理	1.使用以氧气为气源的氧气雾化吸入,氧流量6～8L/min,氧气雾化器的外面用热毛巾包裹,以提高雾滴的温度,避免因吸入低温气体引起呼吸道痉挛 2.对于缺氧严重者(如慢阻肺患者)必须使用超声雾化吸入时,雾化的同时给予吸氧 3.由于婴幼儿的喉及气管组织尚未发育成熟,呼吸道的缓冲作用相对较少,对其进行雾化时雾量应较小,为成年人的1/3～1/2,且以面罩吸入为佳
名　称	**呼吸困难**
原因	1.由于黏稠的分泌物具有吸水性,长期积聚支气管内的黏稠分泌物因雾化吸入吸水后膨胀,使原部分堵塞的支气管完全堵塞 2.雾化吸入水分过多,引起进行性肺水肿的发生,导致了呼吸困难 3.雾化吸入时间较长使机体处于慢性缺氧状态,组织细胞代谢障碍,供给肌肉运动的能量不足,呼吸肌容易疲劳,而雾化吸入又需要患者做深慢吸气快速呼气,增加了呼吸肌的负担 4.高密度均匀气雾颗粒可分布到末梢气道,若长时间吸入(超过20min)可引起气道湿化过度或支气管痉挛而导致呼吸困难 5.药物过敏或雾化药物刺激性大导致的支气管痉挛
临床表现	胸闷、呼吸困难、不能平卧,口唇、颜面发绀,表情痛苦,甚至烦躁、出汗等
预防与处理	1.选择合适的体位,让患者取半卧位,以使膈肌下降,静脉回心血量减少,肺淤血减轻,增加肺活量,以利于呼吸。帮助患者拍背,鼓励其咳嗽,必要时吸痰,促进痰液排出,保持呼吸道通畅 2.持续吸氧,以免雾化吸入过程中血氧分压下降 3.加强营养,以增加患者的呼吸肌储备能 4.选择合适的雾化吸入器,严重阻塞性肺疾病患者不宜用超声雾化吸入,可选择氧气雾化吸入,吸入时间应控制在5～10min,及时吸出湿化的痰液,以免阻塞呼吸道,引起窒息 5.对于某些患者,如:慢阻肺的患者或哮喘持续状态的患者不宜应用高渗盐水
名　称	**呼吸暂停**
原因	1.雾量过大使整个呼吸道被占据,氧气不能进入呼吸道而导致缺氧状态 2.大量低温气体突然刺激呼吸道,反应性引起患者呼吸道血管收缩导致呼吸道痉挛,使有效通气量减少,加重了缺氧而窒息 3.蛋白溶解酶的应用和气体湿度增加使气道内黏稠的痰液溶解和稀释,体积增大,如不能及时排出,可造成气道阻塞
临床表现	雾化过程中突然出现呼吸困难、皮肤、黏膜发绀,严重者可致呼吸、心跳暂停
预防与处理	1.使用抗生素及生物制剂做雾化吸入时,应注意因过敏引起支气管痉挛 2.正确掌握超声雾化吸入的操作规程,首次雾化及年老体弱患者先用低档,待适应后,再逐渐增加雾量,雾化前机器需预热3分钟,避免低温气体刺激气道 3.出现呼吸暂停及时按医嘱处理
名　称	**呃逆**
原因	1.超声雾化吸入时,吞入的大量气雾微粒通过食管时刺激膈肌 2.气雾颗粒刺激迷走神经、膈神经,反射性或直接诱发膈肌痉挛

(续　表)

临床表现	患者出现顽固性呃逆
预防与处理	1.雾化时雾量可适当调小 2.发生呃逆时,可在患者胸锁乳突肌上端压迫膈神经或饮冷开水200ml,亦可颈部冷敷 3.经上述处理无效者,可服用丁香柿蒂汤缓解症状
名称	哮喘发作和加重
原因	1.患者对所吸入的某种药物发生过敏反应 2.原有哮喘的患者,吸入低温气体诱发支气管痉挛 3.哮喘持续状态的患者,因超声雾化气体氧含量较低,缺氧而诱发病情加重
临床表现	雾化吸入过程中或吸入停止短时间内,患者出现喘息或喘息加重,口唇颜面发绀,双肺听诊有哮鸣音
预防与处理	1.哮喘持续状态的患者,雾化的时间不宜过长,以5~10min为宜 2.一旦发生哮喘应立即停止雾化,予以半坐卧位并吸氧,严密观察病情变化;有痰液堵塞立即清理,保持呼吸道通畅 3.经上述处理病情不能缓解、缺氧严重者,应予气管插管,人工通气

六、操作考核清单

项目	分值(分)	得分(分)	存在问题
1.操作前核对评估告知(30分)			
仪容、仪表符合规范	2		
洗手,戴手套	2		
患者身份确认、自我介绍	2		
告知操作目的、配合方法	2		
评估病情、年龄、意识、过敏史	2		
评估患者的呼吸道、肺部及痰液的情况	2		
评估患者对雾化吸入的认知及合作程度	2		
评估患者自理及自行排痰情况	2		
选择正确的雾化装置(面罩与口含嘴)	2		
用物准备是否齐全	2		
用物性能是否完好	2		
环境评估	2		
告知药物的主要作用及不良反应	2		
告知操作中可能出现的不适	2		
告知治疗过程注意事项	2		

项目	分值(分)	得分(分)	存在问题
2.操作过程(55分)			
戴口罩、手套	2		
再次确认患者身份、药物	4		
协助患者取合适体位	3		
将治疗巾铺于患者颌下	4		
接氧,调节氧流量,接雾化装置	8		
指导患者正确雾化至药液雾化吸入完毕	8		
取出雾化器,关闭氧气装置	6		
协助患者擦脸、漱口	4		
指导患者家属清洗并晾干雾化器	4		
整理用物	2		
观察患者反应,记录雾化后效果及反应	4		
观察呼吸情况,防窒息	6		
3.整体效果(15分)			
整体操作熟练	4		
相关知识掌握	2		
有效应变	3		
人文关怀	3		
健康教育	3		

注：每项根据完成程度或比例酌情评分，带"*"项目为"全或无"评分项，完成则得分，反之则不得分。

七、考核案例解析

患者,男,85岁,因"反复咳痰喘30余年,加重2d",拟"Ⅱ型呼吸衰竭、慢性阻塞性肺气肿"收入院。3天前因受凉后上述症状加重,咳黄色脓痰,呼吸困难,不能平卧,失眠,头痛。入院时体温39.3℃,脉搏120次/min,呼吸30次/min,球结膜充血水肿,口唇、指端发绀,两肺可闻及干、湿啰音,下肢凹陷性水肿。医嘱给予抗炎、雾化吸入等治疗。

如果你是责任护士,将如何进行雾化吸入?

1.评估关注点

(1)患者:评估患者的现况为患者精神状态欠佳,患者面部及口腔黏膜无感染、溃疡,呼吸困难,痰液较多,配合能力不足,查血气分析,患者存在缺氧合并二氧化碳潴留,因此不宜用面罩雾化器。

(2)雾化方式:此患者为阻塞性肺疾病患者,因此不宜用超声雾化吸入,应选择氧气雾化吸入。

(3)操作前与患者家属做好解释工作,取得患者家属的配合与合作。

2.操作关注点

(1)给患者进行雾化吸入之前听诊患者呼吸道的情况,先吸痰,保持呼吸道通畅。

(2)让患者取半卧位,帮助患者拍背,鼓励其咳嗽。

(3)予持续吸氧,以免雾化吸入过程中血氧分压持续下降。

(4)将氧流量调至6L/min,氧气雾化器的外面用热毛巾包裹,以提高雾滴的温度,避免因吸入低温气体引起呼吸道痉挛。

(5)雾化吸入时间应控制在5~10min,及时吸出湿化的痰液,以免阻塞呼吸道,引起窒息。

(6)不宜应用高渗盐水。

八、相关知识链接

项目		要点说明	图片
氧气雾化器的清洗保管	雾化器的清洗	1.药杯和口含嘴及面罩需要用清水清洗干净 2.连接导管不需要清洗	
	雾化器的保管	保持清洁卫生,每次使用后应冲洗干净并放置于整洁干燥的通风处	

(舒香云、王丹丹、韩颖)

第五节　留置胃管（胃肠减压／鼻饲）

一、定义

经鼻腔将导管插入胃部以达到胃肠减压、胃肠引流的目的，以及为不能经口进食的患者提供肠内营养。

二、目的

1.预防腹部手术中呕吐、窒息及腹胀，以利于手术操作。

2.减轻胃肠道内压力，解除或避免腹胀，改善胃肠壁的血液循环，促进胃肠功能恢复。

3.减轻吻合口或伤口张力，促进愈合。

4.观察判断有无消化道出血的发生。

5.为患者提供肠内营养。

三、操作者资质

有执业资质的护士。

四、操作流程与要点说明

操作流程	要点说明
核对： 医嘱、患者床号、姓名、住院号。	至少使用两种患者身份识别方式。
评估： 1. 患者年龄、病情、临床诊断、意识状态、生命体征、心理状态、吞咽情况、排便情况、配合程度。 2. 需要鼻饲者，评估营养状态及不能经口进食的原因。 3. 患者鼻腔情况：有无鼻黏膜肿胀、炎症、阻塞，有无鼻中隔偏曲，有无脑脊液鼻漏或其他不宜插管的疾患等。 4. 有无上消化道狭窄或食管静脉曲张等。 5. 操作者：符合资质要求，衣帽整洁。 6. 环境：安静、安全、舒适，注意遮挡。	1. 鼻饲者，评估食物的性状、量、温度。 2. 根据评估的结果选择大小、质地适当的鼻胃管。 3. 脑脊液鼻漏、食管静脉曲张、食管梗阻的患者慎插胃管。

操作流程	要点说明

告知:

1. 留置胃管的目的、方法、可能出现的不适、减轻不适的方法等。
2. 留置胃管后的护理配合及注意事项。
3. 签署侵入性操作知情同意书。

→ 指导患者深呼吸及吞咽的技巧。

准备:

1. 操作者:洗手、戴口罩。
2. 环境:清洁、无异味。
3. 用物:治疗盘内盛 一次性杯子(内盛凉开水或生理盐水)、治疗巾、一次性胃管、一次性20ml注射器、消毒弯盘一套(内有纱布2块)别针、润滑剂、棉签、鼻贴、胶布、压舌板、听诊器、胃肠减压器、pH试纸、胃管标识、手套、手电筒、标记笔、快速手消剂、软尺、污物缸、必要时备血管钳、舌钳。
4. 患者:取半卧位或坐位,头偏向一侧;无法坐起者取右侧卧位,头颈部自然伸直;昏迷患者取去枕平卧位,头向后仰;若戴眼镜或义齿,取下妥善放置。

→ 鼻胃管有普通鼻胃管及一次性硅胶鼻胃管。长期停留鼻胃管者建议使用一次性硅胶胃管。

实施:

1. 备齐用物,携至患者床旁,核对患者。
2. 将患者置于正确体位。
3. 铺治疗巾于患者颌下,置弯盘于口。
4. 检查患者鼻腔是否通畅,选择通畅一侧,用棉签清洁鼻孔。
5. 取出胃管,测量胃管插入长度。成人插入长度为45~55cm,胃肠减压者应再增加5~10cm;1岁儿童10~12cm;5岁儿童16cm~20cm;学龄儿童20~25cm。

→
1. 选择通气好、无黏膜损伤、阻塞和炎症的鼻腔插管。
2. 坐位有利于减轻患者咽反射,有利于胃管插入,头向后仰可避免胃管误入气道。
3. 准确测量鼻胃管置入的长度。
4. 插管时动作轻柔,避免损伤食管黏膜,尤其是通过食管3个狭窄部位时。
5. 若插管过程中出现恶心、呕吐,可暂停插管,并嘱患者深呼吸,分散注意力,缓解紧张;若误入气管,应立即拔出胃管,休息片刻后重新插入。
6. 应随吞咽动作进行插管,必要时可让患者饮少量水。插入不畅时应检查胃管是否盘在口咽部,可将胃管拔出少许后再插入。

操作流程

6. 将润滑剂倒于纱布上,充分滑润胃管前端。

7. (1)左手持纱布托住胃管,右手持镊子夹住胃管前端,沿选定的鼻孔插入胃管;(2)先稍向上而后平行再向后下缓慢轻轻地插入,插入10~15cm(会厌部)时,如患者清醒则嘱患者做吞咽动作,当患者吞咽时顺势将胃管向前推进,直至预定长度;如患者昏迷则左手将患者头托起,使下颌靠近胸骨柄,缓缓插入胃管直至预定长度。

8. 确认胃管在胃内(见相关知识链接)。

9. 用纱布拭去口角分泌物,撤弯盘,摘手套,用剪好的鼻贴将胃管固定于鼻尖及鼻翼部,用胶布在面颊部进行二次固定。

10. 连接胃肠减压装置或注入鼻饲液。

11. 协助患者取舒适卧位,询问患者感受。整理用物,洗手,用标记笔标记胃管出鼻腔位置,在胃管末端粘贴胃管标识。

12. 书写护理记录。

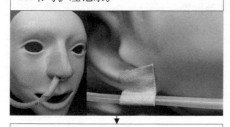

观察与记录:

1. 观察胃管的固定与通畅情况。

2. 观察患者胃肠减压是否有效及引流物的颜色、性质、量。

3. 观察患者口腔是否清洁,口腔黏膜是否完整。

4. 鼻饲患者鼻饲前应观察胃残液量的情况。

5. 最少每班观察1次并记录。

要点说明

7. 昏迷患者插管时,应先撤去枕头,将患者头向后仰(机械通气者可采用端坐位或半卧位),当胃管插入会厌部约15cm时,将患者头部托起,使下颌靠近胸骨柄,加大咽部通道的弧度,使管端沿后壁滑行,便于鼻胃管顺利通过会厌部。另可采用侧卧拉舌插鼻胃管法,即患者侧卧位,常规插入鼻胃管12~14cm,遇有阻力时,助手用舌钳将患者舌体拉出,术者即可顺利插入鼻胃管。

1. 每班观察标记笔标记的胃管插入位置有无移动,粘贴敷料有无松脱,以保持胃管通畅。

2. 胃肠减压护理观察重点
   (1)维持良好的减压吸引作用:要经常检查减压器的工作情况,避免导管曲折、堵塞、漏气。
   (2)患者持续施行减压时,注意口腔卫生的护理。
   (3)应及时倾倒吸出液,每次倾倒前注意观察吸出液的性质、颜色和量并详细记录。对有上消化道出血史的患者应密切注意,如发现有鲜红血液,应暂停吸引,及时报告医生处理。
   (4)在胃肠减压过程中,患者应禁食及停止口服药,如医嘱制定从胃管内注入药物时,需将胃管夹住,暂停减压1h,以免药物被吸出。

3. 鼻饲后应记录鼻饲的时间,鼻饲物的种类、量,患者反应等。

操作流程	要点说明
拔管： 1. 颌下置弯盘，揭去胶布。 2. 夹紧胃管末端，嘱患者吸气后屏气，边拔边擦胃管，到咽喉处时迅速拔出。 3. 清洁口鼻面部，擦去胶布痕迹。 4. 协助患者漱口。 5. 协助患者取合适体位，用物分类处理。 6. 洗手，书写护理记录。	1. 停留胃管时间较长者，可先用石蜡油滴鼻或少量口服，润滑咽喉后再拔管。 2. 鼻饲者更换胃管时，于当晚最后一次鼻饲后拔出，翌日晨从另一侧鼻孔插入。 3. 夹紧胃管末端以防止拔管时管内液体滴入气管。

五、常见并发症预防与处理

名称	声音嘶哑
原因	1.由于胃管过粗、留置胃管时间过长或反复插管使声带损伤,如充血、水肿、闭合不全 2.胃管质地较硬,在插管的过程中损伤喉返神经 3.胃肠减压过程中由于患者剧烈咳嗽、呕吐等原因致使胃管移动引起局部摩擦或胃管的机械刺激导致喉头组织水肿,压迫喉返神经,造成声带麻痹
临床表现	主要表现为声带闭合不全和发音困难。例如声音嘶哑、失声等
预防与处理	1.选择粗细合适(成年男性:14～16号;成年女性:12～14号)、质地较柔软、表面光滑的硅胶胃管以减轻局部的刺激。勿强行插管,不宜来回抽插管及反复插管 2.胃肠减压过程中,嘱患者少说话或禁声,使声带充分休息。遇剧烈咳嗽、呕吐时,先用手固定胃管,以防其上下移动,必要时使用止咳、止吐药物,以减轻咳嗽、呕吐症状 3.及时评估患者的病情,在病情允许的情况下,尽早拔除胃管 4.长时间插管引起的声带慢性的炎症和黏膜的肥厚可用超声波理疗或类固醇激素雾化吸入,以减轻水肿,促进局部血液循环
名称	引流不畅
原因	1.胃管盘旋在咽部、食管上段或胃管进入胃内太长造成胃管在胃内盘曲、折叠、打结 2.食物残渣或胃液黏稠、血凝块阻塞胃管 3.胃管插入过浅或向外滑出脱离胃腔 4.负压吸引器因漏气、过满或其他原因导致负压不够或无负压 5.胃管的前端紧贴胃壁吸附胃黏膜或胃管使用时间过长导致老化、管腔内粘连
临床表现	1.腹胀无缓解或加剧 2.引流物突然减少或无引流物引出 3.注射器回抽时阻力增大或注气时无气过水音 4.冲洗胃管,引流量明显小于冲洗量

（续　表）

预防与处理	1.插入长度适中：自患者鼻咽部插入胃内，插入长度一般为前额发际至胸骨剑突处或由耳垂经鼻尖至胸骨剑突的距离，胃肠减压者应再增加5～10cm 2.插入速度适中：插管的速度尽量与患者的吞咽速度相吻合，以免胃管在患者的口腔内盘曲 3.定时检查胃管，及时发现和纠正滑出的胃管 4.体位不当引起的胃管引流不畅可用改变体位的方法改善引流 5.维持有效负压：发现有漏气的装置要及时更换，避免管道打折。及时倾倒负压袋，重新将负压装置压下2/3，相当于-7～-5kPa，压力不宜过大或过小 6.禁止多渣黏稠的食物、药物注入胃管内；减压期间应禁食，必须经胃管给药者，先确定胃管在胃内且通畅，在将药片碾碎，充分溶解后注入，并用温开水20～40ml冲洗胃管，夹管30min 7.发现胃管阻塞可先将胃管送入少许，如仍无液体引出再缓缓地将胃管退出，并边退边回抽胃液；每天定时转动胃管，并轻轻将胃管变动位置以减少胃管在胃内的粘连
名称	**插管困难**
原因	1.多见于呕吐患者，当胃管刺激咽部黏膜，呕吐反射加剧，胃管随着呕吐冲力冲出口腔 2.患者紧张，插管中出现过度换气、头后仰等自卫动作，胃管不能顺利进入食管 3.合并慢性支气管炎的老年患者，胃管进入咽部，咳嗽剧烈，迫使操作停止 4.昏迷患者吞咽反射消失或减弱，插管不能配合吞咽，胃管不易进入食管上段 5.胃管不够润滑：润滑剂不够或涂抹不均，或在空气中暴露时间稍长 6.医护人员操作技术欠熟练
临床表现	1.在插管的过程中不能顺利进行，连续3次插管不成功 2.插管困难导致鼻黏膜和咽部黏膜的水肿，损伤甚至出血 3.反复插管引起剧烈的咳嗽，严重者出现呼吸困难
预防与处理	1.熟练掌握插管技能，插管前做好患者心理护理，介绍插管经过、配合要求，指导患者做有节律的吞咽动作，提高配合度，保证胃管的顺利插入，插管的动作应轻柔 2.对呕吐剧烈者，操作者可以双手拇指按压患者双侧内关穴（位于前臂正中，腕横纹上2寸，在挠则屈腕肌腱同掌长肌腱之间取穴）3～5min，由重到轻，然后插入胃管；另可嘱其张口呼吸，暂停插管让患者休息；或选用适当的镇静剂或阿托品肌内注射，10min后再试行插管 3.对合并有慢性支气管炎的患者，插管前应用镇静剂或阿托品肌注，再进行插管 4.昏迷患者可采用昏迷患者插胃管法。即插管前先撤去患者的枕头，头向后仰，以免胃管误入气管；当胃管插入15cm时，将患者头部托起，使下颌靠近胸骨柄，以增大咽喉部通道的弧度，便于胃管顺利通过会咽部 5.选用质地优良的硅胶胃管，使用润滑剂充分润滑胃管后，及时插管 6.对咽反射消失或减弱者，可在气管镜或胃镜的配合下进行插管，反复插管困难者，可用胃管内置导丝辅助插管
名称	**上消化道出血**
原因	1.插管动作粗暴或患者剧烈恶心、呕吐时强行插管，损伤食管、胃黏膜 2.患者凝血机制差 3.胃管附着在胃黏膜上，负压吸引致使胃黏膜缺血、坏死形成溃疡所致

（续 表）

临床表现	1.引流液由墨绿色变成咖啡色、暗红色甚至鲜红色,出血量大时患者排柏油样便 2.胃液潜血和大便潜血检查呈阳性,出血量较多时血液常规化验红细胞和血红蛋白水平下降 3.胃镜检查可提示食管、胃黏膜损伤
预防与处理	1.插管操作动作熟练、轻柔,必要时使用专业导丝内置,增加一次性置管成功率 2.患者出现剧烈恶心、呕吐时暂停插管,让患者休息片刻,待恶心、呕吐缓解后再缓缓将胃管送入,切勿强行插管 3.对于凝血机制差的患者,插管时要动作轻柔,避免反复插管;吸引时不要压力过大,以免胃黏膜出血 4.如发现引流液有鲜红色血液,应及时报告医生。早期可行急诊胃镜检查,确定出血部位,并于内镜下止血 5.可遵医嘱胃管注入冰盐水加去甲肾上腺素冲洗胃腔以促进止血
名称	**呼吸困难**
原因	1.插管过程中由于患者不配合,当胃管从鼻腔进入时,患者突然产生头后仰、后伸的自卫动作,导致胃管进入气道 2.昏迷患者,吞咽反射消失或减弱,对咽部刺激不敏感,胃管误入气管 3.胃管脱出盘旋在口咽部 4.反复插管或长时间胃肠减压留置胃管而引起喉头水肿
临床表现	患者出现呼吸困难,呼吸的节律、频率变快及幅度加深,呼吸困难加重后呼吸变浅、发绀、血氧饱和度下降
预防与处理	1.插管前耐心向患者做好解释,讲解插管的目的及配合方法,以取得其理解和配合 2.插管过程中严密观察病情变化,如患者出现呛咳、呼吸困难等症状,立即停止插管,检查胃管有无盘旋在口腔内或误入气管,一旦证实立即拔除胃管,让患者休息片刻再重新插管 3.昏迷患者按昏迷患者胃管插入法进行插管 4.插管后用三种方法观察并确定胃管是否在胃内 5.在病情允许的情况,尽早拔除胃管 6.反复多次插管或长时间胃肠减压的患者可雾化以消除喉头水肿
名称	**低钾血症**
原因	多见于持续胃肠减压的患者。胃肠减压持续时间过长,大量胃液引出,而患者禁食、钾盐补给不足,导致低钾血症
临床表现	1.神经系统症状:早期烦躁,严重时神志淡漠或嗜睡,同时肌肉软弱无力、腱反射减弱或消失 2.消化道症状:腹胀,肠鸣音减弱或消失 3.循环系统症状:心律失常,心电图出现U波,T波降低、变宽;血液化验钾在3.5mmol/L以下
预防与处理	1.病情允许情况下尽早拔除胃管以减少从胃液中丢失钾 2.持续胃肠减压患者,经常检测血钾的浓度,发现不足及时静脉补充氯化钾

名称	吸入性肺炎
原因	1.胃肠减压过程中咽喉部分泌物增加而患者又不敢咳嗽,易致吸入性肺炎 2.胃肠减压患者长期卧床引起胃肠蠕动功能减弱或逆蠕动,或胃肠减压引流不畅导致胃食管反流,造成吸入性肺炎 3.胃肠减压期间患者禁食、禁水致使细菌在口腔内大量繁殖,口腔护理清洗欠彻底,细菌向呼吸道蔓延引起肺部感染
临床表现	1.高热,体温可高达40℃,面颊绯红,皮肤干燥,同时伴有寒战,胸部疼痛、咳嗽、痰黏稠,呼吸增快或呼吸困难 2.肺部听诊可闻及湿啰音及支气管呼吸音;胸部X线检查可见肺部有斑点状或云片状的阴影 3.痰中可以找到致病菌,血象检查可见白细胞增高,严重者血气分析可有呼吸衰竭的表现
预防与处理	1.如患者咽喉部有分泌物聚积时,鼓励患者咳嗽、排痰,咳嗽前先固定好胃管及胃肠减压装置。不能自行咳痰的患者加强翻身、拍背,促进排痰 2.保证胃肠减压引流通畅,疑引流不畅时及时予以处理,以防止胃液反流 3.保持口腔清洁、湿润,每日刷牙2~3次或每日口腔护理2次 4.病情允许情况下尽早拔除胃管 5.发生吸入性肺炎者,结合相应的症状对症处理

六、操作考核清单

项目	分值(分)	得分(分)	存在问题
1.操作前评估(20分)			
仪容、仪表符合规范	2		
洗手,戴手套、口罩	2		
自我介绍	2		
患者身份确认	2		
告知操作目的、配合方法	2		
评估患者的年龄、性别、病情、过敏史、意识状态、自理、合作程度、耐受力及心理反应	2		
评估患者鼻腔情况,是否通畅或者狭窄	2		
评估了解患者/家属对留置胃管知识的知晓程度	2		
用物准备齐全,性能完好	2		
环境安全舒适	2		
2.操作过程(65)			
核对医嘱单与执行单	4		
再次核对患者*	4		

（续 表）

项目	分值(分)	得分(分)	存在问题
协助患者取舒适体位半坐或半卧位	2		
颌下铺巾,放弯盘,清洁鼻腔	3		
测量插管长度(见相关知识链接)	6		
打开胃管及负压袋外包装,检查有效期	4		
用石蜡油润滑胃管前端	2		
插入胃管,插入10~15cm(会厌部)时,检查胃管是否在口腔内	9		
确认胃管是否在胃内(见相关知识链接)	9		
固定胃管牢固、美观	2		
连接胃管与胃肠减压装置	2		
固定胃管与胃肠减压装置	2		
用标记笔在胃管出鼻腔处做好标记	2		
贴胃管标识	3		
洗手,观察与记录	5		
健康教育	6		
3.总体评价(15分)			
操作用时	2		
人文关怀	3		
无菌操作	5		
整体效果	3		
相关知识	2		

注：每项根据完成程度或比例酌情评分，带"*"项目为"全或无"评分项，完成则得分，反之则不得分。

七、考核案例要点解析

李某,男,45岁,因"胃溃疡并穿孔"入院,查T 38.3℃、P 90次/min、R 20次/min,拟急诊手术。医嘱:留置胃管并胃肠减压。

1.评估关注点

患者年龄、病情、临床诊断、意识状态、生命体征、心理状态、排便情况、配合程度,患者鼻黏膜有无肿胀、炎症,有无鼻中隔偏曲,有无鼻息肉,有无吞咽困难等。安抚患者情绪,讲解此次操作的作用及重要性,取得理解、配合。关注引流液颜色、量及性质。

2.操作关注点

(1)插管动作要轻稳,特别是在通过咽喉食管的三个狭窄处时,以避免损伤食管黏膜。操作时强调是"咽"而不是"插"。

（2）在插管过程中患者出现恶心时应暂停片刻，嘱患者做深呼吸，以分散患者的注意力，缓解紧张，减轻胃肌收缩；如出现呛咳、呼吸困难提示导管误入喉内，应立即拔管重插；如果插入不畅时，切忌硬性插入，应检查胃管是否盘在口咽部，可将胃管拔出少许后再插入。

（3）保持有效负压。

八、相关知识链接

1.为昏迷患者插胃管注意事项

昏迷患者插管时，应先撤去枕头，将患者头向后仰（机械通气者可采用端坐位或半卧位），当胃管插入会厌部约15cm时，将患者头部托起，使下颌靠近胸骨柄，加大咽部通道的弧度，使管端沿后壁滑行，便于鼻胃管顺利通过会厌部。另可采用侧卧拉舌插鼻胃管法，即患者侧卧位，常规插入鼻胃管12～14cm，遇有阻力时，助手用舌钳将患者舌体拉出，术者即可顺利插入鼻胃管。

2.如何确定胃管在胃内

（1）抽取胃液法：这是确定胃管是否在胃内最可靠的方法，抽出的液体可用pH试纸进行检测，pH值≤5.5，可确定抽出的液体为胃液。

（2）听气过水声法：即将听诊器置患者胃区，快速经胃管向胃内注入10ml的空气，听气过水声。

（3）将胃管末端置于水中，无气泡逸出。

（4）拍摄X线片，通过X线确认胃管在胃内。

3.如何测量置入胃管的长度

（1）成年人测量采用以下两种方法：一是测量从前额发际至胸骨剑突的距离；二是由鼻尖至耳垂再到胸骨剑突的距离。

（2）新生儿测量从鼻尖到剑突的距离约10cm。

（3）幼儿及年长儿测量从耳垂到鼻尖再到剑突的距离。

通常成人插入长度为45～55cm，胃肠减压者应再增加5～10cm；1岁儿童10～12cm；5岁儿童16～20cm。

4.鼻饲注意事项

（1）防止误吸*。

①鼻饲体位：将床头抬高30°～45°，颈椎、腰椎、胸椎损伤者不宜抬高床头，鼻饲后维持体位至少30min。

②每次鼻饲前需抽吸胃液以确定胃管在胃内及胃管是否通畅。推荐用试纸检测，确认胃管在胃内。

③鼻饲前抽取胃残液，方法见下文。

④如患者有人工气道或痰液较多,鼻饲前先清理呼吸道。

⑤鼻饲后30min到1h内尽量不要吸痰、雾化、翻身拍背。

(2)少食多餐,鼻饲间至少间隔2h;鼻饲液不宜太过黏稠以防堵塞胃管;鼻饲液温度38℃~40℃为宜。

(3)每次鼻饲后用温水冲净胃管防止鼻饲液积存于管腔中变质造成胃肠炎或堵塞管腔,冲洗后将胃管夹闭,避免灌入空气引起腹胀及防止食物反流。

(4)鼻饲用物应每天更换消毒。

5.鼻饲前胃残液量测定方法

(1)鼻饲前,抽取胃内容物。

(2)继续抽取胃内容物,若抽出物大于100ml应暂停鼻饲并根据情况注回胃内容物,2h后进行第二次胃残液量评估,如胃残液量多于100ml,则停止鼻饲一次,密切观察患者,待下一次鼻饲前重新评估。

(3)如抽出物小于100ml,则进行鼻饲。

6.插管后健康教育

留置胃肠减压时,护士应将引流管固定好并做好标识,告知患者要防止翻身或活动时不慎造成管道扭曲、堵塞,护理人员要指导患者下床活动时如何正确打开连接部位,夹闭胃管。患者不可自行调节负压,压力过大或过小都会影响治疗效果,应及时(每班)倾倒负压器或用50ml注射器抽吸,并记录引流物的颜色、性质及量,以保持胃肠减压有效,嘱患者不可自行拔管。

7.拔管时间

拔管时间需视病情决定,一般胃肠手术后2~3d,胃肠蠕动功能恢复正常并出现肛门排气,无明显腹胀时,即可拔管;也可先将胃管夹闭24h,患者无不适再拔出胃管。拔出后,擦净鼻腔分泌物及面颊部的胶布污迹,然后将用物带回,分别清洗擦净放回原处。

第六节　导尿术

一、定义

导尿术是在严格无菌操作下,用导尿管经尿道插入膀胱引流尿液的方法。

二、目的

1.为尿潴留患者解除痛苦;使尿失禁患者保持会阴清洁干燥。

2.收集无菌尿标本,做细菌培养。

3.避免盆腔手术时误伤膀胱,为危重、休克患者正确记录尿量,为测尿比重提供依据。

4.检查膀胱功能,测膀胱容量、压力及残余尿量。

5.尿动力学检查(膀胱测压、压力－流率测定、尿道压测定等)。

6.诊断及治疗膀胱和尿道的疾病,如进行膀胱造影或对膀胱肿瘤患者进行化疗等。

7.患者昏迷尿失禁或会阴部有损伤时,留置导尿管以保持局部干燥清洁,避免尿液的刺激。

8.尿道长度测定。

9.膀胱注水测漏试验,了解有无膀胱破裂存在。

10.尿路出血较多时,为防止膀胱血块填塞而行导尿并冲洗。

三、操作者资质

有执业资质并经过培训合格的医生或者护士。

四、操作流程与要点说明

操作流程	要点说明
核对: 医嘱,患者床号、姓名、住院号。	至少使用两种患者身份识别方式。
评估: 1. 患者的年龄、性别、病情、过敏史、意识状态、自理及合作程度、耐受力及心理反应等。 2. 有无膀胱、尿道、前列腺疾病。膀胱充盈度,会阴部情况。 3. 患者及家属对导尿知识的知晓程度。 4. 操作者:符合资质要求,符合手卫生要求。 5. 环境:温度适宜,保护隐私。	1. 对乳胶过敏或过敏体质者不用乳胶尿管,可选用硅胶尿管。 2. 有尿道狭窄及尿道痉挛等情况可能容易造成插管困难,应注意掌握插管技巧和选择合适的尿管。 3. 以下情况慎重选择导尿,或遵医嘱:(1)急性尿道炎;(2)急性前列腺炎、附睾炎;(3)女性月经期;(4)骨盆骨折合并尿道损伤试行留置导尿管失败者(此时若需导尿由专科医生操作,避免并发症)。 4. 异性导尿需有另一名医护人员在场。

操作流程	要点说明

告知:
1. 实施导尿的目的、方法,可能出现的不适,缓解不适的方法,插管时嘱患者深呼吸。
2. 可能出现的并发症和导尿后的护理配合。

1. 根据患者情况告知导尿目的。
2. 告知家属烦躁不安者需要适当使用镇静剂,以保障操作顺利进行。

准备:
1. 操作者:洗手,戴口罩。
2. 环境:符合无菌操作,保护隐私,保暖。
3. 用物:一次性导尿包、一次性中单或会阴垫、浴巾,必要时备会阴清洗用物(包括肥皂水棉球、盐水棉球、无菌手套、弯盘、镊子)、便盆、感染及生活垃圾桶、消毒抹手液。
4. 患者:自主活动患者可先进行会阴部清洁。

一次性导尿使用橡胶或单腔硅胶尿管,成人12~20号,小儿8~10号;留置尿管者使用双腔气囊导尿管;膀胱冲洗或滴药可使用三腔气囊导尿管。

实施1:
女性导尿:
1. 脱一侧裤腿,协助取仰卧屈膝外展位,暴露会阴部。
2. 垫一次性中单或会阴垫于臀下。
3. 戴手套消毒外阴:阴阜、大阴唇、小阴唇、尿道口及肛门。
4. 打开导尿包,按需添加导尿管等物品。
5. 戴无菌手套,铺洞巾。
6. 润滑导尿管前段。
7. 左手分开固定小阴唇再次消毒:尿道口→对侧小阴唇→近侧小阴唇→尿道口。
8. 手持尿管插入尿道4~6cm,见尿后再送入1~2cm(非留置)。

1. 消毒顺序
   (1) 初次:由外向内,自上而下。
   (2) 再次:由内向外再向内,自上而下。
2. 棉球限用一次,避免污染已消毒部位。
3. 固定小阴唇的手不可触及无菌导尿管。
4. 插管时嘱患者张口呼吸,动作轻柔,避免损伤尿道黏膜。
5. 女婴导尿需仔细分辨尿道口和阴道口,确认无误方能插管,避免误入阴道,必要时请专科医生插管;成人导尿若误入阴道应换管重插。疑有污染应立即更换。
6. 经产妇、老年女性尿道口位置变异可垫高臀部,自阴蒂向下顺序寻找至阴道口,用手指将阴道前壁拉紧、外翻,确定尿道外口位置。
7. 对膀胱高度膨胀者,一次放尿不得超过1000ml,以防发生虚脱或膀胱黏膜出血;虚弱者、老年人、病重的患者不超过800ml。

操作流程

要点说明

9. 需尿培养者,用无菌标本瓶接取中段尿5ml,盖好瓶盖送检。

10. 导尿完毕,轻轻拔出导尿管。

11. 脱手套洗手,协助穿裤子,整理床单位及用物。

12. 测量尿量,尿标本贴标签送检。

实施2:

男性导尿:

1. 取平卧位,双腿稍分开,暴露外阴。

2. 垫一次性中单或会阴垫于臀下。

3. 消毒阴茎,后推包皮暴露尿道口及冠状沟,环形消毒尿道口、龟头、冠状沟。

4~6. 同女性导尿。

7. 再次消毒尿道口、龟头及冠状沟。

8. 提起阴茎与腹壁成60°,手持尿管插入20~22cm,见尿后再送入1~2cm(非留置)。

9~12. 同女性导尿。

---

1. 包皮和冠状沟易藏污垢,要彻底清除污垢,预防感染。

2. 将阴茎上提,使耻骨前弯消失,利于导尿管的插入。

3. 插管时动作轻柔,男性尿道有3个狭窄,切忌插管过快,用力过猛损伤尿道黏膜。

4. 老年前列腺增生患者,可用润滑止痛凝胶尿道口注入后用手在阴茎根部按摩数次再插管。插管时经过前列腺部时需持续向前推进。如插管受阻,切忌强行插入,应请专科医生插管。

5. 男性幼儿包皮难以翻转时,不必强求翻转包皮,以免出血。

6. 男性患者导尿后应及时将包皮复位,防止嵌顿形成。

实施3:

若需留置尿管:

1~4同实施1。

1. 戴手套,铺孔巾,将导尿管末端与集尿袋相连,塞紧集尿袋放尿口。整理导尿包内物品,连接尿袋润滑尿管前端。

2. 再次消毒尿道口,插入尿管,双腔气囊导尿管男性患者插入至导尿管分叉处,注意检查有无在阴囊根部盘曲。女性患者插入尿管至外露长度不大于15cm为宜,向气囊内注入无菌水,向外轻拉至遇阻力,撤出导尿用物。

3. 脱手套洗手,高举平台法固定尿管于患者大腿内侧,集尿袋固定于患者床边,粘贴标识。

---

1. 根据患者情况向气囊注入所需水量(正常成年男性注水8~10ml,正常成年女性注水10~15ml,重度凹陷性水肿的患者,气囊内注水量不宜过多,以5~9ml为宜)。

2. 尿管用高举平台法妥善进行二次固定,防止拉扯、滑脱,于气囊端粘贴导尿管标识。

3. 插好尿管后注意将包皮回位,防包皮嵌顿坏死。

4. 集尿袋应固定在低于膀胱高度,防止尿液反流。

5. 引流管留出足够患者在床上翻身的长度。

操作流程	要点说明

实施4：

拔管：

1. 垫护理垫于臀下,弯盘置外阴旁。

2. 戴手套,揭去固定胶布,用注射器抽尽气囊内液体。

3. 夹闭导尿管,将导尿管轻轻往外拔。

4. 将导尿管放入弯盘中,擦去皮肤胶布痕迹,擦净外阴,脱手套。

5. 撤垫巾,协助穿裤,取舒适体位,整理用物。

1. 抽吸气囊液体时应缓慢,禁止暴力抽吸,形成囊壁皱褶。

2. 拔管过程中若患者感觉不适应减缓拔管或停止拔管,密切观察,查找原因或通知医生处理。

3. 拔管困难者可旋转尿管,向膀胱内推进少许,尿道口注入润滑止痛凝胶后再轻柔拔除。

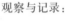

观察与记录：

1. 尿液量、颜色、性质,导尿前后患者的情况。

2. 导尿前患者的主诉,膀胱充盈度,采取的诱导排尿方法及效果。

3. 导尿过程是否顺利,异常情况的处理及效果。

4. 拔管后患者自主排尿情况。

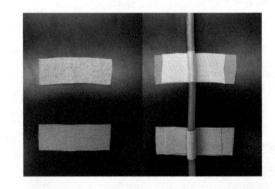

五、常见并发症预防与处理

名称	尿道黏膜损伤
原因	1.男性尿道长,存在弯曲和狭窄部位,也存在着个体差异,不易掌握插管深度 2.操作者不熟悉气囊导尿管常识及病理情况下男性尿道解剖。使用气囊导尿管时,导尿管末端未进入膀胱或刚进入膀胱就向气囊内注水,此时导尿管虽有尿液流出,但气囊部分仍位于后尿道部,胀大的气囊压迫后尿道造成损伤 3.患者因害羞、担心、焦虑、恐惧等不良心理,造成精神高度紧张,插尿管时可出现尿道括约肌痉挛 4.下尿路有病变时,尿道解剖发生变化,如前列腺增生症,由于前列腺各腺叶有不同程度的增生,使前列腺部尿道狭窄、扭曲变形,此时插入导尿管易致尿道损伤 5.患者自行拉扯导尿管甚至强行拔管 6.所使用的导尿管粗细不合适或使用质地僵硬的橡胶导尿管,导尿管置入时易引起尿道黏膜的损伤,反复插管引起尿道黏膜水肿、损伤出血
临床表现	1.尿道外口出血,有时伴血块 2.尿道内疼痛,排尿时加重,伴局部压痛

临床表现	3.部分病例有排尿困难,甚至发生尿潴留 4.有严重损伤时,可有会阴血肿,尿外渗,甚至直肠瘘 5.并发感染时,出现尿道流脓或尿道周围脓肿
预防与处理	为防止尿道黏膜损伤,术者除需熟悉男性尿道解剖特点和严格按常规操作外,还需注意以下各点: 1.导尿前,耐心解释,缓解患者紧张的情绪,避免插管时出现尿道括约肌痉挛 2.插管前常规润滑导尿管,尤其是气囊处的润滑,以减少插管时的摩擦力;操作时手法宜轻柔,插入速度要缓慢,切忌强行插管,不要来回抽插及反复插管 3.对于下尿路不完全梗阻的患者,导尿前可先用润滑止痛凝胶,挤出少许润滑软管尖端及尿道外口,再轻柔地将尖嘴插入尿道,拇指用力一次性推压,促使软管内胶液进入尿道并达到尿道膜部,退出软管尖嘴后,以左手拇指、示指、中指三指加压关闭尿道外口同时搓揉阴茎根部1~2min 4.选择粗细合适、质地软、有韧性的导尿管 5.插管时插至导尿管分叉处,气囊注水后再轻轻拉回至有阻力感处 6.导尿时和患者沟通,分散患者注意力 7.导尿所致的黏膜损伤,轻者无需处理或经止血镇痛等对症治疗即可痊愈。偶有严重损伤者,需要尿路改道、尿道修补等手术治疗
名称	虚脱
原因	大量放尿,使腹腔内压力突然降低,血液大量滞留腹腔血管内,导致血压下降而虚脱
临床表现	患者突然出现恶心、头晕、面色苍白、呼吸表浅、全身出冷汗、肌肉松弛、周身无力,往往突然瘫倒在地,有的伴有意识不清
预防与处理	1.对膀胱高度膨胀且又极度虚弱的患者,第一次放尿不应超过1000ml 2.发现患者虚脱,应立即取平卧位或头低脚高体位 3.给予温开水或糖水饮用,并用手指掐压人中、内关、合谷等穴位。或是针刺合谷、足三里等,都有助于急救患者 4.如经上述处理无效,应及时建立静脉通道,并立刻通知医生抢救
名称	尿路感染
原因	1.术者的无菌观念不强,无菌技术不符合要求 2.留置导尿管期间尿道外口清洁、消毒不彻底 3.使用橡胶材料的、较硬的、劣质的、易老化的导尿管 4.引流装置的密闭性欠佳 5.尿道黏膜损伤 6.导尿管留置时间与尿路感染的发生率有着密切的关系,随着留置时间的延长,发生感染的机会明显增多 7.机体免疫功能低下

原因	8.留置导尿管既影响尿道正常的闭合状态,易逆行感染;又刺激尿道使黏膜分泌增多,且排出不畅,细菌容易繁殖 9.导管和气囊的刺激,易引起膀胱痉挛发作,造成尿液从导管外排出,也是诱发尿路感染的重要因素 10.尿袋内尿液因位置过高导致尿液反流
临床表现	主要症状为尿频、尿急、尿痛,当感染累及上尿道时可有寒战、发热,尿道口可有脓性分泌物。尿液检查可有红细胞、白细胞,细菌培养可呈阳性
预防与处理	1.尽量避免留置导尿管,尿失禁者用吸水会阴垫、阴茎套式导尿管等。必须留置导尿管时,尽量缩短留置时间。若需长时间留置,可采取耻骨上经皮穿刺置入导尿管导尿或行膀胱造瘘 2.严格无菌操作,动作轻柔,避免损伤尿道黏膜,保持会阴部清洁。尿道口分泌物多时,可用无菌盐水冲洗。每次大便后及时清洗会阴和尿道口,避免粪便中的细菌对尿路的污染。鼓励患者多喝水,无特殊禁忌时,每日饮水在2000ml以上 3.尽量采用硅胶和亲水性超滑乳胶材料的导尿管 4.采用抗反流密闭式引流装置,减少引流装置的更换频率,尽量避免分离尿管与集尿袋接头 5.保持引流通畅。随时观察尿液颜色、量,避免尿管、引流管弯曲受压,引流管和集尿袋的位置应低于耻骨联合,防止尿液反流 6.在留置导尿管过程中、拔管时、拔管后进行细菌学检查,必要时采用抗生素局部或全身用药,但不可滥用抗生素,以免产生耐药性,引发更难控制的感染
名称	**拔出尿管后排尿困难**
原因	1.长期留置导尿管开放引流,导致膀胱平滑肌失用性功能障碍,排尿困难 2.由于导尿管对尿道黏膜的压迫,导致充血、水肿。拔尿管的过程中可能引起尿道黏膜的损伤,排尿时疼痛、括约肌敏感性增加,发生痉挛,导致尿管拔除后出现排尿困难 3.泌尿系感染时,尿路刺激症状严重者,可影响排尿致尿潴留
临床表现	拔尿管后无法自主排尿,或在排尿初期由于疼痛而中断排尿
预防与处理	1.长期留置导尿管者,采用个体化放尿的方法;即根据患者的尿意和(或)膀胱充盈度决定放尿时间 2.尽可能早地拔除尿管 3.拔出尿管后及时做尿液分析及培养,对有菌尿或脓尿的患者使用致病菌敏感的抗生素;对尿路刺激症状明显者,可予口服碳酸氢钠以碱化尿液 4.如患者2周后仍有排尿困难,可选用氯贝胆碱、酚苄明、α1受体阻滞剂如哌唑嗪治疗 5.经上述处理,若患者排尿困难仍无法解决者,需导尿或重新留置尿管
名称	**膀胱结石**
原因	1.主要原因是导尿管留置时间过长导致尿路感染,尿路感染时形成的细菌团块、脓块与尿酸、草酸等容易在膀胱内形成晶体的颗粒凝聚起来,从而形成结石,特别是长期卧床患者更容易发生

原因	2.使用劣质导尿管或注水量超过气囊所承受的容量,可导致气囊自发破裂,若有碎片残留形成结石核心,可形成膀胱结石
临床表现	通常有尿流突然中断,伴剧烈疼痛,且放射至会阴部或阴茎头,改变体位后又能继续排尿或重复出现尿流中断排尿困难伴尿频、尿急和尿痛。继发感染时,症状加重,甚至出现脓尿。亦可伴有血尿,以终末血尿多见
预防与处理	1.长期留置导尿管应定期更换,每次留置时间不应超过4周,长期卧床者应多喝水并定期行膀胱冲洗,预防尿路感染 2.选择组织相容性好的硅胶导尿管或亲水超滑导尿管。插管前仔细检查导尿管及气囊,并注水观察气囊容量 3.导尿管滑脱时应仔细检查气囊是否完整,以免异物残留于膀胱,形成结石核心 4.因留置导尿管而形成的膀胱结石,多为感染性结石,其生长速度比较快,所以比较松散,运用各种方法碎石效果均良好。对直径较小,质地较疏松的结石可采用经尿道膀胱镜下碎石,对直径为1~2cm的结石,可应用体外冲击波碎石 5.如结石大于4cm者,可行耻骨上膀胱切开取石术
名称	**过敏反应和毒性反应**
原因	1.患者对乳胶过敏或过敏体质 2乳胶尿管中含有一种对人体有毒的物质
临床表现	全身反应有荨麻疹、鼻炎、哮喘、结膜炎、休克及支气管痉挛 局部反应表现为皮肤红斑、瘙痒、胶鳞屑、水疱及丘疹等
预防与处理	1.选用硅胶气囊尿管 2.发生过敏者马上拔除尿管,并用其他材料导尿管。给予抗过敏药物,如氯苯那敏\氯雷他定;出现休克者按过敏性休克抢救

六、操作考核清单

项目	分值(分)	得分(分)	存在问题
1.操作前评估(20分)			
仪容、仪表符合规范	2		
洗手,戴手套、口罩	2		
自我介绍	2		
患者身份确认	2		
告知操作目的,配合方法	2		
评估患者的年龄、性别、病情、过敏史、意识状态,自理、合作程度,耐受力及心理反应	2		

(续 表)

项目	分值(分)	得分(分)	存在问题
评估膀胱、尿道(男性:前列腺疾病)、膀胱充盈情况、会阴部情况	2		
评估了解患者/家属对导尿知识的知晓程度	2		
用物准备齐全,性能完好	2		
环境安全舒适	2		
2.**操作过程**(60分)			
再次核对患者	3		
体位正确,充分暴露会阴,注意保暖	4		
垫会阴垫	1		
打开导尿包外包装,检查有效期	5		
第一次消毒尿道口	6		
打开导尿包内层包布	3		
戴手套,铺孔巾	4		
润滑导尿管	2		
再次消毒尿道口	4		
插入留置尿管,手法规范,气囊注入规范	8		
插入深度适宜*	4		
留尿标本	2		
固定尿管	2		
固定尿袋,贴标识	2		
洗手,观察与记录	4		
操作后患者及尿标本处置	3		
健康教育	3		
3.**总体评价**(20分)			
操作用时	2		
人文关怀	3		
无菌操作	5		
整体效果	3		
相关知识	7		

注:每项根据完成程度或比例酌情评分,带"*"项目为"全或无"评分项,完成则得分,反之则不得分。

七、考核案例要点解析

患者陈某,女,65岁,生育3个孩子。因被发现意识不清2h入院,入科时血压170/100mmHg,

神志呈浅昏迷状态。大小便失禁,会阴部皮肤潮红,骶尾部带入3期压疮。为保护会阴部皮肤及准确记录出入量,遵医嘱予留置尿管。

1.评估关注点

(1)患者血压为Ⅱ级高血压,是否应首先处理血压问题。检查患者瞳孔变化,观察有无脑疝发生。

(2)患者意识不清,无法配合。应向家属讲解留置尿管的目的、注意事项、相关配合事项等。

(3)患者大小便失禁,带入压疮。如何正确评估会阴部皮肤及压疮情况。

2.操作关注点

(1)患者意识不清,指导家属配合摆好固定体位,防止坠床。

(2)女性患者消毒顺序。初次:由外向内,自上而下。再次:由内向外再向内,自上而下。

(3)尿道外口异位,应垫高臀部,自阴蒂向下顺序寻找至阴道口,用手指将阴道前壁拉紧,外翻,确定尿道外口位置。

(4)指导家属大便失禁及时清理,并用碘伏消毒会阴处皮肤和尿道口。

八、相关知识

1.尿管的选择

根据患者的具体情况选择合适的型号。

(1)#6 →适用于5 岁以下。

(2)#8 →适用于5～10 岁。

(3)#12 →适用于10～16岁。

(4)#14 →适用于16～18岁。

(5)#16 →适用于18 岁以上。

常用:双腔(#8 、#12 、#16 、#20 、#22);三腔(#20、#22 、#24)。

2.消毒原则

女性消毒:

(1)初次消毒。

原则:由外向内,自上而下。

顺序:阴阜→对侧大阴唇→近侧大阴唇→对侧小阴唇→近侧小阴唇→尿道口→尿道口至肛门。

(2)再次消毒。

原则:由内向外,自上而下。

顺序:尿道口→对侧小阴唇→近侧小阴唇→再次尿道口。

男性消毒:

(1)初次消毒。

阴阜→阴茎上→阴茎下→对侧阴囊→近侧阴囊→暴露尿道口,从尿道口螺旋消毒1次→龟头冠状沟。

(2)再次消毒。

暴露尿道口并固定→消毒尿道口、龟头及冠状沟(最后一个棉球在尿道口停留数秒)。

注意:每个棉球限用一次,再次消毒后左手固定不松开。

3.尿道长度

女性出生时为2.2～3.3cm,成人为4～6cm;男性新生儿约6.4cm,1岁为6.2cm,10岁为10.5cm,14岁为12.2cm,成人为20～22cm。

4.导尿管拔出困难原因与对策

(1)分散注意力,用手感觉尿道膜部松弛及前列腺组织变软后再拔管。

(2)尿管内注入润滑止痛凝胶,旋转尿管或消毒尿管往前推进一点再拔管。

(3)气囊回缩不良,可以向尿管再注液/气体后抽净。

(4)水囊通道堵塞液体抽不出来可剪断尿管。

(5)在膀胱扫描仪下用细导丝通过水囊通道刺破水囊。

5.导尿管相关尿路感染预防与控制

(1)限制不必要导尿,考虑留置导尿的替代方案如阴茎套、尿垫、耻骨上膀胱造瘘、间歇导尿。尽早拔除导尿管。

(2)强调手卫生。

(3)保持封闭式无菌引流。

(4)保持尿液引流通畅。

(5)选择规格最合适的导尿管。

(6)避免膀胱冲洗,除非必须防止或排除阻塞。

(7)导尿护理的定期再教育。

(8)集尿袋低于膀胱水平面。

(9)鼓励患者饮水达到内冲洗目的。

(10)患者尿液pH值＞6.8,每2周更换导尿管,pH值＜6.7,每4周更换导尿管。

6.留置尿管护理常规

(1)妥善固定尿管,防止管道脱落或滑动牵拉尿道。集尿袋低于膀胱水平,避免接触地面,防止逆行感染。

(2)保持尿液引流装置密闭、通畅和完整,避免打折、弯曲,活动或搬运时夹闭引流管,防止尿液逆流。

(3)使用个人专用的收集容器及时清空集尿袋中尿液(不超过3/4满),避免集尿袋的出口触碰到收集容器。

(4)保持尿道口清洁,大便失禁的患者清洁后还应当进行消毒。留置导尿管期间,应当每日清洁或冲洗尿道口2次。

（5）留取小量尿标本进行微生物病原学检测时,应当消毒导尿管后,使用无菌注射器抽取标本送检。留取大量尿标本时(此法不能用于普通细菌和真菌学检查),可以从集尿袋中采集,避免打开导尿管和集尿袋的接口。

（6）尽可能避免膀胱冲洗,除非预测会发生堵塞。

（7）根据导尿管材质和尿液pH值决定尿管更换频次。建议无尿液pH值检验的科室硅胶导尿管每4周更换,是乳胶导尿管每2周更换。

（8）集尿袋每周更换1次或依据产品说明书,精密计尿器更换时间1个月。分离前消毒导尿管与引流管连接处,严格无菌操作。

（9）结合病情,鼓励液体摄入,通常嘱成人患者日饮水2000ml以上,保持尿量2000ml/d 。

（10）长期留置尿管患者,定期进行膀胱功能训练,防止发生尿潴留。膀胱功能训练时机:建议留置尿管＞1周,且泌尿系统无感染或感染得到控制,处于疾病恢复期;泌尿系统手术或损伤患者膀胱功能训练需遵医嘱进行。膀胱功能训练方法:①按需排尿:夹闭尿管,患者感膀胱胀满,或有尿意时开放尿管30min。用于清醒合作的患者。开放尿管时,嘱其做排尿动作,或收紧下腹部,或用手掌按压下腹部,增加腹压,促进尿液排空,减少残余尿量。在排尿间歇期可指导患者进行盆底肌肉训练。②定时放尿:夹闭尿管,1～2h开放尿管1次,如无不适,3～4h开放尿管1次。③夜间持续开放尿管,避免膀胱过度充盈引起其他并发症。

（11）每天评估留置导尿管的必要性,不需要时尽早拔除导尿管,尽可能缩短留置导尿管时间。

（12）对长期留置导尿管的患者,拔除导尿管时应当训练膀胱功能。

（13）拔管后护理:鼓励患者多喝水(＞2000ml/d),观察患者自主排尿情况,包括拔管后第一次排尿及长期留置尿管患者(＞1周)第一个24h尿量,若每次排尿＜300ml或24h尿量＜1000ml提示患者排尿不尽,应进行B超检查残余尿量,必要时进行一次清洁导尿放出残余尿。有排尿困难者要及时处理。

（舒香云、王丹丹、张庆）

第七节 灌肠术

一、定义

灌肠术是将一定量的溶液通过肛管,由肛门经直肠灌入结肠的方法。

二、目的

1.大量不保留灌肠:(1)解除便秘、肠胀气;(2)清洁肠道,为肠道手术、检查或分娩做准备;(3)稀释和清除肠道内有害物质,减轻中毒症状;(4)灌入低温液体,为高热患者降温。

2.小量不保留灌肠:(1)软化粪便,解除便秘;(2)排除肠道内的气体,减轻腹胀。

3.保留灌肠:(1)镇静,催眠;(2)治疗肠道感染。

三、操作者资质

有执业资质的护士。

四、操作流程与要点说明

操作流程	要点说明
核对: 医嘱,患者床号、姓名、住院号。	1. 有无烦躁、焦虑紧张,能否配合操作。 2. 急腹症、消化道出血、妊娠、严重心血管疾病等患者禁止灌肠。肝昏迷者禁用肥皂水灌肠,以减少氨的产生和吸收。充血性心力衰竭和水钠潴留患者禁用生理盐水灌肠。
评估: 1. 患者的意识状态、心理状态和合作程度。 2. 肛门直肠疾患,灌肠禁忌证。	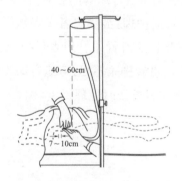 40～60cm 7～10cm
告知: 告知患者及家属灌肠的目的及过程,指导患者配合。	
准备: 1. 操作者:洗手,戴口罩、手套。 2. 环境:注意遮挡。 3. 用物准备。 　(1)大量不保留灌肠用物备:灌肠袋、便盆、弯盘、石蜡油、棉签、水温计、床垫巾、卫生纸、手套及灌肠液。	根据患者病情及灌肠方法准备灌肠液。 1. 大量不保留灌肠:①常用0.1%～0.2%肥皂液、生理盐水。②温度:39℃～41℃,降温用28℃～32℃,中暑用4℃。③用量:成人500～1000ml,小儿200～500ml,伤寒患者不超过500ml。

操作流程	要点说明

（2）小量不保留灌肠：额外备小容量灌肠筒或注洗器、肛管、止血钳。

（3）保留灌肠：需在小量不保留灌肠备物的基础上额外备5～10ml温开水、小垫枕。

2. 小量不保留灌肠：①常用"1.2.3"溶液，（50%硫酸镁30ml、甘油60ml、温开水90ml）、甘油50ml加等量的温开水等。②温度：38℃。

3. 保留灌肠：①10%水合氯醛、抗生素溶液等。②温度：38℃。③用量不超过200ml。

实施1：

大量不保留灌肠：

1. 协助患者取仰卧位或左侧卧位，臀下铺垫巾（不能自我控制排便的患者可取仰卧位，臀下垫便盆）；盖被保暖，暴露臀部。

2. 取出灌肠袋，关闭调节器，将灌肠液倒入灌肠袋内，挂灌肠袋于输液架上，灌肠液面距肛门40～60cm。

3. 戴手套，润滑肛管前端，排尽管内气体，关闭调节器。

4. 一手持卫生纸分开臀部，暴露肛门口，嘱患者深呼吸，使肛门括约肌放松，一手将肛管轻轻插入直肠7～10cm，小儿患者根据年龄确定深度，固定肛管，松开调节器，观察液体流入速度和患者的情况。

5. 待灌肠液即将流尽时夹管，用卫生纸包裹肛管轻轻拔出，放入弯盘内，擦净肛门。

6. 协助患者取舒适卧位，嘱尽量保留5～10min。

7. 不能下床的患者给予便器，将卫生纸、呼叫器放于易取处。协助能下床的患者上厕所排便。

8. 整理用物，洗手，记录。

---

1. 随时询问患者感受，注意保暖；左侧卧位使乙状结肠、降结肠处于下方，利用重力作用使灌肠液顺利流入乙状结肠和降结肠。

2. 为伤寒患者灌肠时，灌肠筒内液面不得高于肛门30cm，液量不得超过500ml。

3. 如液面下降过慢或停止，多由于肛管前端孔道被堵塞，可移动肛管或挤捏肛管，使堵塞管孔的粪便脱落。

4. 患者感觉腹胀或有便意时，嘱患者张口深呼吸，降低灌肠筒的高度或暂停片刻，指导患者尽量忍耐不做排便动作。

5. 灌肠过程中患者若出现面色苍白、出冷汗、剧烈腹痛，立即停止操作，并通知医生。

6. 降温灌肠，液体要保留30min，排便后30min测量体温并记录。

7. 灌肠后解便一次为1/E，1¹/E表示灌肠前后各大便一次，3/2E表示两次灌肠后有三次大便，表示大便失禁或假肛，/E表示清洁灌肠后大便多次。

操作流程	要点说明

实施2：

小量不保留灌肠：

1~4同大量不保留灌肠。

5. 协助患者取舒适卧位,嘱尽量保留 10~20min。

6. 不能下床的患者给予便器,将卫生纸、呼叫器放于易取处。协助能下床的患者上厕所排便。

7. 整理用物,洗手,记录。

1. 注入速度不能过快过猛,以免刺激肠黏膜,引起排便反射。

2. 如使用小容量灌肠筒,液面距肛门不能超过30cm。

3. 嘱患者保留灌肠液10~20min,可以充分软化粪便,利于排便。

实施3：

保留灌肠：

1. 根据病情选择不同的卧位。

2. 将小垫枕、胶单和治疗巾垫于臀下,使臀部抬高约10cm。

3. 戴手套,润滑肛管前端,排气后轻轻插入肛门15~20cm,缓慢注入药液。

4. 药液注入完毕,再注入温开水 5~10ml,抬高肛管尾端,使管内溶液全部注完,拔出肛管,擦净肛门,取下手套洗手,嘱患者尽量忍耐,保留药液在1h以上。

5. 整理床单位,清理用物。

1. 操作前嘱患者排便,肠道排空利于药液吸收。

2. 时间以晚上睡眠前为宜,此时活动减少,药液易于保留吸收。

3. 慢性细菌性痢疾,病变多在直肠或乙状结肠,取左侧卧位,阿米巴痢疾病变多在回盲部,取右侧卧位,以提高疗效。

4. 抬高臀部防止药液溢出。

5. 选择稍细的肛管(20号以下)并且插入要深,液量不宜过多,压力要小,灌入速度要慢,以减少刺激,利于吸收。

6. 肛门、直肠、结肠手术患者及大便失禁的患者,不宜做保留灌肠。

观察与记录：

1. 观察患者生命体征及病情变化。

2. 观察患者排便情况:颜色、性质、量。

3. 做好记录,必要时报告医生。

五、常见并发症预防与处理

名称	肠道黏膜损伤
原因	1.肛管使用液体石蜡润滑不够 2.使用肛管粗细不合适或质地较硬,反复插管 3.患者不配合,精神紧张致提肛肌收缩和外括约肌痉挛 4.年老体弱、身体一般情况较差、便秘者
临床表现	肛管、直肠黏膜损伤的症状主要为肛门疼痛和便血。肛管皮肤损伤表现为插管时疼痛;直肠损伤表现为胀痛;损伤严重时可见肛门外出血或粪便带血,甚至排便困难
预防与处理	1.灌肠前认真全面评估患者的一般情况 2.做好解释工作,取得患者配合 3.选择粗细合适、质地柔韧的肛管,使用前用液体石蜡油充分润滑肛管前端,以减少摩擦力,特殊患者可结合实际情况采用导尿管、胃管、一次性吸痰管、气囊肛管代替 4.注意插管手法轻柔,进入要缓慢,忌强行插入,来回抽插和反复插管 5.采用头低臀高侧卧位和膝胸卧位灌肠可使灌肠液易流向结肠,增加肛管插入深度,达到15~25cm,可使灌肠液在结肠中充分软化大便,减少对直肠的刺激,减轻患者的不适 6.出现肛门疼痛或已发生肠道出血者,立即停止灌肠,密切观察患者面色、意识、腹痛、便血等情况,监测生命体征,遵医嘱予以止痛、止血等对症治疗
名称	肠道出血
原因	1.操作者不熟悉肠道解剖结构,强行插入,损伤肠道黏膜,引起疼痛和出血 2.患者有痔疮、直肠息肉、肿瘤、肛门或直肠畸形、凝血机制障碍等异常,插管时增加了肛门的机械性损伤 3.当患者精神紧张,不能理解、配合时,出现肛门括约肌痉挛,插管时损伤了肠道黏膜 4.肛管粗细不合适或质地较硬,润滑不彻底,刺激损伤肠道黏膜,引起疼痛和出血 5.重复多次插入肛管,肛门出现水肿,导致直肠黏膜出血
临床表现	肛管头端有血迹、肛门滴血或排便带有血丝、血凝块,严重出血会造成患者失血性贫血,影响患者康复
预防与处理	1.灌肠前认真全面评估患者的身心情况 2.做好解释工作,取得患者的配合 3.保护患者隐私,操作时,注意使用围帘或屏风遮挡,以保护患者个人隐私,维持个人形象,保护患者自尊 4.充分润滑肛管,动作轻柔,忌暴力 5.发生肠道出血应仔细查看肛管头端有无血迹,追踪观察患者排便情况,必要时进行纤维结肠镜检查。根据病情采取相应的止血药物治疗或局部治疗
名称	肠穿孔、肠破裂
原因	1.年老体弱,身体一般情况较差者 2.某些疾病如慢性炎症导致直肠瓣肥大,肛管容易插破肠壁。有直肠溃疡病史,肠壁薄弱,灌肠时容易穿孔

（续　表）

原因	3.患者恐惧、紧张,可导致肛提肌收缩、外括约肌痉挛,使肛管插入困难,同时患者扭动又可能改变肛管插入方向,损伤肠壁 4.操作者专业知识缺乏,未按操作规程操作
临床表现	灌肠过程中患者突然觉得腹胀、腹痛,查体腹部有压痛或反跳痛,严重者可导致休克和死亡。CT或腹部平片检查示膈下游离气体征或B超可发现腹腔积液
预防与处理	1.严格掌握灌肠的适应证,急腹症、消化道出血等禁忌灌肠 2.灌肠前详细评估患者情况,包括患者的年龄、病情、意识状态、生命体征、心理状况、排便情况、灌肠的目的,有无禁忌证等 3.灌肠前进行肛门指诊,以了解肛管纵轴的走向,以及大便的位置、坚硬度 4.灌肠前了解患者的心理状态及配合程度,做好解释工作 5.选择质地适中,大小、粗细合适的肛管,使用前用石蜡油充分润滑肛管头端 6.护理人员要熟练掌握灌肠技术,掌握直肠的解剖结构,插管时注意手法轻柔,进入要缓慢,忌强行插入 7.操作过程中及操作后要随时观察患者病情变化,注意患者的面色、意识、腹痛等情况
名称	**水中毒、电解质紊乱**
原因	1.反复用清水或盐水等灌肠液灌肠时,大量液体经大肠黏膜吸收 2.灌肠后,排便异常增多,丢失过多的水、电解质致脱水或低钾、低钠血症
临床表现	水中毒早期表现为烦躁不安,继而嗜睡、抽搐、昏迷,查体可见球结膜水肿;脱水患者主诉口渴,查体皮肤干燥、心动过速、血压下降、小便减少、尿色加深;低钾血症者主诉软弱无力、腹胀、肠鸣音减弱、腱反射迟钝或消失,可出现心律失常,心电图可见ST-T改变和出现U波
预防与处理	1.全面评估患者的身心状况,对患有心、肾疾病、老年或小儿等患者尤应注意 2.清洁灌肠前,嘱患者合理有效地饮食,解释饮食对灌肠的重要性,使患者配合,为顺利做好肠道准备打好基础 3.清洁灌肠时禁用一种液体反复多次灌洗 4.灌肠时可采用膝胸卧位,便于吸收,以减少灌肠次数 5.腹泻不止者,可给予止泻药、口服补液或静脉输液。低钾、低钠血症可予以口服或静脉补充电解质
名称	**虚脱**
原因	1.年老体弱、全身状况差或患有严重心肺疾患者 2.灌肠液温度过低,致肠痉挛 3.灌肠次数过多,速度过快,液量过大 4.灌肠后排便异常增多,丢失过多的水、电解质
临床表现	恶心、头晕、面色苍白、呼吸表浅、全身出冷汗、肌肉松弛、瘫倒在地甚至晕厥,意识不清
预防与处理	1.灌肠温度适宜,不可过高或过低 2.根据患者身体状况耐受力调节合适的速度与液量,采取低压力、慢流速、低液量的方法

（续　表）

预防与处理	3.灌肠过程中注意观察患者有无出现虚脱的表现；一旦发生立即平卧休息，予口服糖水、手指掐人中等处理 4.腹泻不止者可给予止泻剂、口服补液或静脉输液
名称	**肠道感染**
原因	1.肛管反复多次使用，导致交叉感染 2.对于年老体弱、危重患者，机体抵抗力差，灌肠可致肠黏膜损伤，降低抵抗力 3.人工肛、肠造瘘患者肠道清洁时易发生感染
临床表现	腹痛、腹胀不适，大便次数增多，大便的量、颜色、性状有所改变
预防与处理	1.灌肠时应做到一人一液一管，一次性使用 2.尽量避免多次反复插管，大便失禁时注意肛门、会阴部的护理 3.肠造瘘口患者灌肠时左手插入造口判断造口方向，右手顺着左手插管，遇阻力时不能强行插管 4.若出现肠道感染症状，可根据大便化验和致病微生物情况，选择合适的抗生素
名称	**大便失禁**
原因	1.长时间留置肛管，降低肛门括约肌的反应，甚至导致肛门括约肌永久松弛 2.患者心情紧张造成排便反射控制障碍 3.操作粗暴，损伤肛管直肠环或周围的神经
临床表现	大便不由自主由肛门排出，直肠指诊或内镜检查等可发现肛门括约肌闭合不紧
预防与处理	1.需肛管排气时，一般不超过20min，必要时可隔2～3h后重复插管排气 2.消除紧张情绪，鼓励加强意识控制排便 3.帮助患者重建控制排便能力，嘱患者收缩肛门(提肛)，每天提肛500次左右，每次坚持数秒钟。 4.已发生大便失禁者，注意保护皮肤 5.肛门括约肌损伤导致的大便失禁可经手术修复
名称	**肠梗阻**
原因	老年人肠管紧张度低，肠壁肌肉萎缩，肠蠕动低下及直肠膨胀受体敏感性差，反应迟钝导致液体潴留，肠管扩张而引起麻痹性肠梗阻
临床表现	腹胀、腹痛、呕吐，肛门无排气排便，查体可闻及气过水声
预防与处理	1.对于老年人一次灌入量不超过500ml，且速度宜慢，压力宜低，注意观察腹部膨胀情况及生命体征变化 2.出现麻痹性肠梗阻者，遵医嘱予禁食、胃肠减压、补液等治疗，必要时行手术治疗

六、操作考核清单

项目	分值(分)	得分(分)	存在问题
1.操作前评估(20分)			
仪容、仪表符合规范	2		
洗手,戴手套、口罩	2		
自我介绍、核对医嘱	2		
患者身份确认	2		
告知操作目的、配合方法、注意事项	2		
评估患者的年龄、病情、意识、合作能力、肛门直肠疾患及灌肠禁忌证、心理状态、自理能力、理解与合作程度	4		
用物准备齐全,灌肠液符合要求	4		
环境安全舒适,温湿度适宜	2		
2.操作过程(55分)			
再次核对患者	2		
协助患者取仰卧位或左侧卧位,臀部垫单,裤脱至膝下,臀部靠床沿,注意保暖	3		
将灌肠溶液连接肛管排气,灌肠液面距肛门40～60cm,石蜡油润滑肛管前端	6		
嘱患者张口深呼吸	2		
将肛管轻轻插入直肠(成人7～10cm,小儿4～7cm)	5		
固定肛管,灌液	5		
观察液体流入速度,注意观察患者的情况	6		
夹管拔管	2		
擦净肛门,根据需要备好便盆、卫生纸等	2		
嘱患者忍耐	2		
健康宣教	4		
观察灌肠后效果	4		
整理床单位,协助取舒适卧位	3		
整理用物,分类处置	2		
洗手	2		
记录排便情况	5		
3.总体评价(25分)			
有效应变	4		
人文关怀	4		

项目	分值(分)	得分(分)	存在问题
健康教育技巧	6		
整体操作熟练	3		
相关知识掌握	5		
操作时间15min内完成	3		

注：每项根据完成程度或比例酌情评分，带"*"项目为"全或无"评分项，完成则得分，反之则不得分。

七、考核案例要点解析

林某，男，65岁，因肺部感染入院，查体T 40℃、P 110次/min、R 24次/min。酒精擦浴后复查T 41℃，医嘱：生理盐水1000ml大量不保留灌肠。

1.评估关注点

患者生命体征、咳嗽咳痰及是否出现呼吸受限的情况。患者有无肠道冲洗禁忌证、心理状态、排便情况、配合程度等，讲解此次灌肠的作用及重要性，取得理解、配合。高热患者需关注补液量，嘱患者多饮水。

2.操作关注点

(1)灌肠液的温度：降温用28℃～32℃。

(2)老年患者由于高龄，腹肌及肠肌力减退，盆底松弛，动作更应轻柔，操作前充分润滑肛管前端，避免造成直肠黏膜损伤。

(3)卧位可选择头低臀高左侧卧位，使患者尽量忍耐30min后再排便，排便30min后复测体温。

八、相关知识链接

1.口服清洁肠道法(适用于直肠、结肠检查和手术前肠道准备)

(1)口服高渗溶液甘露醇法：患者术前3天进半流质饮食，术前1天进流质饮食，术前1天下午口服甘露醇溶液1500ml(20%甘露醇500ml+5%葡萄糖1000ml混匀)。一般服用后15～20min即反复自行排便。

(2)硫酸镁法：患者术前3d进半流质饮食，每晚口服50%硫酸镁10～30ml，术前1天进流质饮食，术前1天下午口服25%硫酸镁200ml(50%硫酸镁100ml+5%葡萄糖盐水100ml)，再口服温开水1000ml。一般服用后15～30min即反复自行排便。

(3)将复方聚乙二醇电解质散袋装本品全部溶解于水搅拌均匀配制成2L的溶液，成人一次用量2～4L，以每小时约1L的速度口服，在排出液变为透明液体时可以结束给药，总给药量不能超过4L，或遵医嘱。

①术前肠道清洁准备：手术前日午餐后禁食(可以饮水)，午餐3小时后开始给药。

②大肠内窥镜检查前的处置:检查当日给药者当日早餐禁食(可以饮水),预定检查时间大约4h前给药;检查前日给药者前日晚餐后禁食(可以饮水),晚餐后1h给药,且检查前日早、午餐应吃残渣少的食物,晚餐吃不含固形食物的流食。

③钡灌肠X线造影检查前的处置:检查当日早晨开始禁食(可以饮水),从预定检查时间大约6h开始给药。

2.简易通便法(适用于体弱、老人和久病卧床便秘者)

(1)开塞露法;(2)甘油栓法;(3)肥皂栓法。

3.小儿清洁灌肠相关知识

患儿年龄	肛管型号	插入长度	每次注入量
<18个月	10～12Fr	3～5cm	50～200ml
18个月～5岁	14～16Fr	5cm	200～300ml
5岁～12岁	16～18Fr	5～7cm	300～500ml
>12岁	18～22Fr	7～10cm	500～1000ml

4. 与排便有关的护理技术的比较

项目比较点	大量不保留灌肠	小量不保留灌肠	保留灌肠	肛管排气	小儿巨结肠清洁灌肠法
目的	解除便秘及肠胀气,清洁肠道。为肠道手术、检查或分娩做准备,稀释并清除肠道有害物质,减轻中毒,降温	软化粪便,解除便秘,排除肠道内气体,减轻腹胀	镇静、催眠和治疗肠道感染	排除肠腔积气,减轻腹胀	促进肠蠕动,扩张狭窄段及清除积存粪便,减轻腹胀,促进食欲,改善全身营养状况;减轻炎症对肠道黏膜的刺激及水肿,减少手术中粪便的污染
体位	左侧卧位	左侧卧位	慢性细菌性痢疾病变部位多在直肠或乙状结肠,取左侧卧位。阿米巴痢疾病变多在回盲部,取右侧卧位,臀部均需抬高10cm	左侧卧位	屈膝仰卧位,上身抬高15°～20°,将便盆放置臀下,在臀部和便盆之间,应垫尿布增加患儿舒适度

项目比较点	大量不保留灌肠	小量不保留灌肠	保留灌肠	肛管排气	小儿巨结肠清洁灌肠法
常用溶液	0.1%～0.2%肥皂水、生理盐水	"1.2.3"(50%硫酸镁30ml、甘油60ml、温开水90ml)、甘油或液体石蜡50ml加等量温开水、各种植物油120～180ml	药物及剂量遵医嘱准备,如镇静用10%水合氯醛		生理盐水
温度	温度39℃～41℃,降温为28℃～32℃,中暑为4℃	38℃	38℃		37℃～40℃
压力	40～60cm	30cm	30cm		接肛管,用注射器将20ml生理盐水缓慢注入
保留时间	5～10min	10～20min	1h	保留肛管不超过20min	注入生理盐水后随即将稀释的粪便抽出
剂量	500～1000ml	200ml	200ml		500～2000ml(或遵医嘱)
插管深度	7～10cm	7～10cm	10～15cm	15～18cm	插入肛管,直至穿过狭窄部

第八节　引流管护理

一、定义

使器官、体腔或组织腔洞的内容物排出体外或引离原处的方法,均可称为引流。

二、目的

1.保持有效引流。

2.防止感染。

3.观察引流情况提供病情变化的动态信息。

三、操作者资质

有执业资质并经过培训合格的护理人员。

四、操作流程与要点说明

操作流程	要点说明

核对:
1. 医嘱、患者姓名、床号。
2. 引流种类,引流管留置的时间。

→ 至少使用两种患者身份识别方式。

评估:
1. 患者的年龄、病情、治疗、意识、合作能力。
2. 留置引流的目的、时间及引流的位置、引流的种类和置入深度。
3. 引流液的量、颜色、性状及流速,留置胸管患者的呼吸功能及水柱波动的情况。
4. 伤口及引流管口有无渗血、渗液。
5. 患者及家属对引流管知识的知晓程度。
6. 操作者:符合资质要求,衣帽整洁,洗手,必要时戴口罩、手套。
7. 环境:安静、安全、舒适。

→
1. 意识模糊、烦躁不安和不合作者根据需要使用约束带。
2. 引流管标识清晰,有置入或外露长度,用标记笔标记引流管出皮肤位置。
3. 引流管出口固定良好并有沿着引流管走行对引流管进行的二次固定(采用大"I"固定法);引流袋在床旁固定良好。
4. 按引流目的设置引流袋(瓶)的放置高度,必要时建立负压。
5. 根据不同的目的及引流瓶的种类来准备合适的引流装置。目前临床广泛使用一次性引流装置。
6. 引流液异常或敷料有渗血、渗液时应及时告知医生处理。

操作流程	要点说明

告知:

1. 引流目的、更换引流袋(瓶)的目的、必要的护理配合及自我观察技巧等事项。
2. 维持有效引流的方法及意义。
3. 意外脱管的紧急应对措施。

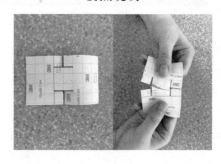

准备:

1. 操作者:洗手,戴口罩、手套。
2. 环境:符合无菌操作、保护隐私及保暖。
3. 用物:常规物品:引流袋/瓶、消毒用品、无齿血管钳、必要时备换药物品等,更换胸管者需准备两把无齿血管钳。
4. 体位:取舒适卧位,保护隐私,更换胸管者取半卧位。

1. 操作者做好自我防护。
2. 检查引流装置的有效期及装置是否完好,使用无齿血管钳夹紧引流管,以防引流液漏出或因多次更换时夹损引流管;更换胸瓶者需双向夹紧引流管,以防引流液漏出、漏气至气胸。

实施1:

一般引流管:

1. 暴露引流管与引流袋/瓶连接处实施。
2. 引流管下铺治疗巾,置弯盘。
3. 用血管钳夹紧引流管近端。
4. 分离引流管与引流袋或瓶接头,无菌纱布妥善保护开口端,撤去旧的引流袋/瓶。
5. 由内向外消毒引流管管口及外周。
6. 将新的引流袋或瓶与引流管连接。
7. 松开血管钳,观察引流情况,确认引流通畅。
8. 固定引流袋(瓶)。
9. 撤治疗巾、弯盘,整理床单位,调整至利于引流的体位。

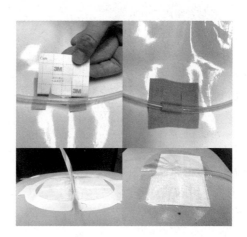

1. 分离时注意用力的方向,防止拔出引流管。
2. 分离接口前要夹紧引流管,以防引流液漏出。
3. 消毒顺序为:内侧—横断面—外侧。
4. 固定时注意留有足够的长度,方便患者翻身活动。
5. 严格执行无菌操作。按引流袋/瓶性质及引流目的的不同定期更换。
6. 多管引流时,应标明引流管的名称,并逐一分开固定。

操作流程	要点说明
实施2： 胸腔闭式引流管： 1. 正确紧密连接各管道。 2. 在胸腔闭式引流瓶内倒入无菌溶液至浸没长管3~4cm。 3. 观察胸腔引流瓶内水柱位置及波动情况。 4. 挤压胸腔引流管，使管内引流液流入瓶内。 5. 连接口下铺治疗巾置弯盘。 6. 两把无齿血管钳对向夹紧胸管后分离接口。 7. 由内向外消毒胸腔引流管接头处后连接新引流瓶。 8. 检查连接是否牢固、正确。 9. 松开血管钳，撤除弯盘及治疗巾。 10.嘱患者咳嗽或深呼吸，观察水柱波动及患者呼吸情况。 11.固定引流管。	1. 引流装置应低于胸壁引流口60~100cm，防逆流。 2. 定期更换引流装置，更换时严格遵守无菌操作规程。 3. 挤压：一手反折硅胶管，离心方向反复挤压引流管，再缓慢松开，防止引流瓶中液体倒吸。 4. 妥善固定胸管，避免牵拉及脱出。 5. 证实引流管装置衔接正确、紧密后可松开无齿血管钳。 6. 换瓶前后均要嘱患者咳嗽或深呼吸，观察水柱波动情况，一般水柱波动4~6cm。 7. 确保管道系统密闭，防气胸发生。
观察与记录： 1. 观察引流液的颜色、性质及量，切口或引流口周围皮肤情况等。 2. 观察患者的生命体征，主诉，有无因引流液较多而引起的低钾、低钠、脱水等水和电解质紊乱的表现等。 3. 留置胸管者尤其应关注患者呼吸及水柱波动情况，观察伤口及引流管口渗血、渗液情况。	观察引流液时应观察刚流出的液体，因部分引流液（如胆汁）会因流出体外时间较长而发生颜色、性状的变化。

五、常见并发症的护理

名称	感染
管道	脑室引流管
原因	1.无菌操作不严格 2.引流液反流 3.伤口被污染未及时换药
临床表现	发热、头疼、恶心、呕吐、引流液浑浊
预防与处理	以不破坏引流装置的密闭性为原则,必要时更换;更换引流袋、需搬动患者或过床时应先夹闭引流管避免逆流引起感染;引流时间不宜超过5~7d
管道	腹腔引流管
原因	1.引流管大部分另作戳口引出,因放置时间过长,引流管周围软组织感染 2.引流管在更换引流袋时,两头接口消毒不严格,管道为细菌提供了进入腹腔的通道,引起引流管周围的炎症 3.腹腔感染较重,不洁内容物从管旁溢出引起局部感染 4.引流袋内液体反流回腹腔,引起感染
临床表现	1.引流管口出现红、肿、热、痛等炎症反应情况,管口周围有分泌物 2.细菌沿管道进入腹腔,澄清的引流液变得浑浊,有脓性液体引出
预防与处理	1.引流管口应按时更换敷料,使用0.5PVP-Ⅰ(安多福)消毒引流管口 2.减少引流接口分离的频次,使用抗反流引流袋,每周更换一次,更换时注意两头接口的消毒 3.引流瓶的位置要尽量在腹壁戳孔平面以下。移动患者时,需要将引流管先夹闭,若引流液超过瓶体中线时,需要及时倾倒,避免发生逆流污染 4.保持引流管周围皮肤清洁干燥,防止渗液浸润皮肤发炎
管道	胸腔闭式引流管
原因	1.无菌操作不严格 2.引流管引流不畅 3.引流管高于引流管口
临床表现	发热、胸痛、呼吸困难、引流液呈脓性分泌物状
预防与处理	定期更换引流瓶,引流瓶应低于胸壁引流口平面60~100cm,鼓励深呼吸,有效排痰,必要时雾化吸入
管道	"T"型管
原因	1.未定时更换引流袋 2.引流管高于腹部切口,体液反流
临床表现	发热、腹痛、腹胀
预防与处理	定期更换引流袋;引流管周围皮肤保持清洁干燥,管周垫无菌纱布;保证引流管不高于腹部出口;造影后及时引流干净造影剂,以防继发感染

（续　表）

名称	非计划拔管
管道	**脑室引流管**
原因	1.小儿及神志不清、躁动不安的患者未给予约束 2.患者检查或搬动患者时未保护好引流管 3.导管固定不牢固
临床表现	管道脱出
预防与处理	1.对于小儿及神志不清、躁动的患者应有专人看管,必要时使用约束带。导管需标示名称与留置深度,保留足够的空间避免翻身牵拉 2.根据搭桥法使用丝绸胶布妥善固定脑室引流管 3.上报不良事件
管道	**腹腔引流管**
原因	1.小儿及神志不清、躁动不安的患者未给予约束 2.患者检查或搬动患者时未保护好引流管 3.患者翻身时幅度过大
临床表现	管道脱出
预防与处理	1.导管需标示名称与留置深度,保留足够的空间避免翻身牵拉,必要时约束患者 2.妥善固定引流管,使用3M弹力胶布高举平台法固定(或大"工"固定法),每班交接引流管固定情况,若固定的胶布有松动,失去黏性,应立即更换 3.对于留置久的引流管,应交接管道固定缝线是否有松脱,发现松脱及时处理 4.腹腔引流管脱出后,应立即捏紧引流管口的皮肤,消毒后用无菌纱块覆盖,严密观察患者情况,如有腹痛、腹胀、高热等及时报告医生 5.对于形成窦道的引流管,脱出后应立即报告医生,可更换引流管沿原有的窦道送入腹腔 6.发生非计划拔管后按程序上报不良事件
管道	**胸腔闭式引流管**
原因	1.神志不清、躁动不安的患者未给予约束 2.患者检查或搬动患者时未保护好引流管 3.留置胸管未进行固定
临床表现	管道脱出
预防与处理	1～3同腹腔引流管 4.若引流管从胸腔滑脱,立即用手捏闭伤口处皮肤,消毒后用凡士林纱布封闭伤口,协助医生做进一步处理。如引流管连接处脱落或引流瓶损坏,立即双钳夹闭胸壁导管,按无菌操作更换整个装置
管道	**"T"型管**
原因	1.小儿及神志不清、躁动不安的患者未给予约束 2.患者检查或搬动患者时未保护好引流管 3.患者翻身时幅度过大

临床表现	管道脱出
预防与处理	1～3同腹腔引流管 4.通知医生,用无菌纱布覆盖引流口,检查放置时间 5.检查腹部体征:看有无胆汁性腹膜炎 6.若已形成窦道,再回插的可能性较大,但由于插的位置有所变动,其引流的效果不确定(准备物品:导管、消毒物品)
名称	**低效引流**
管道	**脑室引流管**
原因	1.引流管置入深度过深 2.引流管折叠 3.引流管堵塞或管口紧贴脑室壁 4.引流管放置位置过高
临床表现	头痛、呕吐(喷射状)、视乳头水肿、前囟饱满、意识进行性障碍
预防与处理	1.因颅内压偏低而引流不畅者暂不引流,对症处理 2.因引流管放入脑室过深过长,在脑室内弯曲成角,可将引流管向外抽拉至有脑脊液流出时重新固定 3.因管口吸附脑室壁者可将引流管轻轻旋转,使管口离开室壁 4.引流袋过高导致引流不畅或无液体引出时,可适当调低引流袋至合适高度以达到有效引流的目的 5.若阻塞可用注射器轻轻向外回抽,不可用0.9%生理盐水冲洗,必要时换管
管道	**腹腔引流管**
原因	1.引流液性质黏稠、伴有组织碎屑及血凝块堵塞引流管 2.大网膜进入引流管侧孔,堵塞引流管 3.引流管有扭曲或折叠 4.引流管腹内端位置不佳,紧贴腹腔脏器内壁,导致引流不畅 5.引流管位置放置不合理,未放置在需引流位置的最低处 6.患者体位不合理,无法使引流液向下流出
临床表现	1.引流物突然减少或无引流物引出 2.引流管无液体或较少液体引出,但引流管口有液体流出
预防与处理	1.合理放置引流管,遵守低位、捷径的原则,尽量将引流管放置在需邻近引流处或较低的部位,包括盆腔、结肠旁沟和Winslow孔等部位,保证患者处于半卧位或平卧位的最低部位 2.充分通畅引流,保持引流管通畅,防止扭曲、压迫引流管。对于严重腹腔感染且腹腔内积液严重的患者,通常无法通过单一引流管获得理想的引流效果,要使用三腔管引流或双套管引流,严重者可行多管灌洗引流 3.经常挤捏引流管(最少2h一次),怀疑引流管堵塞,先离心方向挤捏或用注射器回抽,若无效可用0.9%生理盐水20ml缓慢冲洗 4.引流管口有液体流出时,可酌情在引流口位置粘贴造口袋以收集引流液,保护皮肤

(续　表)

管道	胸腔闭式引流管
原因	1.胸管折叠 2.胸腔压力大 3.血块或絮状物堵塞引流管
临床表现	胸闷气促、咳嗽、水柱波动大于6cm；严重时出现皮下气肿
预防与处理	1.若水柱波动过高可能存在肺不张 2.若无波动则是引流不通畅或肺已完全扩张 3.若患者出现胸闷气促、气管向健侧偏移等肺受压症状，应怀疑引流管被血块堵塞，需设法挤捏或使用负压间断抽吸引流管的短管，并立即通知医生
管道	"T"型管
原因	1.未定时离心方向挤捏管道 2.管道折叠 3.引流管位置放置过高
临床表现	胆汁量过多或突然减少，皮肤黄染加深
预防与处理	定期以离心方向挤捏，若有阻塞可用注射器回抽，禁止擅自冲洗，需在医生指导下进行，以防发生腹膜炎或胆瘘

六、操作考核清单

项目	分值(分)	得分(分)	存在问题
1.操作评估(26分)			
仪容、仪表符合规范	2		
洗手，戴手套、口罩	2		
自我介绍	2		
患者身份确认(两种方法)	2		
告知操作目的、配合方法	2		
评估：(1)患者的病情、意识状态、配合程度；(2)引流管种类、引流管留置时间；(3)过敏史(胶布、塑胶制品)；(4)患者的沟通、理解及合作能力	4		
能识别操作中的风险点与关键点	4		
操作人员符合资质要求	2		
物品准备齐全	2		
用物性能完好	2		
环境安全舒适	2		

项目	分值(分)	得分(分)	存在问题
2.操作过程(59分)			
再次确认患者身份	2		
协助患者取安全舒适的体位	4		
取治疗巾垫引流管下、置弯盘	6		
夹管(位置、方法)	6		
分离污染引流袋/瓶	6		
消毒引流口(顺序、方法)	10		
接新引流袋/瓶	8		
检查引流袋/瓶是否通畅	6		
固定引流袋/瓶	5		
整理处置用物	4		
记录	2		
3.整体效果(15分)			
有效应变,人文关怀	6		
健康教育技巧	3		
整体操作熟练	2		
相关知识掌握	2		
操作时间15min内完成	2		

七、考核案例要点解析

案例一

李雨,女,45岁,因阑尾坏疽穿孔致急性腹膜炎入院,入院后行阑尾切除术。现患者阑尾切除术后第1天,神志清,T 37℃、P 108次/min、R 24次/min、BP 115/70mmHg,留置盆腔引流管一条,见少许血性液体引出。予一级护理、流质饮食、补液、抗炎等对症治疗,引流管护理每天1次。

1.评估关注点

(1)检查患者腹部情况,有无腹胀、腹痛等情况,如有异常应先处理特殊情况再进行管道维护。

(2)检查伤口及引流管口有无渗液、渗血,如伤口或引流管口有渗血应先换药处理再进行管道维护。

(3)评估引流的种类(腹腔引流管),选择合适的引流袋(一般选择抗反流引流袋)更换。

(4)评估管道标识是否清晰、正确。

(5)评估管道固定是否良好。

2.操作关注点

(1)评估环境,注意保护患者隐私,协助患者取舒适体位。

(2)观察管道出口处缝线固定及管道胶布外固定情况,如有松脱应先妥善固定管道后再更换引流袋。

(3)更换引流袋后用别针将引流袋固定于床边,并指导患者卧床或下床活动管道固定的方法。

(4)详细指导患者如何带管离床活动,以及在离床活动时如发生意外脱管的应急处理方法。

案例二

林涛,男,25岁,患者因车祸导致胸痛2h入院。入院查胸片左肺压缩90%,神志清,T 37℃,P 86次/min,R 24次/min,入院后予留置胸管,胸管引流出暗红色液,现胸管留置2天瓶满,予更换胸瓶。

1.评估关注点

(1)患者引流液的流速、颜色及量。

(2)检查引流管口有无渗液、渗血,如引流管口有渗血应先换药处理再进行管道维护。

(3)关注生命体征的变化,尤其关注患者呼吸情况。

2.操作关注点

(1)检查更换的新引流瓶连接是否正确,是否保持其密闭性。

(2)分离前夹闭管道用两把血管钳反向钳夹后再分离引流管。

(3)消毒后连接引流瓶,再次检查其紧密性再松开钳夹。

(4)检查胸管是否通畅,嘱患者深呼吸观察水柱波动,正常水柱波动范围4～6cm。

(5)告知患者下床活动引流瓶应低于60～100cm,告知胸管脱落的紧急处理方法。

八、相关知识链接

1.常见引流管及护理要点

名称	要点说明
脑室引流管	1.限制患者活动范围,翻身、活动时避免牵拉引流管,必要时约束患者 2.需绝对卧床休息,床头抬高15°～30°,以利于静脉回流降低颅内压 3.脑室引流瓶入口处应高于侧脑室平面(相当于平卧高于外耳道,侧卧高于鼻尖)10～15cm为宜;引流袋过高超出颅内压力时引流受阻起不到降压作用,引流袋过低脑脊液引流过快,可导致颅内压剧降,易引起脑室内出血或小脑幕裂孔疝

名称	要点说明
脑室引流管	4.脑脊液引流量应＜20ml/h,每日引流量应＜500ml,合并颅内感染者可相应增多 5.正常脑脊液无色透明、无沉淀物,术后1～2d可带血性,以后逐渐变浅,转为淡黄色 6.脑室引流一般放置3～7d,拔管前24～48h试夹管,若无颅内压增高的现象,或颅内压＜20cmH$_2$O可拔管
腹腔引流管	1.躁动不安的患者应专人守护或适当加以约束 2.卧床时引流袋不能高于引流管口位置,使用抗反流引流袋,避免逆流,下床活动时引流袋或瓶应低于引流管口部位20～30cm 3.引流管如有堵塞可用注射器回抽,但不能擅自冲洗 4.观察出血:如有活动性出血颜色会变为鲜红色,引流量＞200ml/h,出血患者应密切观察生命体征 5.如引流液伴有粪臭味,应怀疑吻合口瘘,同时应关注腹部症状
腹腔双套负压引流管	1.保持引流有效性,维持适宜负压。按医嘱调整负压,一般不超过4kPa,以免损伤内脏组织及血管,双套管的通气管应与大气相通,患者取半卧位以利于引流 2.部分患者需进行持续腹腔灌洗,可根据医嘱在0.9%氯化钠溶液内加抗生素,以维持20～30滴/min为宜,冲洗液现配现用
腰椎引流管	1.根据医嘱要求,抬高引流管的高度,一般高于外耳道水平10～15cm,观察脑脊液的引流速度,并记录引流液的颜色、性质、量 2.引流管向心性粘贴固定,防止大小便污染,一旦移位或者脱出,应立即用无菌敷料覆盖创口,并通知医生处理 3.关注患者生命体征变化,尤其是意识、瞳孔、血压、心率、呼吸及抽搐等情况。观察有无颅内高压的症状 4.拔管前按医嘱夹闭24～48h,观察患者腰部敷料情况,观察患者意识等状况是否改变
"T"形引流管	1.正常成人每日胆汁分泌量800～1200ml,呈黄色,清亮、稠厚无沉渣;术后24h内引流量为300～500ml,恢复饮食后可增至600～700ml,以后逐渐减少至约每日200ml左右;术后1～2d胆汁可呈淡黄色混浊状,以后逐渐加深、清亮 2.监测水和电解质、酸碱平衡状况。经常检查血钾、血钠浓度,注意有无低钾或低钠表现 3.留管期间指导患者进低脂、高蛋白、高维生素易消化饮食,少量多餐,忌油腻食物及饱餐。若患者出现发热、腹胀和腹痛等腹膜炎的表现,或患者腹腔引流液呈黄绿色胆汁样,常提示患者发生胆瘘,应立即报告医生 4.拔管指征: 　(1)术后2周,无腹痛、发热,黄疸消退,血象、血清胆红素正常 　(2)胆汁引流量减少,每日少于200ml,色清亮 　(3)胆管造影显示胆管通畅 　(4)夹管试验阴性 5.拔管后卧床休息6h,取左侧卧位。拔管1周内,观察患者有无腹痛、发热、黄疸等症状,警惕胆汁外漏甚至胆汁性腹膜炎或胆管梗阻的发生

名称	要点说明
"T"形引流管	6.带管出院者指导其管路护理及自我监测方法，一般6周后回院复查
膀胱造瘘引流	1.结合患者病情，鼓励适当的液体摄入，保持成人尿量在2000ml/d，并进行适当的活动 2.搬动患者时暂时夹闭造瘘管，防止尿液逆流 3.发现尿液浑浊、脓性、沉淀、血尿或有结晶时，多为泌尿系感染，应及时处理 4.保护造瘘口周围皮肤清洁，每日用0.05%碘伏或0.1%新洁尔灭消毒造瘘口2次，必要时外涂氧化锌软膏，再用无菌纱布覆盖。如有潮湿、漏尿应及时更换无菌纱布，防止尿液对皮肤的浸渍。每周更换引流袋，每月更换造瘘管 5.如有造瘘口漏尿可采取向导尿管气囊加注3～5ml灭菌注射用水、更换粗口径导尿管的方法。若无效，可遵医嘱给予药物治疗，以稳定膀胱的无预制性收缩 6.造瘘管应在术后10d拔除，拔管前应先行夹管试验，待试行排尿通畅2～3d后才可拔出。长期留置膀胱造瘘管的患者，可采取适时夹管、间歇引流方式，训练膀胱功能，避免发生膀胱肌无力 7.拔管后观察造瘘口有无渗尿，鼓励患者多喝水(>2000ml/d)，观察患者自主排尿情况，包括拔管后每次尿量及第一个24h尿量。若患者排尿不尽应检查残余尿量
胸腔闭式引流管	1.每48～72h及需要时更换插管处敷料 2.正常水柱波动4～6cm，若过高可能存在肺不张，若无波动可能是引流不畅或肺已完全复张 3.一般正常的引流量第一个2h为100～300ml，第一个24h约500ml，第一个8h多为血性液，一次放液不超过1000ml 4.拔管指征：一般置管48～72h后，无气泡逸出或引流量明显减少，24h引流液<50ml、脓液<10ml、肺膨胀良好、无漏气，患者无呼吸困难，则可拔管

2.常见管道风险分级

（1）高危管道：一旦脱落或失效可能危及患者生命或造成较大经济损失的管道。如气管插管、气管切开管、胸腔闭式引流管、脑室引流管、三腔二囊管、动脉留置管、IABP期间动脉管、血透管道、CVC导管、PICC导管。

（2）中危管道：治疗性管道，短时脱落可能不会危及患者生命但影响治疗效果。如腹腔引流管、盆腔引流管、胃肠减压管、前列腺及膀胱手术留置的尿管、肾周引流管、支架引流管T管、胃造瘘管、空肠营养管。

（3）低危管道：如留置计量的尿管、经口/鼻饲管、浅静脉留置针等。

3.导管脱落应急预案

（1）各类导管需标示名称与留置深度，妥善固定，保留足够的空间避免翻身牵拉，必要时约束患者。

（续 表）

（2）告知管道的重要性，教会患者及家属管道自我护理方法及脱管时的紧急处理方法。

（3）落实床边工作制与管道护理，每班交接管道固定效果与引流效能。

（4）留置高危管道患者床边配备必需的导管脱落紧急处理物品。如气管切开患者床边备气管切开包等。

（5）一旦发现管道脱落，应按如下方法处理。

a.高危导管须立即床边守护，观察病情变化，依据管道性质采取紧急处理措施，同时立即报告医生，协同处理。中危导管依据管道性质及时采取处理措施，同时报告医生协同处理。低危管道及时观察与处理，必要时报告医生。

b.评估是否需要重置导管，重置导管者做好健康教育与后续观察处理。

c.书写护理记录，做好患者/家属安抚解释工作。

d.总结经验教训，按护理不良事件报告处理。

（王丹丹、舒香云、唐琦玲）

第九节 卧床患者更换床单

一、定义

卧床患者更换床单是为卧床患者更换床单、被套、枕套,使其舒适,并保持床单位的整洁。

二、目的

1.保持床铺清洁、干燥、平整,使患者感觉舒适。

2.观察患者的病情变化,预防压疮等并发症。

3.保持病室整洁美观。

三、操作者资质

护士或经过培训合格的护理员;颅骨牵引、气管插管(切开)、呼吸机辅助呼吸等病情较重的患者,需由高年资护士指导协助。

四、操作流程与要点说明

操作流程	要点说明

评估:

1. 核对患者身份。
2. 患者年龄、性别、体重、病情、意识、合作能力及合作程度、身体移动能力,有无肢体活动障碍、偏瘫或骨折,有无引流管、输液器及伤口,有无尿便失禁,是否需要便器,床单位的清洁程度,环境是否安全及室内温度,心理状态与需求。
3. 操作者:符合资质要求,整理着装,仪表符合护理人员行为规范。
4. 环境:病室内无患者进餐或治疗,按季节条件调节室内温度,关门窗。

告知:

清醒患者告知操作目的及过程,教会患者配合的方法;昏迷患者告知家属目的及配合方法。

要点说明:

1. 身份确认:至少使用两种身份确认方法。
2. 更换床单时机:患者病情稳定,清晨或餐前为宜,发现污染时随时更换。

注意事项:

1. 卧床患者更换床单1~2次/周,床单位有明显污迹时随时更换。
2. 病危、病重、气管切开(插管)及其他各种管道、多发骨折、脊柱手术或损伤的患者应采用多人翻身法进行更换。
3. 单人实施操作时,应将对侧床栏拉起。
4. 床褥应湿式打扫:一床一巾。
5. 铺大单的顺序:床头—床尾—中间。
6. 卷使用过的中单、大单时,向上屈卷污染面朝内。
7. 卷清洁的大单、中单时,向内屈卷清洁面朝内。
8. 更换被套时,棉胎S型折叠。
9. 病床符合舒适安全的要求,大单应平、整、紧、无皱褶,被套内棉胎平整,头端不虚边,床尾留有足够的空间,枕头四角充实,拍松枕芯,枕套开口背门放置。

操作流程	要点说明

操作流程

准备:

常规用物准备:治疗车上层大单1条、被套1个、枕套1个、中单1个及清洁衣服1套。治疗车下层备扫床刷及扫床巾。

↓

告知:

清醒患者告知操作目的及过程,教会患者配合的方法;昏迷患者告知家属目的及配合方法。

↓

清醒患者操作流程:

操作前:

1. 核对姓名、手腕带。
2. 体位:帮助患者取舒适体位,若有必要,为患者更换尿布,协助患者大小便。
3. 放置物品到床旁。

实施:

1. 护理人员着装整洁,洗手,取下手表。
2. 备齐用物携至患者床边。
3. 再次向患者解释操作的目的和配合方法。
4. 酌情关好门窗。
5. 移开床旁桌20cm,护理车置于床旁,椅子放于床尾正中,距离床尾约15cm。
6. 松开床尾盖被,把枕头移向对侧,并协助患者移向对侧。
7. 协助患者侧卧,背向护士。
8. 从床头至床尾松近侧各层床单。
9. 卷中单于患者身下。
10. 将大单污染面向内翻卷塞于患者身下,床刷套上床刷套后湿式从床头至床尾扫净床褥。
11. 铺清洁大单,将对侧-半大单塞入患者身下,按铺床法铺好近侧大单。
12. 铺清洁中单于大单上,卷对侧中单于患者身下,将中单、大单一起塞入床垫下铺好。中线对齐、四角拉平塞紧。
13. 请患者平卧,再转向近侧,移枕于患者头下。协助患者面向护士,侧卧于已铺好床单的一侧。
14. 松开各层床单,取出污中单放在床尾。

↓

要点说明

10. 护患避免交叉感染,铺床前护士应洗手,污染用物应放置于污物袋内。拆床单时应尽量避免尘土飞扬,污物勿接触护士服,护士每铺完一张床后均需要用消毒液擦拭双手。

11. 操作者注意节力,铺床前用物备齐全,按使用先后顺序依次放置。铺床时身体靠近床边,上身保持直立,两腿前后分开稍屈膝,以扩大支撑面,且身体重心随之降低,增加稳定性。应运用人体力学原理,省力省时,提高工作效率。

12. 操作者注意观察,操作者动作敏捷轻稳,不宜过多翻动和暴露患者,注意保护患者隐私,防止患者疲劳及受凉。注意观察病情及患者的皮肤有无异常改变,导管和输液管应安置好,防止管子扭曲受压或脱落,严格按照"引流管护理规范"护理各种引流管。同时满足患者身心需求。

操作流程

15. 取下污中单及大单放于护理车下层。

16. 湿式扫床从床头至床尾扫净床褥,取下床刷套放于护理车下层,床刷放于护理车的上层。

17. 同法铺好各层床单,各层拉紧铺好。

18. 协助患者平卧。

19. 铺清洁被套于盖被上,打开被套尾端开口,从污被套里取出棉胎(S型折叠)放于清洁被套内,套好被套。

20. 更换枕套,将枕头拍松整理平整。

21. 固定引流管。

22. 移回床旁桌椅,根据病情摇起床头和膝下支架。

23. 整理床单位,帮助患者取舒适的卧位,打开窗户。必要时上床栏。

24. 整理用物,洗手。

五、常见并发症预防与处理

名称	坠床
原因	1.患者躁动 2.无床栏保护 3.护士评估不全
临床表现	起病急,轻者患者疼痛明显,焦虑;重者可出现面色苍白,骨折移位等
预防与处理	1.操作前全面评估患者,躁动患者合理使用约束带,及时上床栏保护 2.如患者发生坠床,立即通知医生,测量生命体征,评估损伤程度,并配合医生做好相关检查,做好记录 3.凡新收、手术、病情变化等患者护士应进行跌倒坠床评估,并建立警示标识,加强防范
名称	颅骨牵引脱落
原因	1.无专人保护 2.牵引弓脱落或完全移位 3.颅骨牵引未采用轴线翻身
临床表现	患者疼痛明显,烦躁,牵引孔出血,重者可出现呼吸困难、面色发绀、骨折移位引起截瘫、呼吸及心跳骤停等
预防与处理	1.评估牵引弓上螺帽松紧度,操作前旋紧牵引弓上螺帽半圈到一圈 2.禁止突然增、减牵引重量,调整牵引时,禁止粗暴动作,用轴线翻身手法给患者翻身 3.指导患者及家属有效牵引的相关知识,使其能积极配合 4.发生牵引弓脱落时立即用双手固定颈部,设法通知医生,测量生命体征,配合医生处理,安抚患者

（续　表）

名称	髋关节假体脱位
原因	1.翻身侧卧大于90°,患肢内旋内收 2.患肢无专人牵引保护
临床表现	髋部弹响声,疼痛,髋关节弹性固定,关节囊空虚,下肢短缩、内收畸形
预防与处理	1.操作前全面评估患者病情 2.操作时需专人牵引患肢,保持患肢外展中立位 3.患侧卧位小于60° 4.髋关节屈曲小于90°
名称	脑疝
原因	1.未进行有效评估 2.翻身手法粗暴,无专人固定头部 3.未采用轴线翻身法
临床表现	颅内压增高,剧烈头痛及频繁呕吐、意识改变、瞳孔变化、运动障碍、生命体征紊乱等
预防与处理	1.快速静脉输注高渗性降颅内压药物,以缓解病情,争取时间 2.当确诊后,根据病情需要完成开颅/钻颅术前准备
名称	引流管脱落
原因	1.高危导管评估不全 2.未妥善固定导管
临床表现	详见引流管护理
预防与处理	详见引流管护理
名称	窒息
原因	1.痰液堵塞 2.未妥善固定呼吸通道
临床表现	患者躁动不安、大汗、呼吸困难、发绀、脉搏加快、血氧饱和度下降,严重者心跳骤停
预防与处理	1.操作前全面评估患者,及时清理呼吸道,保持呼吸道通畅,操作时密切关注患者呼吸、血氧饱和度变化 2.必要时备好吸氧、吸痰装置、气管插管、呼吸机等

六、操作考核清单

项目	分值(分)	得分(分)	存在问题
1.操作前评估(30分)			
仪容、仪表符合规范	2		
洗手,戴口罩	2		

（续　表）

项目	分值(分)	得分(分)	存在问题
自我介绍	2		
患者身份确认	2		
告知操作目的、配合方法	2		
评估病情、意识状态、身体移动能力、合作程度;有无肢体活动障碍、偏瘫或骨折;有无引流管、输液管及伤口,有无尿便失禁,问二便;床单位的清洁程度;年龄、性别、体重、心理状态与需求,体位舒适	10		
操作时机适宜	2		
操作人员资质符合要求	2		
用物准备齐全	4		
环境安全舒适	2		
2.【清醒患者单人操作】操作过程(55分)			
患者身份再次确认	4		
协助患者取合适体位,酌情关好门窗	4		
移床旁桌、椅,移开床旁桌20cm,移椅于床尾,护理车放在床旁	6		
移枕、侧卧,松开床尾盖被,把枕头移向对侧,并协助患者移向对侧,背向护士,注意安全	6		
松开各单:从床头至床尾松近侧各层床单、卷近侧污中单塞于患者身下;将大单污染面向内翻卷塞于患者身下	6		
换大、中单,铺清洁大单:将对侧-半大单塞入患者身下,按铺床法铺好近侧大单;铺清洁中单于大单上,卷对侧中单于患者身下,将中单、大单一起塞入床垫下铺好,中线对齐、四角拉平塞紧	6		
撤污单:操作者转至对侧,撤去污单,同法铺好大单、中单	6		
换被套:移枕、助患者平卧,铺清洁被套于盖被上,打开被套尾端开口,从污被套里取出棉胎(S形折叠)放于清洁被套内,套好被套,注意保暖	6		
换枕套:拍松枕头,更换枕套,开口背门,将枕头置于患者头下	2		
桌椅还原,开窗通风,固定各引流管;根据病情摇起床头和膝下支架	4		
整理:整理用物,分类放置;帮助患者取舒适卧位,必要时上床栏,洗手	5		
3.整体效果(15分)			
有效应变、人文关怀	6		
健康教育技巧	3		
整体操作熟练	2		

（续　表）

项目	分值（分）	得分（分）	存在问题
相关知识掌握	2		
操作30min内完成	2		

注：每项根据完成程度或比例酌情评分，带"*"项目为"全或无"评分项，完成则得分，反之则不得分。

七、考核案例要点解析

徐某，56岁，诊断：右胫腓骨骨折，患者因摔伤致右小腿疼痛、活动受限3h入院，T 36.1℃、P 76次/min、R 20次/min、血压 130/82mmHg，查体：右小腿肿胀、畸形，右足背动脉搏动正常，右下肢末梢血运、感觉活动正常。入院完善各项术前准备，送手术室行右胫腓骨骨折切开复位内固定术，术后遵医嘱给药。目前患者术后第3天，T 38.6℃、P 100次/min、R 24次/min，自觉乏力，给予药物降温后出汗较多，被服潮湿，需更换床单。

1.评估关注点

（1）评估患者病情、意识状况、身体移动能力、合作程度。

（2）评估各类管道通畅情况、皮肤完整度，问二便。

（3）评估患肢末梢血运、感觉、活动、肿胀、伤口渗血及疼痛情况。

（4）评估床单位的清洁程度。

（5）评估环境是否安全、温湿度是否适宜、心理状况与需求。

2.操作关注点

（1）按操作流程进行更换床单。

（2）更换床单过程中注意观察患者病情变化，发现异常情况，及时处理；关注患者的疼痛情况，注意调整患肢体位。

（3）操作中动作轻柔，避免粗暴，应用节力原则。

八、相关知识链接

1.移动患者

项目	要点说明	图片
协助患者移向床头	一人法：患者仰卧屈膝，双脚并拢脚蹬床面，患者双手握住床头栏杆，操作者用一手稳住患者双脚，另一手放在臀部协助患者上移 二人法：两人同侧或两侧站立，一人托患者颈、肩、腰部，另一人托患者臀部及腘窝，两人同时抬起患者上移，两侧站立时，两人交叉托住患者的颈肩部，合力抬起患者上移	

项目	要点说明	图片
协助患者由仰卧到侧卧	一人法：将患者双下肢、肩、腰、臀依次移向操作者近侧，操作者一手托患者肩，另一手托腰，将患者转向近侧，面向操作者 二人法：一人托患者颈、肩、腰，另一人托臀部和腘窝，两人同时抬起患者移向近侧，两人分别托患者的肩、腰、臀和膝，轻拉患者，使其转向近侧 轴线翻身法：患者去枕平卧，置大单于患者身下，两名操作者站在患者同侧，分别抓住靠近患者肩、腰背、髋、大腿处的大单，拉患者到近侧；操作者转向对侧，放患者近侧手臂移到头侧，对侧手臂收于腹部，在患者两膝间放软枕；两操作者手抓住患者肩、腰背、髋、大腿等处近侧大单，一人指挥，两人动作一致将患者身体滚轴式转至面向操作者的侧卧位，翻转时勿让患者身体屈曲，以免脊柱错位	
移动患者时注意要点	(1)评估患者病情、治疗、意识、活动能力、生活自理能力、理解和配合能力及年龄、体重、是否有各类导管，有无脊柱损伤、骨折和牵引等，根据评估结果选择协助患者移动的方法，上好床栏，防坠床 (2)告知患者及家属移动的目的、方法和配合 (3)确保患者安全，移动前固定床脚刹车，按引流管护理处理各种导管 (4)移动前放低床头，操作中避免拖拉，保护皮肤不被擦伤 (5)密切观察病情，必要时记录 (6)扩大支撑面，降低重心，有利于节力，且可防止护士的腰部发生职业性损伤，确保患者卧位稳定，安全	

2.人体力学运用原则

（1）扩大支撑面：护士在站立操作中，根据实际需要可以采取两脚向前后或左右分开的姿势，以扩大支撑面；在给患者摆放体位时，也应尽量扩大支撑面，以确保体位的稳定和舒适，如侧卧位时两下肢前后分开。

（2）降低重心：护士在站立或操作时，应尽量使重心接近支撑面。例如，取放置于低处的物品时应两脚分开，同时屈膝屈髋下蹲，这样比弯腰去取省力，而且还可减少腰背部损伤。

（3）减少重力线的改变：护士在提、端物品时应尽量将物体靠近身体，移动患者时，应尽量接近患者,这样可保证护士与物品或患者重力的合力线落在支撑面内,更加稳定。

(4)利用杠杆作用:在提物时使物体靠近躯干,同时将肘部尽可能地贴近躯干,这样就减少了物体的力行,从而可用较小的力来提取重物,增加了操作的有效性。将物品举高时也可利用杠杆作用或用拖拉代替举高,只要克服摩擦力就可以。

(5)使用大肌肉群:护士进行护理操作时,在能使用整只手时,绝不只用手指;在能使用手臂力量时,绝不只用手腕部的力量;在能使用躯干部和下肢肌肉的力量时,绝不只使用上肢的力量。如提取重物时,两脚前后分开就是使用腿部的肌肉群,而不只是使用背部的肌肉群,可以避免背部或腰部的损伤。

(6)操作平稳、有节律并听取患者的建议:物体一旦移动后,根据惯性原则,容易继续保持移动状态,此时用平稳、有节律的移动,比快速、急拉的方式做功小。听取患者的建议,是因为患者知道哪种情况舒适、安全,更能保护自己免于受到伤害,同时也增加患者的自我控制感,增强其恢复健康的信心。

(王丹丹、舒香云、邱友谊)

第十节　患者约束法

一、定义

应用任何物理的方法来限制患者移动、活动躯体和正常运用身体的自由。

二、目的

1.控制患者危险行为的发生(如自杀、自伤、极度兴奋冲动、有明显攻击行为),避免患者伤害他人或自伤。

2.意识障碍、躁动患者防止坠床及意外拔管。

3.预防医疗干扰,限制不合作患者身体或肢体的活动,确保患者安全和各项治疗护理工作顺利完成。

三、操作者资质

护士或经过培训合格的护理员。

四、操作流程与要点说明

操作流程	要点说明
评估: 1. 核对患者身份。 2. 患者病情、年龄、意识、活动能力、心理状态。 3. 约束部位皮肤和四肢循环状况。 4. 约束用具及约束方法。 5. 患者及家属心理状况,对使用约束带的认知和接受程度。	1. 约束只能作为保护患者安全、保证治疗的方法。 2. 极度消瘦、局部血液循环障碍的患者应准备柔软的保护垫,加强内层保护。 3. 小儿约束:可用小棉垫+绷带。 4. 活动能力:GCS评分运动评分1~2分者无需约束。四肢骨折无法活动肢体者无需约束。 5. 意识:患者清醒配合无需约束,加强沟通和巡视。深昏迷患者无需约束。
告知: 1. 告知家属保护性约束的原因、必要性、方法及约束产生的不良后果。 2. 取得患者及家属的配合,签订《约束患者知情同意书》。	约束工具只能在短期内使用。

操作流程

准备：

1. 操作者：符合资质要求，衣帽整洁，洗手，必要时戴口罩、手套。
2. 环境：安静、安全、舒适、温湿度适宜。
3. 约束用具：根据具体情况选择合适约束用具，主要有手腕部约束带、脚踝部约束带、手套式约束带、肩部约束带、小毛巾(起衬垫、保护作用)等。

各部位具体约束方法：

手腕部：常规选用。

踝部约束：双腿频繁挪动、踢人、影响血运或输液效果，需要下肢制动者，肢体仍频繁活动者加用。

1. 调：调整床体位置如抬高床头等。
2. 摆：将肢体摆放于功能位置(肢体下方垫枕头)，套约束带于手腕部或者脚踝部。
3. 绑：
   (1)将手腕约束带魔术贴贴上，约束带绑结；脚踝约束带交叉穿过打结。
   (2)以肢体活动时不易脱出、不影响血液循环、能伸入一指为原则。
   (3)极度消瘦或者极度血液循环障碍患者，需用小毛巾包裹于约束部位。
4. 固定：
   (1)GCS运动评分3分者可将约束带打活结系于床栏，≥4分者必须系于床垫下面的床板边缘，包括镇静及术后麻醉未醒者。
   (2)手腕约束带不能系于头侧床栏，以防意外拔气管插管。

要点说明

1. 约束的种类有肩部约束、上肢约束、膝部约束、腕/踝部约束等。约束的工具有约束带、约束背心和约束衣等。
2. 为生活不能自理的患者更换尿袋(垫)或协助排大小便。
3. 患者取舒适卧位，四肢舒展。

1. 打结技巧：约束带打结处和约束带末端不能让患者双手触及，以防患者解开套结发生意外。
2. 维持约束：翻身等解开约束时应将约束带攥在手上维持约束。翻身后须先将床摇至合适高度后再固定约束带。气管插管患者翻身时专人负责管道。

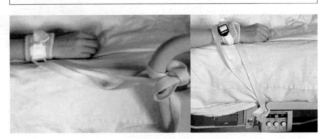

GCS评分运动3分者手腕部可系于床栏　　所有患者主要绑于床板边缘

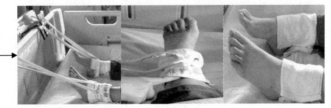

脚踝部系于床尾　　松紧度容纳1指　　垫小毛巾

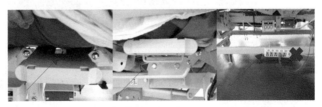

手腕带约束位置：旧床VS新床　　严禁将约束带系在支撑架上

251

操作流程　　　　　　　　　　　**要点说明**

(3)固定于床的结头要隐蔽,以患者看不到、摸不到为宜。

5. 查:检查患者肢体活动范围及约束松紧度,按需调整。

肩部约束:频繁坐起者加用。

1. 目的:固定肩部,限制患者坐起。

2. 方法:将约束背心套于患者双肩部,腋下垫小毛巾(防止患者躁动时牵拉约束带损伤臂丛神经及损伤皮肤),调整约束背心,将两头带固定于床头。

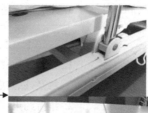
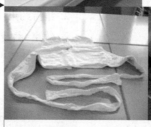

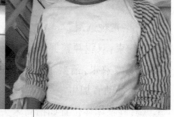

普通病床约束带系在床底的横支架上或者交叉系在床栏杆和床底横支架上,预防系好的约束带来回滑动

手套式约束:

1. 使用前:检查各部位是否牢固。

2. 使用中:观察手套有无滑出,患者手有无在手套内反转。约束带有无移位,松紧度是否适宜。

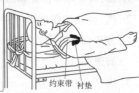

1. 腋下垫小毛巾或棉垫,防皮肤破损及损伤臂丛神经。

2. 15~30min查腋下皮肤情况。

3. 注意观察患者呼吸和面色。

约束带　衬垫

手套式约束:极度烦躁且带管重要管道者加用。

1. 目的:预防非计划拔管及患者自行抓伤。

2. 方法:

(1)打开魔术贴,将手轻轻放入,手心贴向基板,拇指与其余四个手指分别放入相应位置。

(2)按手腕大小贴上魔术贴,松紧度以放一手指为准。

(3)手指可适当活动,腕部、肘部没有受限。

(4)对GCS评分运动项大于2分且不配合者,需另加约束带将其上肢适当固定在于床缘。

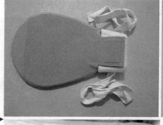
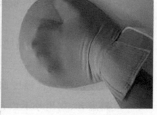

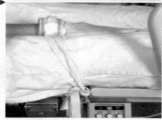

手心贴向基板,拇指与其余四个手指分别放入相应位置

另加约束带固定于床缘

操作流程	要点说明
观察与记录： 1. 记录与交接班：记录约束的原因、部位、时间、局部皮肤情况，开始约束及放松约束的时间。 2. 观察：约束期间每30min到1h巡视一次，每2h松解一次，检查约束部位皮肤及血运情况：皮肤颜色、温度、动脉搏动，毛细血管充盈时间、水肿等。遇约束部位皮肤苍白、发绀、麻木、刺痛、冰冷时应立即松解约束，必要时进行局部按摩，或使用各种敷料等保护措施。 3. 发生与约束相关并发症的症状及处理措施和效果。	1. 结头隐蔽：约束带固定于床的结头要隐蔽，以患者看不到、摸不到为宜。 2. 维持约束：翻身等解开约束时应将约束带攥在手上维持约束。翻身后需先将床摇至合适高度后再固定约束带。 3. 管道保护：气管插管、气管切开患者翻身时专人负责管道。胸部至大腿上段的管道属于患者易触碰管道，此部位管道在身体上固定好以后，上方垫上枕头等软物，再将患者手放于软物上并加以固定，尽量使患者触摸不到管道，以此预防患者直接抓扯管道。 4. 适度约束：约束带只能作为保证患者安全，保证治疗的方法，使用时间不宜过长，病情稳定后或者治疗结束，应解除约束。 5. 清洗：约束带污染或潮湿及时送洗，患者出院或转出，约束带应送洗。

五、常见并发症预防与处理

名称	肢体皮肤、肌肉神经损伤
原因	1.约束带绑得过紧 2.患者用力挣扎 3.使用约束时间过长 4.约束时未使肢体处于功能位
临床表现	约束处皮肤明显勒痕或是擦伤，皮肤苍白、冰冷、肿胀、麻木、刺痛；局部皮肤肌肉活动能力减弱
预防与处理	1.约束时以肢体活动时不易脱出、不影响血液循环、能伸入一指为原则 2.必要时遵医嘱给予镇静等药物治疗 3.观察约束部位皮肤完整性及肢体末端的颜色、温度和感觉。发现皮肤苍白、肿胀、麻木、刺痛时，应立即解除约束，抬高肢体，观察变化。必要时给予局部按摩 4.在保证安全的前提下，轮流松开约束措施，让患者适当活动肢体，一次只松开一处。连续使用约束的患者，一般每2h松解一次，时间是15~30min 5.对需要连续约束的患者，护士应该持续评估其约束的必要性，制订解除约束的计划，尽早结束约束
名称	压疮
原因	1.长期卧床 2.身体约束限制其自己在床上活动
临床表现	长期受压部位出现压疮

（续　表）

预防与处理	1.约束时保持肢体功能位,可适度活动但不易脱出 2.协助患者定期更换体位 3.如发生压疮要请造口专科护士会诊,上报护士长、护理部 4.严密观察皮肤变化并记录

六、操作考核清单

项目	分值(分)	得分(分)	存在问题
1.操作前评估(15分)			
评估仪容、仪表,洗手,必要时戴手套、口罩	2		
患者身份确认	2		
告知操作目的、配合方法	1		
评估病情、年龄、意识、活动能力、心理状态	2		
评估约束部位皮肤和四肢循环状况	2		
患者及家属心理状况,对使用约束带的认知和接受程度	2		
用物准备齐全,用物性能完好	2		
环境安全舒适、安静、温湿度	2		
2.操作过程(70分)			
手腕部、踝部约束(35分)			
调整床体位置	3		
将肢体摆放于功能位置(肢体下方垫枕头)	3		
极度消瘦或者极度血液循环障碍患者需用小毛巾包裹	2		
将手腕约束带魔术贴贴上,约束带绑结	3		
脚踝约束带交叉穿过打结	3		
以肢体活动时不易脱出、不影响血液循环、能伸入一指为原则	5		
手腕带系于床垫下面的床板边缘,以不系于头侧床栏为正确	5		
结头要隐蔽,以患者看不到、摸不到为宜	4		
脚踝约束带固定于床尾	3		
检查患者肢体活动范围及约束松紧度,按需调整	4		
肩部约束(15分)			
调整床体位置	2		
将约束背心套于患者双肩部	2		
腋下垫小毛巾	3		
调整约束背心,松紧以不影响胸廓起伏为正确	3		

（续　表）

项目	分值(分)	得分(分)	存在问题
将两头带固定于床头	2		
注意观察患者呼吸和面色	3		
手套式约束（10分）			
打开魔术贴,将手轻轻放入,手心贴向基板,拇指与其余四个手指分别放入相应位置	3		
按手腕大小贴上魔术贴,松紧度以能放一手指为准	3		
手指可适当活动,腕部、肘部没有受限	2		
使用中观察手套有无滑出,患者手有无在手套内反转	2		
3.**整体效果**（15分）			
整理处置用物	2		
洗手、记录	2		
有效应变、人文关怀	2		
健康教育宣教	2		
整体操作熟练	2		
相关知识及危急情况判断处理	3		
操作时间:15min	2		

注：每项根据完成程度或比例酌情评分，带"*"项目为"全或无"评分项，完成则得分，反之则不得分。

七、考核案例要点解析

案例：

李某,患者,男性,58岁,因"意识不清2h余"入院,诊断为:"意识不清:热射病？"。入院3d,患者目前心电持续监护,气管插管呼吸机辅助呼吸,深静脉导管静脉输液。患者不时挣扎起身,并想拔除口中的气管插管,作为责任护士,你将如何进行有效约束？

1.评估

(1)患者约束部位皮肤和四肢循环状况。

(2)患者家属心理状况,对使用约束带的认知和接受程度。

(3)患者的意识、配合程度。

2.操作

(1)多名护士合作。

(2)妥善约束,以肢体活动时不易脱出、不影响血液循环、能伸入一指为原则。

(3)打结技巧:约束带打结处和约束带末端不能让患者双手触及,以防患者解开套结发生意外。

(4)必要时遵医嘱给予镇静等药物治疗。

(5)约束期间每30min到1h巡视一次,2h松解一次,检查约束部位皮肤及血运情况。

(6)对家属进行健康宣教。

八、相关知识链接

约束决策论是2006年加拿大医学家提出的,由4个等级组成,并分为3个部分。4个等级分别是行为、设施、独立和约束等级。

1.行为等级(包括3级)

(1)I级指病理生理性的或治疗性的无意识、瘫痪、清醒且定向力正常,由医务人员或其他重要人员不间断地陪护。

(2)II级指意识模糊、定向力障碍、单纯烦躁。

(3)III级指烦躁或攻击性。

2.设施等级(包括两级)

(1)I级是指非威胁生命的治疗,包括外周静脉输液、鼻胃管、导尿管、监护导联、氧气面罩或鼻导管、单纯引流、单一的敷料、氧饱和度探头、血压袖带、直肠造瘘袋或导管、胃造口引流、动脉导管。

(2)II级是指威胁生命的治疗,包括颅内压监测或脑室引流管、肺动脉导管、中心静脉导管、主动脉球囊反搏机械通气、胸腔导管、临时起搏器、三腔二囊管、耻骨导管、静脉滴注维持血流动力学稳定的药物。

3.独立等级(包括3级)

(1)I级指独立,包括能坐在椅子上、能负重、能平稳行走。

(2)II级指不完全独立,包括坐在椅子上会滑动、依靠辅助负重、步态不稳或不熟悉辅助装置、心动过缓、头晕目眩。

(3)III级指依赖,包括不能负重、稳定性骨折、神经肌肉无力、生命体征不平稳。

4.约束等级(包括约束、替代约束和不约束)

按行为、设施、独立等级的顺序评估患者,决定患者使用约束、替代约束或不约束。

(王丹丹、舒香云、周秀红)

第十一节　轴线翻身法

一、定义

患者由于某些疾病或治疗措施的限制,无法自行翻身,改变姿势。长期保持一种姿势,会导致一系列并发症发生。护士协助患者更换卧位,具有使患者舒适、减轻局部组织受压、预防压疮发生、预防坠积性肺炎等作用。

脊柱损伤或手术患者采用轴线翻身法(即头、颈、躯干成一轴线)。

二、目的

1.协助脊柱疾病或脊柱、脊髓损伤患者更换卧位,避免脊柱、脊髓的二次损伤,让患者感觉舒适。

2.满足检查、治疗和护理的需要,如背部皮肤护理、更换床单或整理床单位等。

3.预防并发症,如压疮、坠积性肺炎等。

三、操作者资质

护士或经过培训合格的护理员。

四、操作指引与要点说明

操作流程	要点说明
核对: 患者身份、医嘱。 告知: 告知患者翻身目的及如何配合。 评估: 1. 患者损伤部位、病情、意识、合作能力、体重、人力。 2. 各种管道固定情况。 3. 颈椎疾病或损伤患者。 　(1)颈部固定制动情况:颈托、枕颌带牵引、颅骨牵引。 　(2)患者生命体征,特别是呼吸情况。 　(3)患者四肢肌力、感觉情况。 　(4)术口肿胀及敷料渗血情况。 　(5)颈部疼痛评分。 4. 胸腰椎疾病或损伤患者。 　(1)胸腰部固定制动情况:腰围。	评估内容具体事项繁多,为轴线翻身的重点,针对不同情况做好备物,再进行后续操作。

操作流程 | 要点说明

(2)患者生命体征、腹部情况、胸腰部疼痛评分。

(3)患者双下肢肌力、感觉情况。

(4)术口引流及敷料情况。

5. 操作者:双人或双人以上操作。

6. 环境:

(1)注意保护隐私。

(2)避免受凉。

准备:

1. 患者:了解轴线翻身的目的、方法及注意事项,能主动配合。

2. 护士:着装整洁,洗手,戴口罩(根据病情),需要2~4名护士。

3. 用物:

胸腰椎疾病或损伤患者:腰围固定带、大毛巾、棉布毛巾、软枕、下肢垫、翻身枕。

颈椎疾病或损伤患者:颈托、大毛巾、小方巾(纱布巾)、翻身枕、软枕、米枕。

胸腰椎疾病或损伤患者轴线翻身步骤:

实施:

1. 固定:固定床脚轮。

2. 管道、被服的放置:将各种导管及输液装置固定妥当,必要时将盖被折叠至床尾或一侧。

3. 根据患者体重由2~4名护士完成翻身。

4. 患者仰卧,将大单置于患者身下,两臂交叉放置于胸前,屈膝。

5. 护士A、B站于病床同侧,护士C站于对侧。

以下备物为非必须物品,针对不同患者选择合适的物品。

选择性备物:

1. 大毛巾:适用于脊柱疾病或脊柱损伤的患者(注:大毛巾平铺横放于患者身下,翻身时翻身者抓紧对侧大毛巾两角,省时省力将患者翻起)。

2. 翻身枕:1个(注:置于患者身下)。

3. 软枕1个+下肢垫2个:(注:截瘫或双下肢肌力降低患者置于患者双腿下以抬高患肢促进血液回流)防垂足。

4. 米枕:2~3个(注:适用于颈椎疾病或损伤患者置于颈部两侧或颈部下面)。

5. 棉布毛巾:2~3条(注:置于腰围带与皮肤接触之间,以减轻压力,预防压疮)。

6. 小方巾(纱布巾):2~3条(注:适用于枕颌带牵引及颈托外固定的患者,垫于外固定物与皮肤接触之间,以减轻压力,预防压疮)。

7. 腰围固定带:适用于胸腰椎疾病或损伤患者。

8. 颈托:适用于颈椎疾病或损伤患者。

---

1. 根据患者的病情、治疗、意识状态、肢体活动能力、年龄、体重等情况,决定协助患者翻身的频率、体位、方式,选择合适的翻身工具、皮肤减压用具和卧位支撑工具等。

2. 翻身前检查伤口敷料,渗血、渗液多时,应先更换后翻身。

3. 翻身前先将引流管预留一定的长度。

4. 翻身后检查各引流管和导管的固定和通畅情况,肢体处于功能位。

5. 体重较轻者可由护士A、B依法完成,即A、B分别站于病床两侧,依三人法完成。

操作流程	要点说明

6. 护士A将双手置于患者肩部、臀部，护士B将双手置于患者腰部、大腿（护士A、B中间手交叉放置，如流程图所示）或护士A将双手抓住患者对侧肩部、臀部处的大单，护士B将双手抓住置于患者对侧臀部、大腿部处的大单；

7. 由护士A喊"1、2、3"至3时A、B二人同时用力将患者转向近侧，并由A进行叩背。

8. 护士C查看皮肤（有胸椎、肋骨骨折者忌叩背）并将翻身枕置于胸背、臀部，将软枕置于双膝间，截瘫者分别置双足于两下肢垫上。

观察、记录：

1. 患者病情及变化和主诉。
2. 翻身的时间、体位、皮肤状况。
3. 引流管、伤口敷料情况。

颈椎疾病或损伤患者、颈椎牵引患者轴线翻身步骤：

实施：

1. 固定：固定床脚轮。
2. 管道、被服的放置：将各种导管及输液装置安置妥当，必要时将盖被折叠至床尾或一侧。
3. 根据患者体重由3~4名护士完成翻身。
4. 患者仰卧，将大单置于患者身下，两臂交叉放置于胸前，屈膝。
5. 护士A站于患者头侧，护士B、C站于病床同侧，护士D站于对侧。

要点说明：

1. 翻身时，必须维持有效的牵引力，头、颈、躯干必须保持同一轴线，严禁随意扭曲和转动颈部，即采用规范轴线翻身法。
2. 护士A牵拉头部牵引弓的用力方向与头、颈、躯干成同一轴线。
3. 整个过程护士A、B、C必须同步进行，并保持有效牵引及头、颈、躯干始终呈一直线。
4. 整个操作过程必须严密观察病情，特别是呼吸情况。
5. 体重较轻者可由护士A、B、C依法完成，即B、C分别站于病床两侧，依四人法完成。

操作流程

6. 护士A固定患者头颈部,纵轴向上施力牵引,护士B将双手置于患者肩部、臀部,护士C将双手置于患者腰部、大腿(护士B、C中间手交叉放置)或护士B将双手抓住患者对侧肩部、臀部处的大单,并由B进行叩背,护士C将双手抓住置于患者对侧臀部、大腿部处的大单。

7. 由护士A喊"1、2、3"至3时三人同时协力,使头、颈、躯干保持在同一轴线上,将患者转向近侧。

8. 护士D查看皮肤(骨折不稳定者忌叩背)并将翻身枕置于腰背、臀部,将软枕置于双膝间。

■ 胸腰椎患者轴线翻身方法

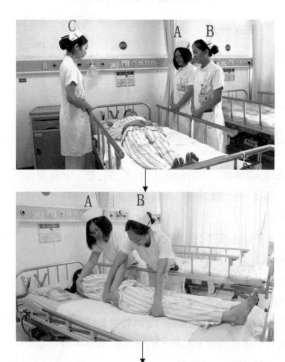

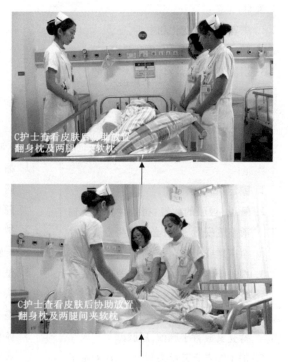

C护士查看皮肤后协助放置翻身枕及两腿间夹软枕

C护士查看皮肤后协助放置翻身枕及两腿间夹软枕

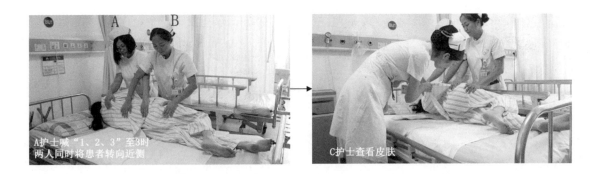

A护士喊"1、2、3"至3时两人同时将患者转向近侧

C护士查看皮肤

■ 颈椎患者轴线翻身方法

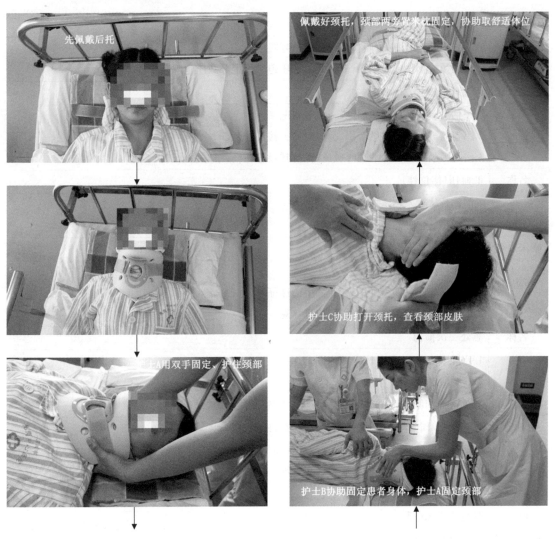

先佩戴后托

佩戴好颈托，颈部两旁置米枕固定，协助取舒适体位

护士A用双手固定、护住颈部

护士C协助打开颈托，查看颈部皮肤

护士B协助固定患者身体，护士A固定颈部

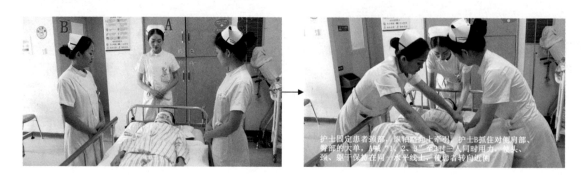

护士固定患者颈部，纵轴盘的士牵引，护士B抓住对侧肩部、臀部的大单，A喊"1、2、3"，在同时三人同时用力，使头、颈、躯干保持在同一水平线上，使患者转向近侧

五、常见并发症预防与处理

名称	呼吸骤停
原因	1.颈椎不稳定型骨折、脱位易导致压迫呼吸中枢 2.高位颈髓损伤或颈髓损伤水肿加重,压迫节段上升致压迫呼吸中枢
临床表现	患者呼吸骤停
预防与处理	1.评估患者病情,特别是呼吸与血氧情况 2.患者佩戴颈托或持续牵引,翻身时专人扶头护颈部 3.出现呼吸骤停立即清理呼吸道,保持呼吸道通畅,予球囊通气
名称	低血压(体位性)
原因	1.创伤致休克不稳定期 2.长期平卧位突然剧烈地改变体位
临床表现	头晕、恶心,血压下降
预防与处理	1.操作前询问患者主诉 2.出现低血压立即平卧忌动,监测生命体征 3.休克患者立即建立静脉通道,纠正休克
名称	患处二次损伤
原因	1.骨折不稳定,未行外固定或内固定 2.胸腰段过度扭曲
临床表现	患处疼痛加剧,有脊髓损伤者可表现为肢体麻木加重或瘫痪
预防与处理	1.未行内固定者翻身前先予颈托或腰围带外固定制动 2.脊柱骨折或损伤者必须严格执行轴线翻身手法 3.立即置患者于舒适体位,配合医生处理
名称	疼痛
原因	骨折或手术引起
临床表现	患者疼痛加剧
预防与处理	1.操作前先告知患者放松的方法,如深呼吸及配合护士 2.使用正确的轴线翻身手法 3.根据患者疼痛评分使用止痛药

六、注意事项

1.根据患者的病情、治疗、意识状态、肢体活动能力、年龄、体重等情况,决定协助患者翻身的频率、体位、方式,选择合适的翻身工具、皮肤减压用具和卧位支撑工具等。

2.告知患者及家属翻身的目的、方法和必要的配合事项。

3.翻身前检查伤口敷料,渗血、渗液多时,应先更换后翻身。

4.翻身前妥善放置患者肢体,防止翻身过程肢体扭曲、关节脱位或骨折。

5.翻身前上好对侧床栏,防患者坠床。

6.确保患者安全,翻身前固定脚刹车,按引流管护理规范处理各引流管,规范处理呼吸机管道及输液管等。

7.有牵引的患者,翻身时应有专人维持牵引。

8.翻身时先查看患者伤口。翻身过程中注意患者安全,操作中避免拖拉,保护患者局部皮肤不被擦伤。

9.翻身后检查各引流管和导管的固定和通畅情况,肢体处于功能位。使用适当的支撑物,如翻身枕、软枕等维持翻身后的卧位。

10.密切观察病情,发现异常状况及时报告和处理,书写记录,做好交接班。

七、操作考核清单

■ 胸腰椎疾病或损伤患者

项目	分值(分)	得分(分)	存在问题
1.操作前评估(15分)			
仪容、仪表符合规范,洗手,必要时戴手套、口罩	1		
患者身份确认、自我介绍	1		
告知操作目的、配合方法	1		
评估损伤部位、病情、意识、合作能力、体重、人力	2		
评估管道固定情况、术口引流及敷料情况	2		
评估胸腰部固定制动情况:腰围	2		
评估患者生命体征、腹部情况、胸腰部疼痛评分	2		
评估患者双下肢肌力、感觉或截瘫平面	2		
用物准备是否齐全,性能是否完好	1		
环境安全舒适、安静	1		
2.操作过程(70分)			
固定床脚轮	2		
将各种导管及输液装置安置妥当,必要时将盖被折叠至床尾或一侧	2		

（续　表）

项目	分值（分）	得分（分）	存在问题
根据患者体重由2~4名护士完成翻身	2		
患者仰卧，两臂交叉放置于胸前，屈膝	6		
护士A、B站于病床同侧，护士C站于对侧	2		
护士A将双手置于患者肩部、臀部，护士B将双手置于患者腰部、大腿或护士A将双手抓住患者对侧肩部、臀部处的大单，护士B将双手抓住置于患者对侧臀部、大腿部处的大单	20		
由护士A喊"1、2、3"至3时二人同时用力扶托患者转向近侧，并由A进行叩背（有胸椎、肋骨骨折者忌叩背）	20		
护士C查看皮肤，并将翻身枕置于胸背、臀部，将软枕置于双膝间，截瘫者分别置双足于两下肢垫上	10		
整理用物，妥善固定管道	6		
3.整体效果（15分）			
有效应变	2		
人文关怀	2		
健康教育	6		
整体操作熟练	2		
相关知识掌握	3		

注：每项根据完成程度或比例酌情评分，带"*"项目为"全或无"评分项，完成则得分，反之则不得分。

▪ 颈椎疾病或损伤患者

项目	分值（分）	得分（分）	存在问题
1.操作前评估（15分）			
仪容、仪表符合规范，洗手，必要时戴手套、口罩	1		
患者身份确认、自我介绍	1		
告知操作目的、配合方法	1		
评估损伤部位、病情、意识、合作能力、体重、人力	2		
评估管道固定情况、术口及敷料情况	2		
评估颈部固定制动情况：颈托或牵引	2		
评估生命体征，特别是呼吸情况	2		
评估四肢肌力及截瘫平面、感觉、颈部疼痛评分等	2		
用物准备是否齐全，性能是否完好	1		
环境安全舒适、安静	1		

项目	分值(分)	得分(分)	存在问题
2.操作过程（70分）			
固定床脚轮	2		
将各种导管及输液装置安置妥当,必要时将盖被折叠至床尾或一侧	2		
根据患者体重由2~4名护士完成翻身	2		
患者仰卧,两臂交叉放置于胸前,屈膝	6		
护士A站于患者头侧,护士B、C站于病床同侧,护士D站于对侧	2		
护士A固定患者头颈部,纵轴向上施力牵引,护士B将双手置于患者肩部、臀部,护士C将双手置于患者腰部、大腿(护士B、C中间手交叉放置),护士B将双手抓住置于患者对侧臀部、大腿部处的大单,护士C将双手抓住置于患者对侧臀部、大腿部处的大单	20		
由护士A喊"1、2、3"至3时三人同时协力,使头、颈、躯干保持在同一轴线上,将患者转向近侧,并由护士A进行叩背(骨折不稳定者忌叩背)	20		
护士D查看皮肤,并将翻身枕置于腰背、臀部,将软枕置于双膝间(截瘫者分别置双足于两下肢垫上)	10		
整理用物,妥善固定管道	6		
3.整体效果（15分）			
有效应变	2		
人文关怀	2		
健康教育	6		
整体操作熟练	2		
相关知识掌握	3		

注：每项根据完成程度或比例酌情评分，带"*"项目为"全或无"评分项，完成则得分，反之则不得分。

八、考核案例解析

案例一：

王某,男,33岁,因高处坠落致腰背部疼痛、活动障碍3h入院,入院诊断为"腰2椎体爆裂性骨折",查:患者腰椎后凸畸形,椎旁肌肉紧张痉挛,腰2椎体棘突及椎旁有压痛,双下肢肌力、感觉、关节活动正常,双侧膝反射、跟腱反射正常,双侧提睾反射、肛周反射正常,肛周及会阴部感觉正常。双下肢肌力、感觉正常。入院后第3天完善术前检查后送手术室在硬膜外麻醉下行腰2椎体骨折切开复位内固定术,现患者术后第1天,腰背部留置创腔引流管固定通畅,引出暗红色血性液,留置尿管固定通畅,引出尿液清,双下肢肌力、感觉正常。如果你是责任护士,你将如何为患者进行翻身?

1.评估关注点

(1)患者:体重,配合程度,腰部疼痛情况,腹部情况,双下肢肌力、感觉情况,腰部术口敷料情况,创腔引流管是否固定通畅及引流液颜色、量、性状,尿管固定情况,尿液颜色、量。

(2)用品:大毛巾(必要时更换用)、翻身枕、软枕。

(3)与患者及家属讲解定时翻身的重要性及必要性,取得理解、配合。

(4)患者为清醒,合作能力较强的患者,但因术后第1天,疼痛评分4分,仍留置引流管、尿管、输液管,翻身由一名护士及家属协助完成。

2.操作关注点

(1)操作过程中指导患者配合及家属协助。

(2)操作过程中注意关注患者的主诉及各管道的固定。

(3)操作完成后协助取舒适体位。

案例二:

陈某,男,37岁,因车祸伤致四肢麻木、无力伴头颈痛4h入院,入院诊断为"颈椎多发骨折并颈髓损伤",查:颈部颈托固定制动,外观未见明显畸形,颈项肌肉紧张,颈部活动受限,颈椎棘突有叩压痛。双上肢肩关节以下平面皮肤感觉麻木明显,双下肢皮肤感觉麻木,会阴部感觉正常,双上肢肌力0级,双下肢肌力3级。现患者入院后第3天,颈部持续枕颌带牵引,牵重3千克,其他体征如前。如果你是责任护士,你将如何为患者进行翻身?

1.评估关注点

(1)患者:体重,配合程度,颈部疼痛情况,呼吸情况,是否适用牵引,牵引部位皮肤情况,四肢肌力、感觉情况。

(2)用品:大毛巾(必要时更换用)、翻身枕、软枕、波浪形水垫、米枕。

(3)与患者及家属讲解定时翻身的重要性及必要性,取得理解、配合。

(4)患者为清醒患者,但依从性较差,经常叫家属私自取下牵引秤砣,可反复向患者及家属讲解持续牵引的重要性及必要性,让其配合;翻身时由2名护士及家属协助完成。

2.操作关注点

(1)操作过程中指导患者配合及家属协助。

(2)操作过程中注意关注患者的主诉,关注颈部皮肤的情况。

(3)操作完成后协助患者取舒适体位,保持头颈中立位。

九、相关知识链接

项目		要点说明	图片
腰围的佩戴	选择合适的腰围	规格应与患者体型相符,上至下肋弓,下至髂嵴下	
	佩戴方法	1.患者仰卧位 2.患者屈膝,用双肘及足部支撑抬臀、腰部处至背伸手掌面的距离。或患者转身侧卧位 3.将腰围伸入,系好,松紧度以能伸进两指为宜,过紧会影响呼吸,过松达不到效果	
	起卧方法	身体移向床边→侧卧位→以肘关节及手为支撑点侧起身,同时双腿可垂床边,脚踏床边椅;躺下时与坐起顺序相反	
	健康宣教	1.卧位时不需佩戴腰围,坐、站及行走时需佩戴腰围 2.患者术后佩戴腰围3个月 3.佩戴腰围期间加强腰背肌锻炼,防止腰背肌萎缩	
颈托的佩戴	识别颈托前后片	1.人下巴形状的为颈托前片 2.塑料长托的为颈托后片	
	佩戴方法	1.患者仰卧位 2.戴颈托后片→戴颈托前片→系好颈托 3.颈托的松紧度以能伸进一指为宜	
	起卧方法	身体移向床边→侧卧位→以肘关节及手为支撑点侧起身,同时双腿可垂床边,脚踏床边椅;躺下时与坐起方向顺序相反	
	健康宣教	卧位时不需佩戴颈托,坐、站及行走时需佩戴颈托 患者术后佩戴颈托3个月 佩戴颈托加强颈部肌肉锻炼,防止关节强直及废用性肌肉萎缩	

第十二节　患者搬运法

一、定义

在患者入院、接受检查或治疗、出院时,凡不能自行移动的患者均需护士根据患者病情选用不同的运送工具,如平车、轮椅或担架等运送患者。在运送患者过程中,护士应将人体力学原理正确地运用于操作中,以避免发生损伤,减轻双方疲劳及患者痛苦,提高工作效率,并保证患者安全与舒适。

二、目的

1.轮椅运送法:护送不能行走但能坐起的患者入院、出院、检查、治疗或室外活动;帮助患者下床活动,促进血液循环和体力恢复。

2.平车运送法:运送不能起床的患者入院,做各种特殊检查、治疗、手术或转运。

三、操作流程与要点说明

轮椅转运法

操作流程	要点说明
核对:患者身份、医嘱。 **告知**:向患者及家属解释轮椅运送的目的、方法及注意事项。 **评估**: 1. 患者损伤部位、年龄、病情、意识、合作能力、体重、自理能力、引流管、全身皮肤黏膜等情况。 2. 转运的目的、运送距离及道路情况。	轮椅转运适合于护送不能行走的患者入院、检查、治疗,也适合于患者康复期的户外活动。
准备: 1. 轮椅:检查各部件性能,调整高度。 2. 患者:了解轮椅运送的目的、方法及注意事项,能主动配合。 3. 转运者:衣帽整洁,修剪指甲,洗手,戴口罩。 4. 用物:轮椅、毛毯、别针、软枕等。 5. 环境:移开障碍物,保证环境宽敞,防滑。	1. 一般患者选用标准轮椅,特殊患者按病情选用其他特殊种类的轮椅。 2. 调整轮椅。座高:以患者久坐且能保持正确姿势为标准。座宽:患者臀部最宽处加5cm。座深:患者坐下时,小腿上段后方应与轮椅坐面前缘有5cm。先降低脚托至患者足跟平面以下,然后再上抬1.3～1.5cm后固定。 3. 询问患者的需求,协助其排大小便或更换尿布;协助更衣,截瘫/中风患者应穿硬底鞋。 4. 有引流管者按引流管护理规范处理。

操作流程	要点说明

实施:

协助患者坐轮椅:

1. 放置轮椅:使椅背与床尾平齐,面向床头或与床成45°(偏瘫患者,轮椅放置在健侧)。扳制动闸将轮椅制动,翻起脚踏板,如轮椅无闸,则由1人站在轮椅后面固定轮椅。

2. 患者上轮椅前的准备:
   (1)撤掉盖被,扶患者坐起,协助患者穿衣、裤、袜子。
   (2)嘱患者以手掌撑在床面上,双足垂床缘,维持坐姿。
   (3)协助患者穿好鞋子。

3. 协助患者上轮椅:
   (1)转运者将一手放在患者肩下,另一手下推其骨盆使患者坐起。
   (2)转运者面向患者,双腿分开,双手抱患者腰部,将其移至轮椅坐稳。
   (3)翻下脚踏板,协助患者将双足置于脚踏板上,调整至合适位置。
   (4)协助患者取舒适坐位,穿鞋及穿衣,注意保暖。

4. 整理床单位,铺暂空床。

5. 观察患者,确定无不适后,放松制动闸。

6. 协助患者下轮椅:
   (1)轮椅摆放同上。
   (2)翻起轮椅踏板。
   (3)转运者面向患者,双腿前后分开,屈膝站立。
   (4)双手移至患者腰部,患者双手放在转运者肩上,协助患者站立,移坐于床上。
   (5)协助患者脱去鞋子及保暖外衣,躺卧合适,盖好被盖。

运送注意:

1. 病情观察。
2. 防范意外。
3. 保持舒适。
4. 保持各管道的固定、通畅。

1. 清醒合作、上肢活动无障碍的患者,可用双手扶轮椅双侧扶手,自行移坐入轮椅。

2. 移动偏瘫患者时,转运者要支持患者偏瘫的手臂,最有效的方法是让患者自己手拉手,以免患侧手臂脱落或拖拉患侧手臂,取健侧卧位。

3. 扶抱时转运者使用整个上臂和前臂,并向患者靠近至最近。开始扶抱时,转运者双膝必须屈曲,以便借助臀部及大腿的肌肉力量,提高杠杆效应。

1. 推行中注意患者病情变化。

2. 推轮椅下坡时,应减慢速度,并掉转轮椅,使后轮在前;过门槛或上台阶时,翘起前轮,同时使患者的头、背后倾,并嘱患者抓住扶手,保持平衡。

3. 患者尽量靠后坐,身体勿向前倾或歪斜;躯干难以保持平衡者,应采用腰带将其固定;头颈部控制不良者可使用颈托。离开患者时,务必锁定车轮。

平车转运法

| 操作流程 | 要点说明 |

核对：患者身份、医嘱。

告知：

1. 向患者及家属解释平车转运的目的、方法及注意事项。

2. 可能出现的不适、并发症及必要的配合。

评估：

1. 患者损伤部位、年龄、病情、意识、合作能力、体重、肌力、自理能力、全身皮肤及黏膜等情况、有无引流管及外固定、有无夹板固定及牵引等。

2. 转运的目的、运送距离及道路情况。

3. 搬运人员。

---

1. 了解患者转运的目的。

2. 核对患者姓名、住院号。

3. 患者病情不适宜转运时，应及时与医生沟通。

4. 卧床患者的检查治疗尽量集中进行。

5. 评估平车配置的辅助用具是否符合病情需要。

6. 视患者和搬运人员的具体情况确定搬运人数和方法。

准备：

1. 平车：检查刹车、护栏性能。

2. 患者：了解平车运送的目的、方法及注意事项，能主动配合。

3. 转运者：衣帽整洁，修剪指甲，洗手，戴口罩。

4. 用物：平车、过床板、软枕、被子、外固定带、约束带（必要时）。

5. 环境：移开障碍物，保证环境宽敞，防滑。

---

1. 移开易导致患者损伤和已损坏的物品，如热水瓶、玻璃器皿、刀类、输液架等。移开床旁桌椅。注意患者的保暖和保护患者的隐私。

2. 准备和检查平车性能。

3. 根据患者病情，准备必要的辅助工具，不合作、烦躁者准备约束带；脊柱损伤/手术者备硬板；颈椎骨折者备颈托等。

4. 病情危重者，备急救器材和药物。

5. 转运前协助患者大小便或更换尿布。按引流管护理处理各种引流管。

6. 气管切开/插管、昏迷、痰多不能自行咳出者转运前先吸痰。颈椎手术/损伤、腰椎手术/损伤患者戴颈托、腰围带固定。

7. 可能时暂停输液，需要维持输液的特殊患者除外。

8. 有牵引者，取下牵引装置，颈椎牵引者予颈托固定制动，下肢牵引者取下牵引，予牵引带外固定制动。

实施：

1. 挪动法：适用于病情许可，能在床上配合挪动者。

  (1)平车与病床平行放置。

  (2)大轮靠近床头，将制动闸止动。

  (3)协助患者将上身、臀部、下肢依次向平车挪动。

  (4)患者取舒适体位，拉好护栏，整理。

---

1. 挪动患者前锁住平车和病床刹车。

2. 病情危重者由医生陪同。

3. 多人搬运时，搬运者按身高由高到矮、从床头到床尾排列，使患者头部处于高位，以减轻不适。

4. 四人搬运时，搬运者应协调一致，站于头位搬运者应随时观察患者的病情变化。

操作流程　　　　　　　　　　　要点说明

2. 过床板法：适用于不能自己活动、体重较重者。

　(1)平车与床平行放置，将制动闸制动，2~4名转移者分别站于平车及病床的两侧。

　(2)站于病床侧转移者协助患者侧卧(脸朝向转移者)，接受者将翻身单拉平搭在患者身上，并将过床板置于患者翻身单身下(过床板与患者身体至少1/2重叠)。

　(3)转移者协助患者平躺，双手置于胸前。

　(4)转移者和接受者分别抓住翻身单的四角，将患者舒适地滑向平车中央(颈椎疾病/骨折患者必须专人扶头颈部)。

　(5)转移者撤出过床板。

5. 患者平卧于平车中央，避免碰撞。

6. 带气管插管/气管切开套管的患者，头部切勿后仰，搬运者分别以双手置患者头颈部和腰臀部，将患者身体水平上移，以防气管插管脱出或内脱。

7. 肢体石膏/夹板固定、带特殊引流管如胸腔闭式引流管的患者应由专人托扶肢体或者管道。

8. 搬运后检查各引流管是否固定、通畅。

9. 注意搬运过程中的职业防护。

运送：

1. 病情观察。

2. 防范意外。

3. 保持舒适。

4. 保持各管道的固定、通畅。

1. 运送过程中，转运者应站于患者头侧，密切观察病情。发生心跳、呼吸骤停及窒息等情况，就地抢救。

2. 颅脑损伤、颌面部外伤及昏迷的患者，应将头偏向一侧。

3. 上好护栏，不合作/躁动不安患者使用约束带。

4. 保持均匀、缓慢的车速。

5. 上下坡时，患者头部应位于高位。

6. 如平车一端为大轮，一端为小轮，则以大轮端为头端。

7. 进出门时，先将门打开，避免碰撞，减少震动。

8. 尽量减少运送途中停留，病情危重者利用绿色通道。

■ 过床板法平车转运图示（胸腰椎疾病患者）

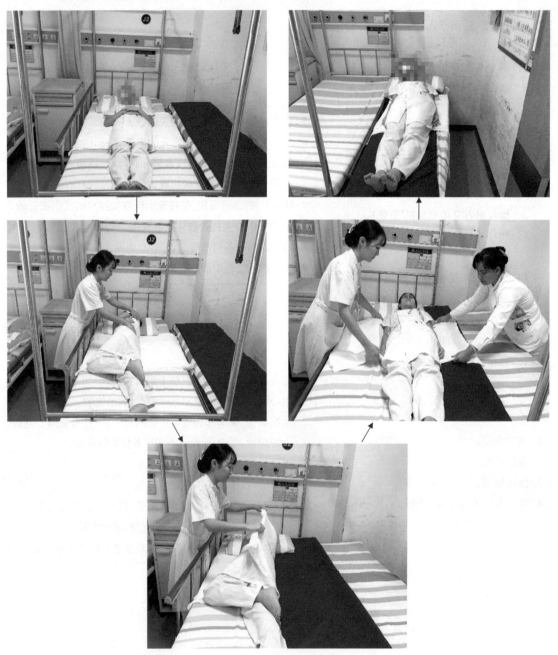

▪ 过床板法平车转运图示（颈椎疾病患者）

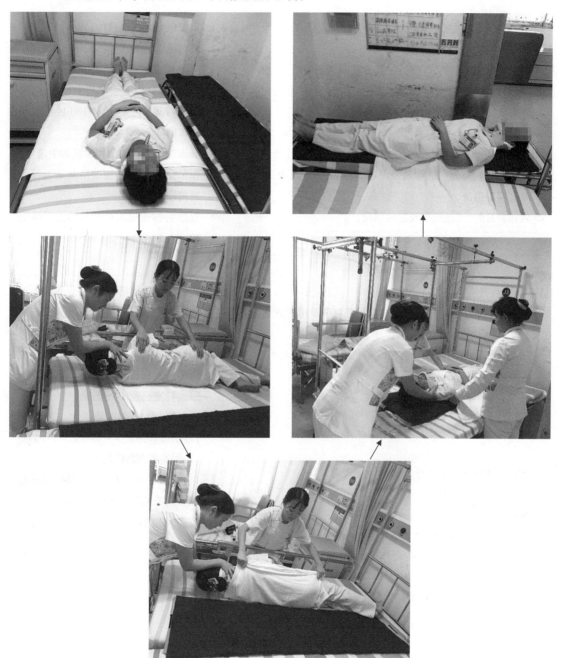

▪ 危重患者转运

　　危重患者是指生命体征不稳定,有不同程度意识改变或丧失,严重创伤,气管内插管,带有体内压力监测管(如PA导管、LAP导管、中心静脉压导管),或使用影响血压、呼吸及心律方面的常规药物者。危重患者转运时应做好充分准备,严密观察病情,保障生命安全。

操作流程　　　　　　　　　　　　　要点说明

核对:患者身份、医嘱。

告知:

1. 向患者及家属解释转运的目的、方法及注意事项。

2. 阐明转运的必要性、危险性,并征得家属同意。必要时,签署知情同意书。

评估:

1. 患者损伤部位、年龄、病情、意识、生命体征、合作能力、体重、肌力、有无引流管及外固定、有无牵引等及全身皮肤黏膜等情况。

2. 转运的目的、运送距离及道路情况。

1. 了解患者转运的目的。

2. 核对患者姓名、住院号。

3. 病情危重患者原则上应尽量减少搬运,以就地检查和抢救为原则。如果需要转运应征得科室主任或抢救指挥者的同意。

4. 卧床患者的检查治疗尽量集中进行。

5. 评估平车配置的辅助用具是否符合病情需要。

6. 视患者和搬运人员的具体情况确定搬运人数和方法。

准备:

1. 平车:检查刹车、护栏性能。

2. 患者及家属:了解运送的目的、方法及注意事项,积极配合。

3. 护士:衣帽整洁,修剪指甲,洗手,戴口罩。

4. 用物:平车、过床板、软枕、被子、外固定带(必要时)、监护仪、氧气袋、外出急救箱等。

5. 环境:移开障碍物,保证环境宽敞,防滑。

1. 转运前护士按照《危重症患者转运护理单》对患者的转运进行评分,确定所需人员及物品。

2. 转运前应准备好转运过程中可能使用的仪器和设备,并电话确认接受医院或科室已经做好准备。

　(1)给氧设备:氧气袋。

　(2)静脉通路至少应选择留置针,必要时留置深静脉置管。

　(3)携带手提式心电监护仪,持续心电、血氧和血压监测。

实施:

1. 根据危重症患者转运评分确认转运人力、物品。

2. 转运前记录生命体征一次,并将监护仪及氧气接至外出便携式。

3. 直接使用病床进行转运。

4. 转运过程中,医务人员的动作应迅速、敏捷、准确,并争取在最短时间内安全送达。

5. 转运过程前和后,检查生命体征。

3. 院内危重患者尽量使用病床进行转运。到达目的地后原则上不再换床。

4. 转运前派人确认转运道路畅通无阻,电梯做好接应准备。

记录:

1. 病情观察。

2. 做好病情及生命体征的记录。

四、常见并发症预防与处理

名称	窒息
原因	胃内容物反流、舌根后坠
临床表现	呼吸困难,口唇、颜面青紫,心跳加快而微弱
预防与处理	1.转运前评估患者胃部及腹部情况,如有不适应暂缓检查 2.转运时避免剧烈晃动,使患者头部处于高位 3.出现窒息立即清理呼吸道,保持呼吸道通畅 4.舌根后坠者先用开口器开口,再用舌钳将舌头拉出,置口咽通气管予球囊通气
名称	呼吸骤停
原因	1.颈椎不稳定型骨折、脱位易导致压迫呼吸中枢 2.高位颈髓损伤或颈髓损伤水肿加重,压迫节段上升致压迫呼吸中枢
临床表现	患者呼吸骤停
预防与处理	1.评估患者病情,特别是呼吸与血氧情况 2.患者转运时佩戴颈托 3.出现呼吸骤停应立即清理呼吸道,保持呼吸道通畅,予球囊通气
名称	低血压(体位性)
原因	1.创伤致休克不稳定期 2.长期卧床突然体位转变引起体位性低血压
临床表现	患者头晕、恶心、呕吐、血压下降
预防与处理	1.患者坐起或下地时应循序渐进,慢慢适应体位 2.体位改变时宜慢,不宜快 3.出现低血压立即卧床休息,忌搬动患者,监测生命体征 4.休克患者立即建立静脉通道,纠正休克
名称	疼痛
原因	骨折或手术引起;转运搬动引起
临床表现	患者疼痛加剧
预防与处理	1.操作前先告知患者放松的方法,如深呼吸及配合护士 2.使用正确的手法搬动患者,固定患者患肢 3.使用过床板等工具 4.评估患者疼痛评分值,根据评分使用止痛药
名称	坠床(轮椅)
原因	未上床栏;患者躁动;未安置合适体位;未系轮椅安全带
临床表现	患者坠床(轮椅)
预防与处理	1.躁动的患者遵医嘱予镇静后转运 2.过床时由护士及家属协助

预防与处理	3.及时清理床上及平车上不必要的物品
	4.过床后安置好合适体位并及时上好床栏,轮椅系好安全带
	5.如坠床立即启用坠床应急程序

五、操作中的注意事项

- **轮椅**

1.评估患者的病情、年龄、体重、意识、肌力和肌张力、自理能力、有无引流管及外固定及全身皮肤黏膜情况。

2.严重的臀部压疮或骨盆骨折未愈合者,不宜使用坐式轮椅。中风康复期患者,神志清醒、能稳定坐位≥3min者才可以使用轮椅。

3.评估检查轮椅安全性能。调整轮椅座高、座宽、座深和脚托高度,上、下轮椅时并锁住所有的轮子。

4.根据患者病情和需要帮助的程度,选择不同的方法,争取扶助患者上下轮椅。扶助时遵循安全、省力的原则。

5.安全转运。患者保持正确、舒适的体位。头颈部控制不良的患者可使用头托或颈托;躯干不能保持平衡者,应采用腰带将其固定。

- **平车**

1.评估患者的病情、年龄、体重、意识、合作能力(肌力与肌张力、生活自理能力、有无引流管及外固定)等情况,确定患者的移动水平和活动能力,确定需要协助的程度和类型。

2.评估转运的目的、可利用的设备资源,根据评估结果确认患者是否适宜转运或者需要转运,尽可能减少不必要的转运。

3.选择恰当的转运工具、转运方式和参与人数。尽量避免转运过程中的不安全因素。

4.转运前告知患者及家属转运的目的、方法、搬运的必要性,取得理解和配合。

5.根据不同病情采取不同的搬运、固定和移动方法。与转运者讨论搬运方法,减少不适与并发症。

6.在搬运前协助患者获得必要的护理。

7.检查并确保转运工具平车车轮、刹车、护栏等性能和相关配置符合转运患者的需要。

8.正确搬运患者。

(1)确保新的位置已经准备。

(2)拉起护士对侧的床栏,以免患者坠床。

(3)搬运过程中,保持患者身体处于正常功能位。

9.注意搬运过程中正确姿势的使用,防止职业损伤。

10.必要时使用过床板将患者从病床移至平车或从平车移至病床。

11.保护患者隐私,避免拖拽。

12.保证患者运送过程的安全和舒适。

六、考核案例解析

案例一:

陈某,男,65岁,2d前因"车祸致左下肢肿痛、活动障碍2h入院",入院诊断为"左胫骨下段骨折",查:左下肢肿胀Ⅱ度,末梢血运、感觉、活动正常,入院后予左下肢持续石膏托外固定制动,现患者入院后第5天,左下肢肿胀Ⅰ度,完善相关检查后行左胫骨下段骨折切开复位内固定术。今天拟行左下肢X线片检查。如果你是责任护士,你将如何安排患者的检查?

1.评估关注点

(1)患者:生命体征情况、左下肢石膏固定情况、肿胀、疼痛情况、末梢血运、感觉、活动情况、患者体重、合作能力,家属陪护情况、是否需要大小便,讲解外出检查的重要性及必要性,取得理解、配合。

(2)用品:轮椅、软枕、毛毯等。

2.操作关注点

(1)转运前告知患者及家属外出检查的项目、大概需要的时间。

(2)转运前提醒患者及家属需要配合的注意事项。

(3)转运过程中关注患者的主诉及左下肢的情况。

(4)检查完成协助取舒适体位,送回病房。

案例二:

刘某,女,50岁,因高处坠落致颈部疼痛、活动障碍、四肢麻木于1d前入院,诊断为"颈椎多发骨折并颈髓损伤"。入院后查:颈部颈托固定制动,外观未见明显畸形,颈项肌肉紧张,颈部活动受限,颈椎棘突有叩压痛。双上肢肩关节以下平面皮肤感觉麻木明显,双下肢皮肤感觉麻木,会阴部感觉正常,双上肢肌力0级,双下肢肌力3级。入院后予告病重、心电监护、低流量吸氧,Q1h监测生命体征平稳,颈部予持续颈托外固定制动,留置尿管固定通畅,引出尿液清。现患者拟完善颈椎MRI检查,如果你是责任护士,你将如何安排患者的检查?

1.评估关注点

(1)患者:生命体征情况、颈部颈托固定情况,四肢肌力、感觉、活动情况、各类管道情况、患者体重、所需人力,讲解外出检查的重要性及必要性,取得理解、配合。

(2)用品:患者现卧病床、外出急救箱。

(3)根据《危重患者转运评估》表进行评分,根据评分确定所需医护人员陪同及携带急救监护用物情况。

2.操作关注点

(1)转运前告知患者及家属外出检查的项目、大概需要的时间。

(2)转运前提醒患者及家属需要配合的注意事项。

(3)转运过程中关注患者的主诉,特别是呼吸及血氧的情况。

(4)检查完成协助取舒适体位,送回病房。

七、操作考核清单

轮椅转运

项目	分值(分)	得分(分)	存在问题
1.操作前评估(15分)			
仪容、仪表符合规范,洗手,戴口罩	1		
患者身份确认、自我介绍	1		
告知操作目的,配合方法	1		
评估损伤部位、年龄、病情、意识、合作能力、体重、自理能力、引流管、全身皮肤黏膜等情况	5		
评估运送距离及道路情况	2		
用物准备是否齐全,用物性能是否完好	4		
环境评估	1		
2.操作过程(70分)			
洗手,戴口罩,再次确认患者身份	1		
放置轮椅:使椅背与床尾平齐,面向床头或与床成45°(偏瘫患者,轮椅放置在健侧)。扳制动闸将轮椅制动,翻起脚踏板,如轮椅无闸,则由1人站在轮椅后面固定轮椅	4		
患者上轮椅前的准备			
撤掉盖被,坐起,协助患者穿衣、裤、袜子	2		
嘱患者手掌撑在床面上,双足垂床缘,维持坐姿	2		
协助患者穿好鞋子	1		
协助患者上轮椅			
转运者将一手放在患者肩下,另一手下推其骨盆使患者坐起	6		
协助患者转身,嘱患者用手扶住轮椅把手,坐于轮椅中	6		
翻下脚踏板,协助患者将双足置于脚踏板上,调整至合适位置	6		
协助患者取舒适坐位,注意保暖	4		
整理床单位,铺暂空床	4		
观察患者,确定无不适后,放松制动闸	4		
协助患者下轮椅			

（续 表）

项目	分值（分）	得分（分）	存在问题
使椅背与床尾平齐，面向床头或与床呈45°（偏瘫患者，轮椅放置在健侧）。扳制动闸将轮椅制动，翻起脚踏板	4		
解除患者身上固定毛毯用别针	4		
转运者面向患者，双腿前后分开，屈膝站立	6		
双手移至患者腰部，患者双手放在转运者肩上，协助患者站立，移坐于床上	6		
协助患者脱去鞋子及保暖外衣，躺卧合适，盖好被盖	6		
放置轮椅，扳制动闸将轮椅制动	4		
3.整体效果（15分）			
有效应变	2		
人文关怀	2		
健康教育	6		
整体操作熟练	2		
相关知识掌握	3		

注：每项根据完成程度或比例酌情评分，带"*"项目为"全或无"评分项，完成则得分，反之则不得分。

平车转运

项目	分值（分）	得分（分）	存在问题
1.操作前评估（15分）			
仪容、仪表符合规范，洗手，戴手套	1		
患者身份确认、自我介绍	1		
告知操作目的、配合方法	1		
评估患者损伤部位、年龄、病情、意识、合作能力、体重、肌力、自理能力，有无引流管及外固定，有无牵引等全身皮肤黏膜等情况	5		
评估运送距离及道路情况	2		
用物准备是否齐全，用物性能是否完好	4		
环境评估	1		
2.操作过程（70分）			
洗手，戴口罩，再次确认患者身份	2		
（1）挪动法			
病床到平车：平车与病床平行放置	4		
大轮靠近床头，将制动闸制动	4		

项目	分值(分)	得分(分)	存在问题
协助患者将上身、臀部、下肢依次向平车挪动	20		
患者取舒适体位,拉好护栏,整理	4		
运送过程护士或外送人员站在患者头侧,观察病情	4		
平车到病床:平车与病床平行放置	4		
大轮靠近床头,将制动闸制动	4		
协助患者将上身、臀部、下肢依次向病床挪动	20		
协助患者取舒适体位	2		
整理床单位	2		
(2)过床板法			
病床到平车:平车与床平行放置,将制动闸制动,2~4名转移者分别站于平车及病床的两侧	4		
大轮靠近床头,将制动闸制动	4		
站于病床侧转移者协助患者侧卧(脸朝向转移者),接受者将翻身单拉平搭在患者身上,并将过床板置于患者翻身单身下(过床板放置与平车与床中间)	10		
转移者协助患者平躺,双手置于胸前	6		
转移者和接受者分别抓住翻身单的四角,将患者舒适地滑向平车中央(颈椎疾病/骨折患者必须有专人扶头颈部)	10		
运送过程护士或外送人员站在患者头侧,观察病情	4		
平车到病床:平车与床平行放置,将制动闸制动,2~4名转移者分别站于平车及病床的两侧	6		
站于平车侧转移者协助患者侧卧(脸朝向转移者),接受者将翻身单拉平搭在患者身上,并将过床板置于患者翻身单下(过床板放置与平车与床中间)	10		
转移者协助患者平躺,双手置于胸前	6		
转移者和接受者分别抓住翻身单的四角,将患者舒适地滑向病床中央(颈椎疾病/骨折患者必须有专人扶头颈部)	10		
3.**整体效果**(15分)			
有效应变	2		
人文关怀	2		
健康教育	6		
整体操作熟练	2		
相关知识掌握	3		

注:每项根据完成程度或比例酌情评分,带"*"项目为"全或无"评分项,完成则得分,反之则不得分。

危重患者转运

项目	分值(分)	得分(分)	存在问题
1.操作前评估(30分)			
仪容、仪表符合规范,洗手,戴手套	4		
患者身份确认、自我介绍	4		
告知操作目的、配合方法			
评估患者损伤部位、年龄、病情、意识、生命体征、合作能力、体重、肌力、有无引流管及外固定、有无牵引及全身皮肤黏膜等情况	10		
评估运送距离及道路情况	4		
用物准备是否齐全,用物性能是否完好	4		
环境评估	4		
2.操作过程(55分)			
洗手,戴口罩	4		
再次确认患者身份	4		
根据危重症患者转运评分确认转运人力、物品	10		
转运前记录生命体征一次,并将监护仪及氧气接至外出便携式	10		
直接使用病床进行转运	4		
转运过程中,医务人员的动作应迅速、敏捷、准确,并争取在最短时间内安全送达	13		
转运过程前和后,检查生命体征	10		
3.整体效果(15分)			
有效应变	2		
人文关怀	2		
健康教育	6		
整体操作熟练	2		
相关知识掌握	3		

注：每项根据完成程度或比例酌情评分，带"*"项目为"全或无"评分项，完成则得分，反之则不得分。

八、相关知识链接

项目	脑卒中康复患者自行由床向轮椅的转移
要点说明	1.轮椅置于患者健侧,30°～45°面向床尾,刹住车轮 2.患者以健手握住患肢手腕处,然后将前臂置于腹上 3.将健腿置于患腿的膝下,健手抓住床栏,翻身转向健侧 4.在床上坐稳,双脚分开,并稳固地踏在地面上,以维持平衡 5.躯干微向前倾,以健手撑起身体,将身体部分的重量放于健腿上,呈站姿 6.将健侧手放于轮椅的远侧扶手中央,以健侧脚为中轴旋转身子坐下
项目	脑卒中康复期患者协助由床向轮椅的转移
要点说明	1.协助患者移动臀部到床边缘,使其坐起,双脚对称平放于地面 2.转运者双脚顶住患者偏瘫侧膝关节,协助其用健侧手扶助轮椅扶手 3.患者身体前倾,头朝向移动方向,肩部靠近转运者腹部 4.转运者双手放在患者的腰部或抓住腰带,用力协助其移动重心到脚和健侧支撑手 5.让患者逐渐将臀部坐在椅子上

项目	脑卒中康复期患者协助由座椅向轮椅的转移	
	低位旋转转移法	薄木板移动法
要点说明	1.协助患者在座椅上双手交叉 2.患者向前移动臀部,双脚对称平置于地面 3.转运者一手置于患者瘫痪侧髋部,另一手放在患者健侧肩峰 4.转运者双脚分开,一只脚置于患者两膝盖和足之间,支持偏瘫侧膝关节 5.让患者双手向前,转运者用力协助其将重心转移到脚 6.以患者健侧为轴线旋转,扶起患者脱离座椅表面坐入轮椅者	1.备一块光滑香蕉形薄木板,取下轮椅脚踏板和近侧扶手 2.协助患者向前移动臀部,双脚对称平放于地面,移动重心到髋部,保持平衡 3.将木板一头放在患者臀部下面,另一头安全地放在轮椅座位面 4.协助患者沿着木板移动臀部,直到轮椅座位的中心 5.去掉木板

项目	过床板
要点说明	过床板是一种板身轻巧、防撞击能力强,易于清洗,用法简单、安全、防滑、稳定、牢固的特制板,板外以一层面料顺滑的单包裹,搬运患者时,帮助患者在平车与病床或平车之间的相互转移,最大限度地减轻患者的不适,避免医护人员的腰肌劳损

（王丹丹、舒香云）

第五章　常用急救技术

第一节　2015 版成人双人心肺复苏操作流程

一、定义

心肺复苏技术(cardiopulononary resuscitation,CPR)是针对处于生命垂危(呼吸、心跳骤停)时的患者,采取的一种行之有效的急救方法。它是现代救护的核心内容,也是最重要的急救技能。

双人心肺复苏是指两人同时进行徒手心肺复苏,即一人进行心脏按压,另一人进行人工呼吸。

二、目的

通过急救人员的努力,使伤病员的心、肺功能恢复正常,挽救患者的生命,并力求不留下任何影响患者生活质量的后遗症。

三、操作者资质

有执业资质并经过培训合格的医生和护理人员。

四、操作流程与要点说明

操作流程	要点说明
评估环境: 第一名到达患者身边的施救者迅速确定现场是否安全。	第一施救者(A角)首先巡视四周,判断周围环境是否安全。确保现场对施救者和患者均是安全的。如果现场环境不安全,应立刻采取相应措施,消除现场危险因素。
检查反应: 1. 轻敲并呼喊"您怎么了"。 2. 通过注视或观测胸部运动(5~10s)检查呼吸是否缺失或异常(无呼吸或仅喘气)。	1. 位置正确、膝盖无移动,施救者的左膝平患者的右肩,施救者身体离患者一个拳头的距离。 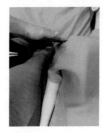 2. 判断意识:对着患者左右两侧耳朵各呼唤一次,同时拍肩2次。用右手的大拇指甲掐压患者"人中"穴,同时呼唤患者"请睁开眼"。 3. 判断呼吸方法 　(1)看胸廓起伏。 　(2)听呼吸声。 　(3)感觉气流。

操作流程	要点说明
启动应急反应系统并获得（automated exteranal defibrillator,AED）： 启动应急反应系统并获取AED或者派人去启动应急反应系统并获取AED或除颤器。	一旦判定患者意识丧失，应立即高声呼救"快来人呀，救命啊！"，以求得周围人群的帮助与支持。同时拨打急救电话，紧急呼叫"医疗救援服务系统（120）"救援。呼救语言要重点突出，层次清楚，简明扼要。 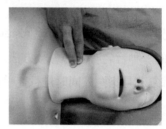
判断循环征象： 为成人检查脉搏时，触摸颈动脉搏动。如果在10s内没有明确地感受到脉搏，应开始胸外按压。	1. 急救人员使用2～3个手指找到气管。 2. 将这2～3个手指滑到气管和颈侧肌肉之间的凹陷部位，即可触及颈动脉。 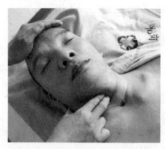 3. 感触脉搏至少5s，但不要超过10s。如果没有明确地感受到脉搏，立即开始胸外按压。
实施：开始30次胸外按压和2次人工呼吸的周期 1. 建立人工循环 　（1）A角判断患者无心跳后立即将患者摆放成仰卧位，解开上衣，理顺患者身体，保持身体平直、四肢无扭曲，垫背板。 　（2）尽快由A角实施第一轮胸外心脏按压。	胸部按压技术： 1. 至患者的一侧。 2. 确保患者仰卧在坚固的平坦表面上。如果患者俯卧，小心地将他翻过来。如果怀疑患者有头部或颈部损伤，将患者翻转为仰卧位时就尽量使其头部、颈部和躯干保持在一条直线上。 3. 按压手法 　（1）第一只手示指、中指并拢，沿患者一侧肋缘移行至剑突下，将另一只手的掌根放在患者胸部的中央胸骨下半部上平第一只手示指，将第一只手的掌根置于另一只手上。伸直双臂，使双肩位于双手的正上方。

操作流程	要点说明
(3)A角一边按压一边下达5个口头医嘱："面罩-球囊、接通氧气""检查清理口腔""开放气道、保持呼吸道畅通""固定氧气面罩""球囊通气2次！"	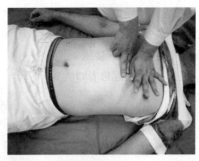

(2)一只手中指与患者乳头同一水平位,水平移动至患者胸骨中央。

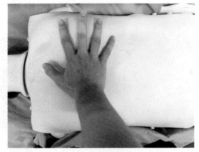

(3)十指相扣,掌心向上,双臂伸直并内旋,垂直向下用力按压。

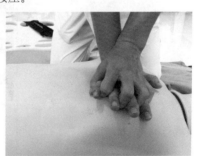

4. 用力快速按压:每次按压深度达5~6cm。在每次胸外按压时,确保垂直按压患者的胸骨。以100~120次/min的频率进行按压。

5. 每次按压结束后,确保胸壁完全回弹,尽量减少中断按压时间。

操作流程	要点说明
2. 徒手开放气道:由B角跪在患者头顶部实施,在开放气道之前,先装配好面罩-球囊并将复苏球囊接通氧气;用正确手法检查及清理患者口腔并开放气道。	气道开放手法 仰头抬颏法、仰头抬颈法、双下颌上提法。

气道开放手法
仰头抬颏法、仰头抬颈法、双下颌上提法。

仰头抬颏法

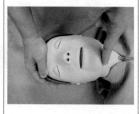

注意事项
1. 不要深压颏下软组织以免阻塞气道。
2. 不能过度上举下颏,以免口腔闭合。
3. 清除口腔内分泌物。
4. 注意头后仰程度。

仰头抬颌法

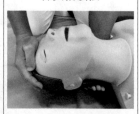

方法:
抢救者一手抬起患者颈部,另一手以小鱼际部位置于患者前额,使其头后仰,颈部上托。
注意事项:头、颈部损伤患者禁用。

双下颌上提法

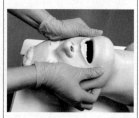

方法:
抢救者双肘置于患者头部两侧,双手示、中、无名指放在患者下颌角后方,向上或向后抬起下颌。
注意事项:患者头保持正中位,不能使头后仰,不可左右扭动;适用于怀疑有颈部损伤患者。

30次胸外心脏按压和2次人工呼吸。

操作流程

要点说明

3. 人工呼吸

在A角下达"球囊通气两次"的医嘱后,由B角负责采用左手"E-C"手法固定、扣紧氧气面罩,右手使用复苏球囊通气2次。

4. 电击除颤

(1)A角继续做胸外按压,尽量减少中断心脏按压的时间;与此同时,A角下达口头医嘱:"打开AED,粘贴电极片。"

(2)B角遵医嘱执行"是",打开AED电源开关,粘贴电极片。

(3)AED显示正在分析心电图时,A角暂停胸外按压,等待AED自动分析是否需要除颤。如需除颤,等待AED除完颤继续CPR五个循环;如不需除颤,则立即CPR五个循环。

使用球囊面罩

1. 在患者头部的正上方位置。

2. 提起下颌保持气道开放时,使用E-C手法将面罩固定[将拇指和示指环绕在面罩顶部(形成"C"形)并将面罩压向面部,同时使用中指、无名指和小指(形成"E"形)提起下颌]

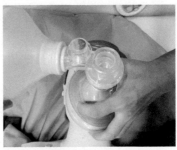

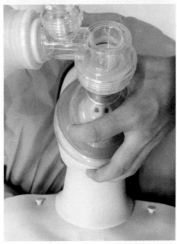

3. 挤压气囊给予人工呼吸,同时观察胸廓是否隆起。

电击除颤:参照本章第二节《除颤仪的使用》。

操作流程	要点说明

再次评估：
CPR开始后每2min或五个循环周期后检查患者的自主呼吸和循环征象是否恢复(数数计时,用8～10s完成)。

(1)有呼吸,无大动脉搏动,予心脏按压。

(2)无呼吸,有大动脉搏动,予人工呼吸。

(3)有呼吸,有大动脉搏动,准备转送。

(4)效果不佳者,应继续CPR,每5个周期或每2min与第一施救者交换职责,交换用时小于5s。直到救护增援人员到达或患者呼吸和意识恢复为止。

要点说明：

1.高质量CPR的要求

　(1)按压部位与手势、姿势必须正确。

　(2)快速按压:频率100～120次/min。

　(3)用力按压:成人胸骨按下5～6cm。

　(4)持续不断按压:中断时间最好不超过5s。

　(5)保证每次按压后胸廓回弹:应充分放松。

　(6)避免过度通气:多压少吹、重压轻吹、快压慢吹、急压缓吹、先压后吹甚至不吹。

2.有效复苏的指征

　(1)意识恢复。

　(2)瞳孔由大变小。

　(3)面色、口唇、甲床由发绀变红润。

　(4)大动脉搏动恢复。

　(5)恢复自主呼吸。

整理和记录：

1. 整理患者,整理用物,恢复体位,面罩给氧。

2. 电话通知相关科室准备好急救用物准备接收患者。

3. 做好抢救记录。

1. 寻找有无确定患者身份的物品,尽快联系到家属。

2. 如暂时无家属,应注意保管好患者贵重物品,并双人清点,列好清单并签名,妥善保管。

3. 相关科室应准备好氧气、呼吸球囊、喉镜、气管插管、呼吸机、心电监护,急救车等急救物品。

4. 抢救记录应在结束后6h内完成。

五、常见并发症与预防处理

名称	胸骨骨折、肋骨骨折、胸骨分离
原因	1.胸外心脏按压时,用力过大或不当 2.患者本身年龄较大,骨质疏松
临床表现	1.局部疼痛是肋骨骨折最明显的症状 2.多根肋骨骨折,出现连枷胸,反常呼吸 3.胸片显示肋骨骨折
预防与处理	1.按压位置准确:两乳头连线与胸骨正中线交界的胸骨下部,剑突上两横指 2.按压姿势准确:肘关节伸直,上肢呈一直线双肩正对双手,保证每次按压方向与胸骨垂直 3.按压力度正确:成人胸骨按下5cm,儿童和婴儿的按压幅度至少为胸部前后径的1/3 4.按压方法正确:每次按压后胸廓需回复到原来位置,双手位置固定不能离开胸壁

名称	**胃胀气**
原因	人工呼吸过度通气
临床表现	视诊可见胃部膨隆
预防与处理	人工呼吸频率每个周期为2次,每次呼吸时间超过1s,不要过快过大

名称	**肺挫伤血气胸**
原因	胸外心脏按压时,用力过大过猛或用力不当,导致肋骨骨折,骨折端刺破胸膜腔,形成气胸;刺破胸部血管,引起血胸
临床表现	气胸主要表现:伤侧肺部分萎陷,萎陷在30%以下者,多无明显症状,超过30%可出现胸闷、气急、干咳;大量积气时可发生呼吸困难;体检可见上侧胸部隆起,气管向健侧移位,呼吸运动和语颤减弱,叩诊呈鼓音,听诊呼吸音减弱和消失;中等量以上的血胸(出血量超过500~1000ml)可表现为失血性休克及呼吸循环功能紊乱的症状
预防与处理	1.明确按压位置、力度及方法是否准确(具体同上) 2.及时清理呼吸道,保证送气通畅 3.紧急针头穿刺排气:选用粗针头在患侧锁骨中线第二肋或腋中线第4~5肋间于下一肋的上缘进针进行穿刺减压 4.大量血胸时成人在患侧腋中线第4~5肋间置入胸腔引流管,儿童可选择腋前线第4~5肋间 5.严密观察血氧饱和度及血压情况,必要时提高给氧浓度,建立多路静脉通路,备血。紧急情况下可进行自体输血

名称	**脂肪栓塞**
原因	胸外心脏按压时发生肋软骨分离和肋骨骨折时骨髓内脂肪滴可进入体循环血管导致栓塞
临床表现	潜伏期12~36h或更长,期间患者可无症状。后突然出现呼吸困难、心动过速、发热、发绀、烦躁不安、易激动、谵妄,继之昏迷。体检可见上胸部、腋窝及颈部有瘀斑,甚至也见于结膜及眼底视网膜。胸片显示正常,或有弥漫性小片状密度增高阴影,阴影似从肺门处向外辐射
预防与处理	1.对骨折患者进行确实稳妥的固定,减少断端对组织的再损伤,以减少脂肪栓子的来源 2.积极抗休克治疗,补充有效血容量 3.对症治疗,预防感染,提高血液乳化脂肪的能力(早期使用抑肽酶、白蛋白、高渗葡萄糖等) 4.在有效的呼吸支持治疗下血氧分压仍不能维持在8kPa(60mmHg)以上时,可用激素,一般采用大剂量氢化考的松

名称	**心脏创伤**
原因	胸外心脏按压时,前下胸壁直接受压力撞击,可在心脏接受压力的部位或其对侧产生创伤,一般伤情较轻,多为心脏挫伤
临床表现	心脏创伤的临床表现取决于创伤的部位和严重程度。心脏轻度挫伤可不呈现临床症状,少数伤员诉心前区痛。心电图检查可无异常征象。如挫伤引致心电图改变,表现也多种多样且时常改变,常见的为室性或室上性期前收缩,其他心律失常如房性或室性心动过速,结性心律,房室传导阻滞也可见到,偶见ST-T段异常和心肌梗死的征象

预防与处理	1.同肋骨骨折预防及处理
	2.伤员需卧床休息,进行心电监护
	3.给予相应的抗心律紊乱药物治疗,纠正低血钾
	4.有充血性心力衰竭或心房颤动且心室率快者给予洋地黄类药物

六、操作考核清单

双人法成人心肺复苏术定量评分考核表

考号:　　　　　　姓名:　　　　　　评分:　　　　　　日期:

流程质量	终末质量	
主观评分(满分60分):	客观评分(满分40分):	合格(>75分)　　□
考核得分:分	主考官签名:	需要补考　　　　○

流程	关键操作与主观评估标准	分值	评分标准	扣分
	准备阶段:2名考核人员提前戴保护手套,准备好4件急救装备室外等待操作考核。第一施救者(A角)首先空手上场,第二施救者(B角)携带物品在场边等候。			
快速判断(10分)	1.A角观察现场环境是否安全?消除相应危险因素	1分	每发现一次,如未呼喊扣0.5分、动作缺陷扣1分、错误扣2分,至扣完相应栏目的分值为止不再续扣分(下全同)	
	2.做看表动作(考官开始掐秒表记录考核时间)	0.5		
	3.跪于患者右侧,位置正确/等高等宽,膝盖无移动	1分		
	4.检查意识:拍肩/低头/呼唤/左右各1遍/掐人中穴	2分		
	5.观察呼吸:看口鼻2s/看胸廓4s/数数计时6s	2分		
	6.大声呼救:来人抢救/启动EMS/携带急救物品和AED	1分		
	7.判断心跳:摸颈动脉亮灯/巡视四肢/数数计时6s	2分		
	8.摆仰卧位:解开上衣,垫背板/理顺身体(口述即可)	0.5		
心脏按压(30分)	固定A角全程负责做胸外心脏按压,共计6个周期(AB角之间不用交换角色)			
	NO.1.目测定位正确/快速按压/用力按压/(只见绿亮灯)A角边按压边逐一下达5个医嘱,不需要数数计时	5分	缺陷扣1分	
	使用AED自动分析心电图,确定不需要电击除颤后,继续实施五个按压通气周期;此时才开始启动电脑记录,对后面5个周期CPR的终末质量进行客观评估分析			
	NO.1.重点目测:定位手法/双手重叠/十指交扣翘起?A角按压时、B角口述提醒高质量CPR的5个评价指标	4分　1分	每发现一次缺陷扣1分,错误扣2分(启用电脑)	
心脏按压(30分)	NO.3.重点目测:姿势美观/双臂绷直且垂直/摇晃否	5分		
	NO.4.重点目测:双肩位于双手正上方/随时看面部	3分		
	NO.5.重点目测:用力按压/方式正确/无冲击或跳跃	6分		
	NO.6.重点目测:快速按压/全程数数正确/节奏平稳	6分		

（续　表）

流程	关键操作与主观评估标准	分值	评分标准	扣分
气道 （7 分）	A角开始第1次胸外按压的同时，由B角遵从医嘱负责开放气道（跪在患者头顶部）			
	B角听到呼救携急救物品上场，逐一按医嘱执行操作	1分	每发现一次缺陷扣0.5 分、错误扣1分；医嘱 限扣0.5分	
	(1)首先装配好球囊-面罩，"接通氧气"放置一旁备用	1分		
	(2)检查清理口腔（假定有异物），手法正确，动作轻柔	1分		
	(3)徒手开放气道，手法规范，轻柔流程，一次做到位	2分		
	(4)固定面罩，保持患者头后仰稳定，全程管理无回位	2分		
通气 （6 分）	气道开放后，由B角全程负责做人工呼吸；采用球囊-面罩方式捏12次皮球通气。			
	(5)B角行球囊通气两次，1周期目测两次均亮绿灯	1分	每发现一次缺陷扣1 分、错误扣2分	
	启动电脑以后，五组通气的终末质量交由电脑客观评估	0分		
	标准E-C手法面罩球囊通气，1s缓慢捏球、数数计时，每 组通气5s完成、可见二次胸廓起伏，即刻转按压	3分		
	按压与通气的交替应紧凑并提前准备，中断按压<10s	2分		
AED 启用 （4 分）	待第1轮按压通气周期完成后，假设第三施救者（由考官扮演）携带AED及时赶到；只要AED一到 达，电击除颤就是第一优先，由B角负责尽快启动AED（口述即可）。			
	A角边按压边下达医嘱："打开AED，粘贴电极片！"	1分	每发现一次缺陷扣0.5 分、错误扣1分；至扣 完分值为止	
	B角回应"是"，首先按下AED电源开关（做假动作）	0.5		
	B角接着做"粘贴电极片"假动作，随后A暂停按压	0.5		
	A角口述："分析心电图，不需要电击除颤，继续CPR"	1分		
	在口述完毕后，即刻由A角开始做新一轮的胸外按压（此 时方才按下电脑记录键，开始客观评估CPR质量）	1分		
复检 评估 （3 分）	假设在实施6个周期CPR后（电脑考核实际只做了5轮），检查心肺复苏抢救成功			
	同步检查患者的循环征象和自主呼吸，数数计时10s报 告复苏成功，整理患者、摆放恢复体位（头侧一边）	1分	每发现一次缺陷扣0.5 分、错误扣1分；至扣 完分值为止	
	总体印象分：考核对象全心投入、严肃认真、口齿清晰、 动作熟练、干净利落，在规定时间完成各项操作AB角配 合默契，彼此间有医嘱沟通并相互回应充分体现人文关 怀，动作轻柔，无撞击模型声响	2分		

BLS 终末质量客观评分表

秒表计时评分:(满分10分)　　　　　　　客观得分合计:　　　　　分

电脑报告评估分:(满分30分)　　　　　　　记录员签名:

评估要素	客观评估方法与规定技术指标	评分标准	扣分
(一)秒表四段计时客观评价分	实际得分计算:10分(4项扣分之和)		
1.开始实施胸外按压的时间(3分)	从A角上场看表至开始做第一次胸外按压所用的时间,规定在30s内完成　　实际秒表计时:　　s	不超时就不扣分;如果超时,则每延误1秒钟扣0.2分,至每一项扣完分为止	
2.开始AED分析心电图(2分)	从A角第一次做胸外按压到B角打开AED电源开关所用的时间,限时20s以内完成　　实际秒表计时:　　s		
3.抽查中断胸外按压的时间(2分)	全程尽量不要中断胸外按压,如不得不中断(2次人工呼吸期间),时间不能超过10s　　实际秒表计时:　　s	不超时就不扣分;一旦超时2分全扣完	
4.不需除颤后5个周期CPR用时(3分)	确定不需除颤后第1次胸外按压至完成五个按压通气周期所用时间,限时110~120s完成(采用电脑自动计时)　　记录用时:　　s	每误差±1s扣0.2分至扣完3分止	
(二)电脑报告打印单客观评价分	实际得分计算:30分(3项扣分之和)		
1.五轮胸外按压终末质量(20分封顶)。	(1)平均按压深度限5~5.5cm　实际:　　cm	扣1分/0.1cm	
	(2)正确按压频率100~120次/min　实际:　　次	误差或错误扣0.2分/次每项至扣完5分为止	
	(3)累积按压总数刚好150次　实际:　　次		
	(4)按压力度不足错误次数　累计:　　次		
	(5)按压部位发现错误次数　累计:　　次		
	(6)胸廓未完全放松错误次数　累计:　　次		
2.十次人工通气终末质量(7分封顶)。	(1)累计通气总数刚好10次　实际:　　次	误差或错误扣0.5分/次每项至扣完7分为止	
	(2)通气过度错误次数　累计:　　次		
	(3)通气不足错误次数　累计:　　次		
	(4)通气过快错误次数　累计:　　次		
3.按压通气交替五个轮回(3分)。	(1)按压通气比例保持30:2　实际:	凡错误扣2分	
	(2)刚好完成5个轮回　实际:　　周期	若误差扣1分	

高质量心肺复苏的五大客观评价指标:

①快速按压;②用力按压;③让胸廓充分回弹;④尽量减少中断按压时间;⑤避免过度通气

数数计时规则:"1001、1002、1003、1000…"4个音刚好1s,"一下…"始终发2个音刚好0.5s

七、案例要点解析

患者女,24岁,因"突发意识丧失20min"由120接送本院。20min前,患者在公交车上玩手机,突然意识丧失倒地,呈叹息样呼吸,继而呼吸停止。公交车立即就地停车并呼120急救。7~8min后120救护车到达现场,医生上公交车后发现患者大动脉搏动消失,呼吸停止,意识丧失,立即予持续胸外按压,并嘱公交车直接载患者和医生到本院急诊科,到达本院急诊科时,距离患者意识丧失约20min,患者仍无呼吸及心搏。

1.评估关注点

该患者为突发心搏、呼吸停止患者,为呼吸循环危急状况(参照附件3),有目击证人,120医师在公交车上已经判定患者大动脉搏动消失,呼吸停止,意识丧失。实施院外现场复苏约10min,目前仍无自主呼吸和心搏。

2.操作关注点

(1)院内继续进行CPR,30次按压和2次人工呼吸,5个CPR循环后判断效果。

　　1)快速按压:频率100~120次/min。

　　2)用力按压:成人胸骨按下5~6cm。

　　3)持续不断按压:中断时间最好不超过5s。

　　4)保证每次按压后胸廓回弹:应充分放松。

　　5)每按压30次进行2次人工呼吸。

(2)准备各种抢救药物和用物。

(3)遵医嘱完善相关检查。

(4)心肺复苏有效的指标

　　1)意识恢复。

　　2)瞳孔由大变小。

　　3)面色、口唇、甲床由发绀变红润。

　　4)大动脉搏动恢复。

　　5)恢复自主呼吸。

(5)复苏成功后进一步脑复苏,若复苏失败做好尸体料理和终末消毒。

(6)做好患者贵重物品的交接及联系家属善后处理。

(7)抢救结束后6h内完成记录。

八、相关知识链接

2015版AHA心肺复苏和心血管急救指南更新相关内容。

1.基础生命支持中成人高质量心肺复苏的注意事项

施救者应该	施救者不应该
心脏按压频率100~120次/min。	按压频率>120次/min或者<100次/min。

（续　表）

施救者应该	施救者不应该
按压时胸廓凹陷深度至少5cm	按压时胸廓凹陷幅度＞6cm或者<5cm
每次按压后让胸廓充分回弹	按压间隙仍施加压力阻碍胸廓回弹
尽量减少按压中断	按压时中断时间＞10s
按压和呼吸之比30：2，每次呼吸时间超过1s，使胸廓隆起	呼吸次数＞2次，通气过大

2.基础生命支持人员进行高质量CPR的要点总结

内容	成人和青少年	儿童（1岁到青春期）	婴儿（28d到1岁以内）
现场安全	施救前要确认现场环境安全，要保证施救者和被救者均安全		
识别心脏骤停	检查患者有无反应：无呼吸或仅喘息，10s内不能明确感觉到脉搏，呼吸、脉搏可在10s内同时判断		
启动应急反应系统	现场只有施救者本人且没有手机，先离开患者启动EMS并取得AED，然后开始心肺复苏。现场有其他人请协助启动EMS，本人开始心肺复苏并尽快使用AED（若有）	有人目击的猝倒，成人和青少年参照左侧步骤。无人目击的猝倒，给予2min的心肺复苏，离开儿童去启动EMS并获得AED，回到儿童身边再继续心肺复苏，如有AED尽快使用	
没有高级气道的按压-通气比	30：2	1名施救者时30：2 2名以上施救者时15：2	

3.2015基础生命支持医务人员成人心脏骤停流程图更新

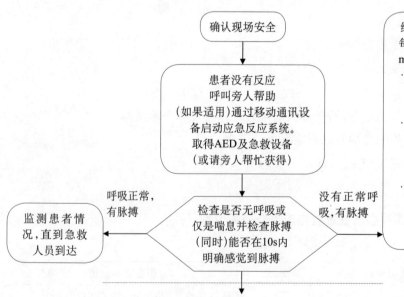

（续　图）

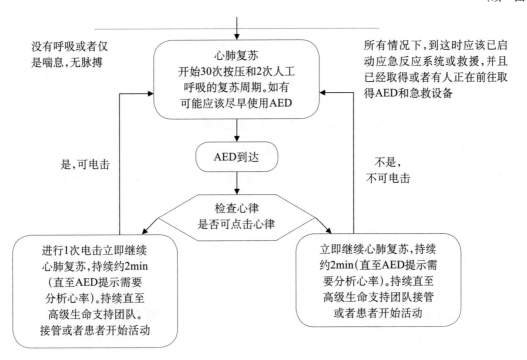

没有呼吸或者仅是喘息，无脉搏

心肺复苏
开始30次按压和2次人工呼吸的复苏周期。如有可能应该尽早使用AED

所有情况下，到这时应该已启动应急反应系统或救援，并且已经取得或者有人正在前往取得AED和急救设备

AED到达

是，可电击

不是，不可电击

检查心律
是否可点击心律

进行1次电击立即继续心肺复苏，持续约2min（直至AED提示需要分析心率）。持续直至高级生命支持团队。接管或者患者开始活动

立即继续心肺复苏，持续约2min（直至AED提示需要分析心率）。持续直至高级生命支持团队接管或者患者开始活动

（何茹、陶艳玲、徐琼英）

第二节 除颤仪的使用

一、定义

心脏直流电复律是用电能来治疗快速异位心律失常,使之转复为窦性心律的一种有效方法。分为同步电复律与非同步两种:同步电复律是指除颤器由R波的电信号激发放电,非同步电复律是指除颤器在心动周期的任何时间都可放电。

二、目的

通过电除颤,纠正治疗心律失常,恢复窦性心律。

三、操作者资质

有执业资质并经过培训合格的护理人员。

四、操作流程与要点说明

1.非同步电除颤

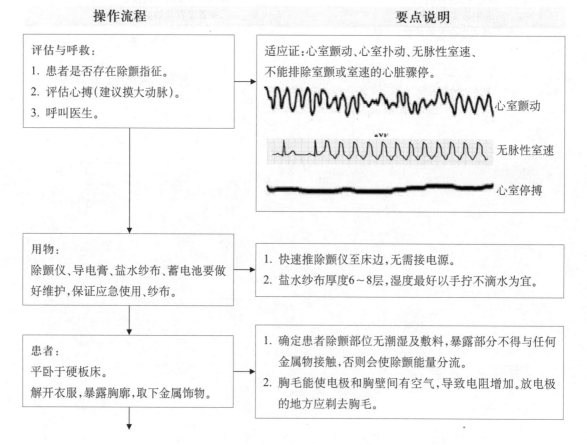

操作流程	要点说明
评估与呼救: 1. 患者是否存在除颤指征。 2. 评估心搏(建议摸大动脉)。 3. 呼叫医生。	适应证:心室颤动、心室扑动、无脉性室速、不能排除室颤或室速的心脏骤停。 心室颤动 无脉性室速 心室停搏
用物: 除颤仪、导电膏、盐水纱布、蓄电池要做好维护,保证应急使用、纱布。	1. 快速推除颤仪至床边,无需接电源。 2. 盐水纱布厚度6~8层,湿度最好以手拧不滴水为宜。
患者: 平卧于硬板床。 解开衣服,暴露胸廓,取下金属饰物。	1. 确定患者除颤部位无潮湿及敷料,暴露部分不得与任何金属物接触,否则会使除颤能量分流。 2. 胸毛能使电极和胸壁间有空气,导致电阻增加。放电极的地方应剃去胸毛。

操作流程	要点说明

准备除颤：

1. 开机，调至除颤档（默认非同步）。
2. 在电极板上涂适量导电胶并混匀。

导电膏未涂匀容易使皮肤灼伤，直接涂于皮肤上可使电流流失除颤无效。

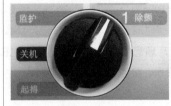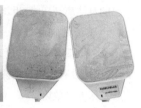

能量选择：

1. 在面板上可通过上下按键选择。
2. 可通过除颤手柄的"+、-"按键。

成人首次：双向波选择120~200J。
小儿首次：2~4J/kg，2J 递增，最大9J 。

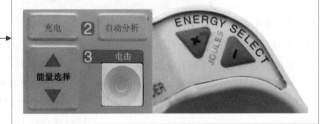

正确安放电极：

1. 右侧除颤板位置：右锁骨下胸骨右缘第2肋间。
2. 左侧除颤板位置：心尖部，即左乳下方，平左锁骨下第5肋间处，电极板最好右侧不要超过患者右锁骨中线、左侧不要超过患者左侧腋中线。

1. 电极板与皮肤紧密接触，两者相距>10cm。
2. 心电监护电极片应避免贴在放除颤电极板处。

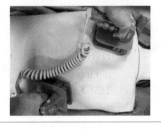

充电：

1. 可通过按除颤手柄的"2"键充电。
2. 或在面板上按下充电键。

发出蜂鸣音表示充电完成。

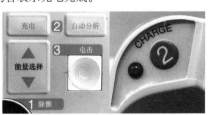

操作流程	要点说明

放电:

1. 术者两臂绷紧用力固定电极板,使自己的身体离开床缘,用≥10kg力量。

2. 放电前清楚响亮地喊一声"准备放电,大家都闪开"。同时环顾患者四周,确认没有人员包括操作者接触患者及床方可放电。

3. 双手拇指1秒内同时按下两除颤板上的橘红色按钮,随后松开,电极板不要马上移开。

放电前再次评估:

1. 观察心电监护仪波形显示,确认仍然室颤。

2. 确认所有人员已离床。

放电后再次评估

通过除颤电极板观察除颤效果。

观察除颤效果:

1. 除颤后,不取下电极板可直接在显示屏上观察心电波形有无恢复窦性心律。

2. 连续除颤尽量不超过3次。

1. 结果分类处理:(1)出现窦性心律,意识清醒:宣布除颤成功,后续监护观察;(2)出现窦性心律,意识不清:立即判断,触摸颈动脉搏动。1)无脉者,胸外按压加球囊辅助呼吸2分钟后再判断;2)有脉者,宣布除颤成功,后续监护观察;(3)仍为室颤(粗颤):直接再次除颤,准备除颤期间,令助手配合CPR;(4)细颤或一直线:立即CPR并遵医嘱继续抢救。

2. 连续的充电完成蜂鸣声会持续50s,接下来的10s为断续的蜂鸣声,除颤操作必须在60s内完成,否则除颤仪会通过内部电路泄放掉充好的除颤电击能量。

关机、整理患者及用物:

1. 恢复患者体位,擦干患者皮肤,予监护。

2. 电极板清洁待干放回原位。

3. 完成除颤仪电池的充电备用。

除颤板可用生理盐水或温肥皂水擦拭干净,不可浸在任何液体中。除颤仪上放电极板处也要做好清洁保持干燥才能放回除颤电极板。

记录:

抢救过程及转归。同时做好仪器使用登记。

2.同步电复律

| 操作流程 | 要点说明 |

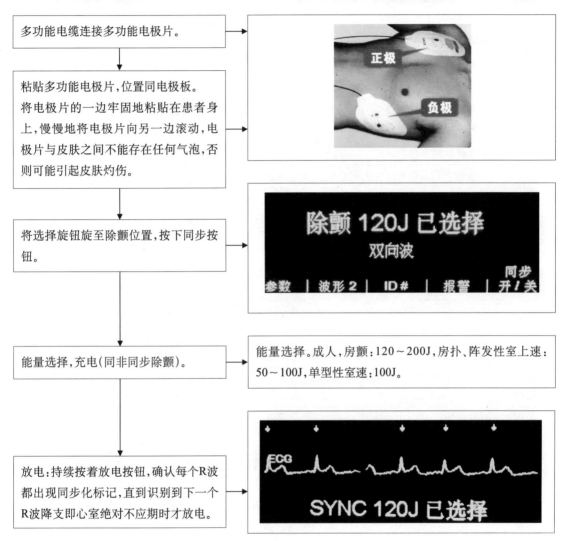

多功能电缆连接多功能电极片。

粘贴多功能电极片,位置同电极板。将电极片的一边牢固地粘贴在患者身上,慢慢地将电极片向另一边滚动,电极片与皮肤之间不能存在任何气泡,否则可能引起皮肤灼伤。

将选择旋钮旋至除颤位置,按下同步按钮。

能量选择,充电(同非同步除颤)。

能量选择。成人,房颤:120～200J,房扑、阵发性室上速:50～100J,单型性室速:100J。

放电:持续按着放电按钮,确认每个R波都出现同步化标记,直到识别到下一个R波降支即心室绝对不应期时才放电。

五、常见并发症预防与处理

名称	心律失常
原因	由电击本身引起
临床表现	以期前收缩最常见,也可发生显著的窦性心动过缓、窦性停搏、窦房阻滞或房室传导阻滞
预防与处理	1.护士能正确识别各种心律失常类型,及时发现可能导致严重心律失常的心电图波形,并及时通知医生处理 2.电复律后持续心电监测,并密切观察血压、心率、心律、呼吸及神志的改变,若发生期前收缩,大多在数分钟内消失,不需要特殊处理。若为严重的室性期前收缩并持续不消退者,应使用抗心律失常的药物治疗。若产生室速、室颤可再行电击复律

预防与处理	3.若发生显著的窦性心动过缓、窦性停搏、窦房阻滞或房室传导阻滞,轻症能自行恢复者可不做特殊处理,必要时可使用阿托品、异丙肾上腺素,以提高心率,个别患者可安装临时心脏起搏器
名称	低血压
原因	可能与高能量电除颤造成的心肌损伤有关
临床表现	可表现为血压轻度下降,心电图ST段压低或抬高,血清酶轻度升高
预防与处理	应注意监测患者血压,心电图等变化,若仅为低血压倾向,大多可在数小时内自行恢复,若导致周围循环衰竭者,应及时使用升压药
名称	急性肺水肿
原因	一般为老年人和有潜在的左心功能不全患者,尤其易发生于二尖瓣和主动脉瓣病变及心肌病的患者
临床表现	复律后患者发生严重的呼吸困难,强迫坐位、烦躁、大汗、咳粉红色泡沫痰
预防与处理	一旦发生,立即通知医生,给予高流量氧气吸入,遵医嘱给予强心、利尿、扩张血管、镇静平喘等药物治疗,保持呼吸通畅
名称	栓塞
原因	多发生于心房纤颤时间较长或左心房显示扩大者,可发生于电复律后即刻或24～48h内,亦可发生在电复律2周后
临床表现	根据栓塞部位不同表现不同的临床症状,多为体循环、肺循环栓塞
预防与处理	如发生栓塞,及时给予对症处理,如抗凝和溶栓
名称	心肌损伤
原因	高能量电击可引起心肌损伤
临床表现	心电图上出现ST-T波改变,血心肌酶升高,约持续数小时到数天,个别患者出现心肌梗死心电图,持续时间也较长
预防与处理	除颤能释放的能量应是能够终止室颤的最低能量,过高则会导致心肌损害。如发生应加强监护,予对症支持处理
名称	皮肤灼伤
原因	导电糊涂抹不均匀、电极与皮肤接触不良、连续电击、高能电击等
临床表现	局部皮肤红肿、水疱,严重者出现焦痂
预防与处理	1.电极板应紧贴患者皮肤并稍微加压(10kg),不留空隙,边缘不能翘起 2.安放电极处的皮肤应涂导电糊,也可用盐水纱布,避免过湿(以手拧不滴水为宜),禁用乙醇,否则可引起皮肤灼伤 3.消瘦而肋间隙明显凹陷而致电极与皮肤接触不良者宜用盐水纱布(以手拧不滴水为宜),并多用几层,可改善皮肤与电极的接触

预防与处理	4.除颤后要观察患者局部皮肤有无灼伤的出现,轻者一般无需要特殊处理,保持灼伤部位皮肤清洁,避免皮肤摩擦,避开粘心电监护的电极片。若有水疱,应在无菌操作下抽出积液,创面大的给予溃疡贴保护,较重者按一般烧伤处理
名称	呼吸抑制
原因	麻醉药可能引起呼吸抑制
临床表现	呼吸缓慢甚至消失
预防与处理	清醒患者给予静脉注射地西泮,麻醉应以让患者进入朦胧状态,无记忆为准,不宜过深并注意观察有无呼吸抑制。呼吸抑制一旦发生,应立即开放气道呼吸球囊辅助呼吸,必要时行气管插管人工辅助呼吸

六、操作考核清单

非同步直流电操作考核评估标准

程序	规范项目	分值	评价要素	扣分细则	扣分
操作前准备(16分)	1.仪表与备物	6	仪表、着装符合规范,用物准备齐全	仪表不整扣2分,缺除颤仪、导电糊或盐水纱布、听诊器、干纱块或毛巾每1项扣1分。如果电池电量低此项不得分	
	2.判断与呼救	3	患者是否存在除颤适应证(口头报告心电监护仪结果并评估意识)	未判断扣3分	
		6	评估心搏,呼叫支援	听诊心脏或摸大动脉,二者均未做则扣4分;判断完未立即呼求支援扣2分	
		2	患者除颤部位皮肤情况评估	如需清洁或整理电极片,未清洁或整理者此项不得分	
操作过程(65分)	3.准备除颤	3	正确开启除颤仪,调至除颤档	未操作扣3分	
		3	开导电胶,在电极板上涂适量导电胶并混匀	未涂导电糊扣3分导电糊涂抹方法错误扣1	
		8	能量选择(成人首次:双向波200J/单向波360J;小儿首次2～4J/kg,2J递增,最大9J)	能量选择错误扣8分	

（续　表）

程序	规范项目	分值	评价要素		扣分细则	扣分
	4.安放电极板	4	正、负电极板位置安放正确		电极板放置错误扣4分	
		4	电极板与皮肤紧密接触，无歪斜		歪扣1分，侧扣2分，有明显的缝隙扣4分	
	5.充电与安全控制	4	手柄按键充电、双人操作时可协助用面板按键充电(续下表)		单人操作时用面板操作扣2分；冲不及时扣2分	
		4	大声向周围喊"准备放电，大家都闪开"		未喊让开扣4分	
		5	确认旁人无直接或间接与患者及床沿接触		未确认扣5分	
		5	确定操作者身体未与患者及床沿接触		未确认扣5分	
	6.接触压力	2	电极充分接触除颤部位，双手施予电极板压力适当，压力≥约10kg	左侧	未充分接触皮肤扣2分	
		2		右侧	未施以压力扣2分	
	7.再次评估	5	观察心电监护仪波形显示，确认仍然室颤		未判断扣5分	
	8.放电	8	除颤仪充电完成提示可以除颤时，双手拇指1s内同时按压放电按钮电击除颤、放完电后松开双手拇指		两电极放电时间差>1秒则扣5分放完电后未松开双手拇指扣2分	
	9.效果评估	8	放电后，通过电极板迅速评估心电波形是否恢复窦性。结果分类处理：A1.出现窦性心律，意识清醒：宣布除颤成功，后续监护观察。A2.出现窦性心律，意识不清：立即判断，触摸颈动脉搏动。①无脉者，胸外按压加球囊辅助呼吸2min后再判断；②有脉者，宣布除颤成功，后续监护观察。		未进行效果评估扣8分评估后处置不当扣5分	

（续　表）

程序	规范项目	分值	评价要素	扣分细则	扣分
	9.效果评估		B1.仍为室颤（粗颤）：直接再次除颤，准备除颤期间，令助手配合CPR。 B2.细颤或一直线：立即CPR并遵医嘱继续抢救（如使用肾上腺素、吸氧等）		
总体效果评价（19分）	10.整理	3	关机，电极板在清洁待干前放回原位。 放回前处理存放巢	未清洁扣1分 未放回原位扣2分 放回前未处理存放巢扣2分	
		3	协助患者恢复体位，擦干患者皮肤，予监护	未整理患者扣1分 未监护扣2分	
	11.流程	3	动作准确、连贯、流畅		
	12.理论提问	10	适应证等相关知识点		
	总计	100			

七、考核案例要点解析

王先生，43岁，因"胸闷、胸痛2h"由120送入急诊就诊。急诊心电图显示ST段改变，查心肌酶谱升高，为进一步治疗，收入CCU病房。入院当天，晚班护士发现患者突然意识丧失。心电监护出现以下心电图形之一，你该如何处理？

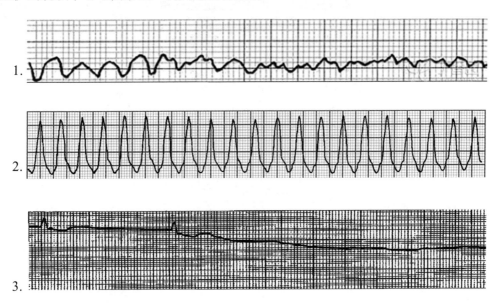

1.

2.

3.

1.评估关注点

(1)病情： ①患者的意识；②患者的大动脉搏动；③心电监护是否有干扰；④心电图型的诊断,是否需要除颤；⑤启动急救程序。

(2)用品： ①立即获取除颤仪；②导电糊/盐水纱块。

(3)体位:平卧,暴露胸部,皮肤准备。

2.操作关注点

(1)除颤的步骤:能量选择、充电、放电。

(2)电极板放置的位置。

(3)放电前再次确定心电图型是否需要除颤。

(4)放电前确认大家都离开。

八、相关知识链接

1.临床其他的心律失常

种类		心电图	特点
房性期前收缩		见图1	提前出现的P波,形态与窦性心律的P波不同,P-R间期＞0.12s。QRS波群大多与窦性心律相同,有时稍增宽或呈畸形,伴ST段及T波相应改变,称为室内差异性传导,提早畸形P波之后无QRS波出现,称为房性期前收缩未下转呈阻滞性房性期前收缩
房室交界处性期前收缩		见图2	提早出现的QRS波群,其形态与窦性的相同或兼有室内差异传导。QRS波群前后有时可见逆行P波,P-R间期短于0.12s,或没有P波。其代偿间期可为不完全性或完全性
室性期前收缩		见图3	有过早出现的QRS波群,其形态异常,时间大多≥0.12s,T波与QRS波群主波方面相反,S-T段随T波方向移位,其前无相关的P波,有完全性代偿间歇。室性期前收缩可发生在两次窦性心搏之间,形成插入性室性期前收缩
心房颤动		见图4	1.P波消失,代以形态、间距及振幅均绝对不规则的心房颤动波(f波),频率每分钟350～600次 2.QRS波群间距绝对不规则,其形态和振幅可常有不等
室上性阵发性心动过速	阵发性房性心动过速	见图5	1.持续3次以上快速而规则的心搏,其P波形态异常 2.P-R间期＞0.12s 3.QRS波群形态与窦性相同 4.心房率160～220次/min 5.有时P波重叠于前一心搏的T波中而难以认出,可伴有一或二度房室传导阻滞

种类		心电图	特点
室上性阵发性心动过速	阵发性交界区性心动过速	见图6	1.连续3次或3次以上房室交界区过早搏动，频率160～250次/min，节律规则； 2.P波和QRS波群形态具有前述房室交界处性早搏的特征，P波可在QRS波群前、中或后，呈逆行性。可伴有不同程度的前向或逆向传导阻滞，同时或不同时都可出现房室分离。若不能辨别房性和交界区性心动过速时，可统称为室上性阵发性心动过速

图1

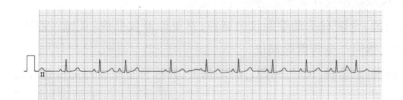

图2

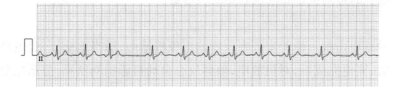

图3

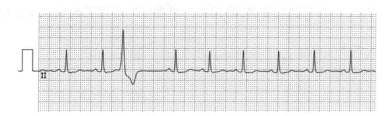

图4

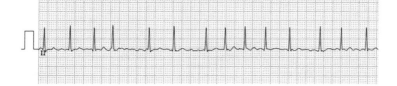

图5

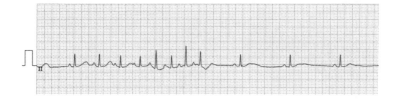

图6

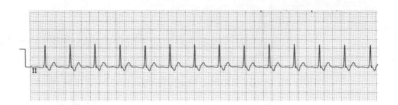

2.除颤仪检测规定

(1)目的:保障除颤仪在急救患者时性能完好。

(2)适用范围:全院有手动除颤仪的科室。常见除颤仪品牌:美国产ZOLL、飞利浦除颤仪、惠普除颤仪、德国产曼吉世除颤仪

(3)检测频次:急诊科、ICU、NICU、CCU每天,其他科室至少每周检查1次。

(4)检测方法

1)按不同品牌的检测电量要求调到相应的电量。

2)充电。

3)将手动除颤电击板正确的安放在仪器的电极板槽内,适当地施压,让电极板与槽内的金属片充分接触,充电完成后,对机放电,除颤仪会自动打印检测结果,显示检测成功图形完整后按停止打印键。

4)检测人在单上书写日期和签名。将检测结果按时间顺序粘贴到除颤仪检测结果记录簿上。

第三节　心电监护仪

一、定义

心电监护仪是医院常用的监护设备,可以同时对患者的心电图、呼吸、血压、体温、脉搏等生理参数进行精密测试和测量,能直观地将需要检测和监控的数据显示到显示器界面,供医院的工作人员来对患者的病情进行判定和治疗。每个可以监控的生理参数一般都设置了安全值供其参考和比对,如患者的实际值不在安全值之内,则会自动报警。

二、目的

1.连续监测生命体征,以及血流动力学等的变化。

2.及时发现和识别心律失常。

3.间接了解循环系统的功能,观察有无心肌缺血的表现,为病情变化提供依据。

4.观察起搏器功能:安装临时或永久性起搏器的患者,监测心电图,对观察起搏器的起搏和感知功能有非常重要的意义。

5.监测患者机体组织缺氧状况。

三、操作者资质

注册护士。

四、操作流程与要点说明

操作流程　　　　　　　　　　　　　　要点说明

| 核对: |
| 1. 核对医嘱。 |
| 2. 核对患者身份并做自我介绍。 |

→

| 1. 正确执行医嘱。 |
| 2. 至少用两种方法确认患者身份。 |

| 评估: |
| 1. 评估患者。 |
| 2. 评估周围环境。 |

→

| 1. 了解患者病情、意识状态、体位,有无大小便及其他生活需要;患者的心理状态、理解与合作程度;评估影响测量准确性或可能造成患者损伤的因素。 |
| 2. 保持环境安静、安全、舒适、温湿度适宜。 |

| 告知: |
| 向患者和(或)家属解释操作目的。 |

→

| 患者和(或)家属理解并配合心电监护操作。 |

操作流程	要点说明

准备：

1. 用物准备：监护仪一台、电极片、弯盘、纱布（或纸巾）、表、记录本、笔、快速手消毒液、垃圾桶。
2. 操作者准备：资质符合要求，着装符合规范，必要时戴口罩。

→

1. 用物准备完善，监护仪性能良好，符合操作要求。
2. 操作者穿戴整齐，精神饱满，具备足够的专业知识。

实施：

1. 将用物及监护仪带至床旁，查对床号与患者姓名，安置体位。
2. 检查仪器性能：连接电源，开机，检查导线连接是否正确，自检正常后设置监护模式并核对仪器时间。
3. 心电图、呼吸监测。
   (1) 正确安放电极（三电极导联）
   　①RA：胸骨右缘锁骨中线第二肋间靠近右肩。
   　②LA：胸骨左缘锁骨中线第二肋间靠近左肩。
   　③LL：左锁骨中线剑突水平处。
   (2) 选择正确的导联，调整波幅、波速。
4. 血氧饱和度监测：
   (1) 测量部位：有良好脉搏搏动的血管床部位（常规为手指、脚趾）。
   (2) 清洁测量部位，不可涂带色的指甲油。
   (3) 正确安放血氧饱和度探头，红外线光应在指甲上面。
5. 血压测量：
   (1) 选择合适的血压袖带。
   (2) 位置、松紧度合适（肘上两横指、动脉符号对准动脉血管、松紧程度以仅能够伸进一个指头为准，保持袖带管道通畅）。

→

1. 男性以腹式呼吸为主，LL也可置于左下腹部；LL与RA对角安放以获得有效呼吸波形。
2. 根据患者情况（如除颤、安装起搏器等）可在相应区域周围调整电极安放位置。

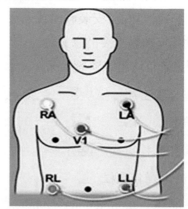

3. ECG波速常规设置25mm/s，呼吸波速常规设置6.25mm/s。

1. 婴儿一般测量脚，成人一般测量手指。
2. 保持指（趾）甲干净清洁、干燥。
3. 定期检查，4h左右更换测量部位，防压伤。

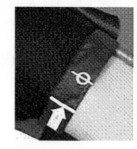 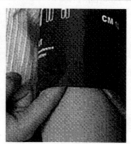

操作流程	要点说明
（3）摆放正确的体位：患者手臂应与心脏保持在同一水平线上（坐位时平第四肋、卧位时平腋中线），勿选择偏瘫、肢体外伤、手术及静脉输液肢体。 （4）即时测量血压1次，后续根据病情可选择设置自动测量、重复测量时间。 6. 设置报警参数：根据患者病情设置HR、R、BP、SPO$_2$合适的报警范围。	1. 监测数值正常可设置为正常上下限。 2. 数值异常时可以监测值为基础，上下波动20%~30%； 3. 数值极度异常，可暂时消音，护士床边处理待病情稳定后再设置。
健康教育： 正确指导患者配合操作，及时告知测量结果，根据结果落实必需的护理措施与健康教育，交代仪器使用注意事项。 整理、记录： 1. 整理床单位，置患者于舒适体位。 2. 整理导联线，整理用物。 3. 快速手消毒液洗手。 4. 记录血压、心率、呼吸、血氧饱和度。	1. 用语规范，通俗易懂，把握教育时机。 2. 心电监护仪避免覆盖及放置杂物；避免导联线受压、拉扯；仪器报警时按呼叫铃。 3. 血氧饱和度探头定时更换位置。 4. 血压袖带每班定时检查更换部位。

五、常见并发症预防与处理

名称	皮肤过敏
原因	1.患者过敏体质 2.电极片粘贴时间过长
临床表现	电极片粘贴部位出现发红、起水疱甚至皮肤破损等。清醒患者主诉局部皮肤瘙痒、疼痛或麻木感
预防与处理	1.定期更换粘贴部位，清洁皮肤 2.取电极时应小心谨慎，防止撕破皮肤 3.使用低敏的监护电极片
名称	局部血液循环受阻
原因	测量血压的袖带松紧不当或使用血氧饱和度探头的部位长时间受压，导致局部血液循环受阻
临床表现	局部皮肤肿胀、发绀或湿冷，清醒患者主诉局部皮肤疼痛或麻木感

预防与处理	严密观察受压部位循环情况,定时放松,常更换部位	
名称	**局部皮肤破损**	
原因	1.测量血压的袖带松紧不当及使用血氧饱和度探头的部位长时间受压,导致局部血液循环受阻发生压疮 2.循环不良的水肿、危重患者,测量部位长时间受压发生压疮	
临床表现	局部皮肤出现发红、发热、起水疱,局部组织缺血缺氧导致皮肤破损,甚至溃疡,通常创面可见组织液渗出或血性分泌物	
预防与处理	1.立即更换绑袖带部位,局部按皮损处理 2.严密观察受压部位循环情况,定时放松,常更换部位	
名称	**焦虑**	
原因	1.因监护仪发出的声音、身上粘贴的电极和导联线等影响患者休息 2.因需要监护而担心病情较重和疾病预后 3.因使用监护仪而担心医疗费用支出问题	
临床表现	表现为紧张、烦躁不安、急躁不配合、失眠等	
预防与处理	1.关心患者,加强沟通,尽量满足患者的合理要求,合理安排探视 2.在允许范围内,将监护仪声音调小,保持环境安静,空气流通,体位安全舒适	

六、操作考核清单

项目		分值(分)	得分(分)	存在问题
1.操作前评估(20分)				
护士评估	(1)仪容、仪表符合规范	1		
	(2)洗手,必要时戴口罩	1		
	(3)操作时机适宜	1		
	(4)操作人员资质符合要求	1		
患者评估	(1)自我介绍	1		
	(2)身份确认(至少用两种方法)	2		
	(3)告知操作目的、配合方法	2		
	(4)评估病情、意识状态、体位、有无大小便及其他生活需要;能识别操作中的风险点与关键点;患者的心理状态、理解与合作程度	5		
环境评估	环境安全舒适,温湿度适宜	2		
用物评估	(1)用物准备齐全:监护仪一台、电极片放置弯盘内、纱布(或纸巾)、表、记录本、笔、垃圾桶、快速手消毒液			

（续　表）

项目		分值(分)	得分(分)	存在问题
(2)用物性能完好		4		

2.操作过程(60分)

项目		分值(分)	得分(分)	存在问题
心电图、呼吸监测	(1)检查仪器性能:连接电源,开机,检查导线连接是否正确	2		
	(2)自检正常后设置监护模式并核对仪器时间	2		
	(3)正确安放电极(三电极导联):白线右上(RA)(白):胸骨右缘锁骨中线第2肋间靠近右肩;黑线左上(LA)(黑):胸骨左缘锁骨中线第2肋间靠近左肩;红线左下(LL)(红):左锁骨中线剑突水平处(男性以腹式呼吸为主,也可置于左下腹部;LL与RA对角安放以获得有效呼吸波形,注意避开除颤部位)。注:可根据患者情况在相应区域周围调整电极安放位置	6		
	(4)选择正确的导联,调整波幅、波速	6		
血氧饱和度监测	(1)测量部位:有良好脉搏搏动的血管床部位(常规为手指、脚趾)	5		
	(2)婴儿一般测量脚,成人一般测量手指	2		
	(3)清洁测量部位,不可涂带色的指甲油	4		
	(4)红外线光应在指甲上面	2		
	(5)定期检查,4h左右更换测量部位,防压伤	2		
血压测量	(1)选择合适的血压袖带	3		
	(2)位置、松紧度合适(肘上两横指、动脉符号对准动脉血管、松紧程度以仅能够伸进一个指头为准),保持袖带管道通畅	2		
	(3)摆放正确的体位:患者手臂应与心脏保持在同一水平线上(坐位时平第4肋,卧位时平腋中线)	3		
	(4)即时测量血压1次,后续根据病情可选择设置自动测量、重复测量时间	3		
设置报警参数	根据患者病情设置HR、R、BP、SPO_2合适的报警范围	10		
整理	协助患者取舒适体位,整理导联线、床单位、整理用物	2		
洗手	使用快速手消毒液洗手	2		
记录	记录血压、心率、呼吸、血氧饱和度	4		

（续　表）

项目	分值（分）	得分（分）	存在问题
3.整体效果（20分）			
（1）操作时间15min内完成	2		
（2）有效应变有效应变：能根据患者情况，采取必要的紧急处理与选择测量指标的先后顺序	4		
（3）人文关怀：关爱患者，保护隐私、关注舒适度。在操作过程保持与患者或家属的沟通与交流	4		
（4）健康教育技巧	3		
（5）整体操作熟练	3		
（6）相关知识掌握	4		

七、案例要点解析

患者李某，女性，49岁，因头痛呕吐1h，到急诊科就诊，既往有高血压病史4余年，未规律服药，急诊测BP：200/105mmHg（平均压135mmHg），R：22次/min，P：105次/min，硝酸甘油静脉微量泵入，拟高血压急症收入院。作为接诊护士该如何正确使用心电监护仪？

1.评估

要素		评估要点	关键点风险点
一般评估	一般资料	患者年龄49岁	无
	过敏史	无胶布过敏史；未使用过电极片	贴电极片时向患者说明如有粘贴部位不适时通知护士
	既往史	高血压病史4余年，未规律服药	患者用药依从性较差，高血压疾病知识不掌握
专科评估	全身情况	头痛、呕吐	1.半卧位卧床休息 2.观察有无神志，四肢肌力、语言功能等脑血管意外表现 3.防跌倒，防窒息
	专科情况	1.血压200/105mmHg（平均压135mmHg）； 2.硝酸甘油静脉微量泵入	1.保持病室安静，稳定患者情绪 2.依血压调控硝酸甘油速度，调控降压药时5～15min测血压一次，数分钟到1h内控制患者目标平均动脉压降低25%，2～6h内血压降至160/100mmHg左右，24～48h逐步降低血压达到正常水平 3.协助患者在床上大小便，防止体位性低血压

（续 表）

要素		评估要点	关键点风险点
	专科情况		4.报警范围设置:初始血压设置SBP上限200mmHg,下限160mmHg,1h后再重新设置;心率报警上限120次/min,报警下限60次/min;呼吸报警上限30次/min,报警下限12次/min
	局部情况	1.胸前区皮肤完好,无胸毛 2.双上臂无外伤史,肌力正常,左侧肢体留置针头输液中 3.指甲完好,无灰指甲,未涂指甲油,末梢血运好	1.右上臂测血压,指导患者测血压时会有手臂绑紧感觉,可放松、放直手臂,取平卧位,测压手臂如出现疼痛、麻木时报告护士,每班交接皮肤情况,血压稳定后减少测血压的频率 2.左手手指监测血氧饱和度,可每4h更换手指
心理社会与知信行评估		患者治疗依从性较差	护士应针对此项操作的目的、流程、注意事项详细说明,加强巡视

2.操作

(1)护士:患者配合程度高,此项操作可由1名护士完成。

(2)患者:操作前需协助取半坐卧位,注意保暖,保护患者隐私。

(3)心电监护仪。

(4)电极片。

(5)操作中严格落实患者身份识别,医嘱双人核对,遵循心电监护仪操作流程。

(6)病室安静、整洁,注意关闭门窗,用床帘遮挡,启用防跌倒警示标识。

(7)根据患者生命体征情况,调节测血压的频率及报警范围,及时发现病情变化。

八、相关知识链接

项目		要点说明	图片
正确的导联连接	五电极导联	1.右上(RA):胸骨右缘锁骨中线第2肋间 2.左上(LA):胸骨左缘锁骨中线第2肋间 3.右下(RL):右锁骨中线剑突水平处 4.左下(LL):左锁骨中线剑突水平处 5.胸导联(C):胸骨左缘第4肋间	

项目		要点说明	图片
监测HR常规导联	II导联	心电图显示P波在II导联直立，多数情况下II导联P波比较明显，便于判断是否为窦性心律及心律失常的性质；II导联QRS波群主波方向向上，方便计数心率。但并非所有的患者一定要选择II导联，临床工作中应根据患者实际显示的心电图波形而定	
常见心律失常心电图表现	建议：床旁备好除颤仪	心房颤动ECG特征 1.P波消失，代之以大小不等、形态不一、间隔不匀的颤动波，称f波，频率350～600次/min； 2.RR间隔极不规则，心室率通常在100～160次/min； 3.QRS波群形态一般正常，当心室率过快，伴有室内差异性传导时QRS波群增宽变形	
		室性期前收缩ECG特征 1.提前发生的QRS波群，宽大畸形，时限≥0.12s，ST段与T波方向与QRS主波方向相反 2.室性期前收缩与其前面的窦性波动之间期恒定 3.室性期前收缩后可见一完全性代偿间歇 4.频发室性期前收缩：每分钟出现5次以上的室性期前收缩	
		室性心动过速ECG特征 1.3个或3个以上的室性期前收缩连续出现，通常起始突然 2.QRS波宽大畸形，时限超过0.12秒，ST-T波方向与QRS波群主波方向相反 3.心室率一般为100～250次/min，心律规则或略不规则 4.心房独立活动，P波与QRS波群无固定关系，形成房室分离 5.心室夺获或室性融合波	

（续 表）

项目		要点说明	图片
常见心律失常心电图表现	建议：床旁备好除颤仪	心室颤动ECG特征： 波形、振幅及频率均不规则,无法辨认QRS波群、ST段与T波	
影响SpO_2的因素		1.外周循环(低灌注) 2.血红蛋白异常 3.静脉内染料 4.活动性伪差 5.外光源 6.放在安有血压袖带、动脉导管或正在输液的肢体	
测压不可靠或时间延长		1.患者移动、发抖或者痉挛 2.心律失常,极快或极慢的心率 3.血压迅速变化 4.严重休克或者体温过低 5.肥胖和水肿患者 6.未选择合适配置 7.未使用正规袖带或系统检测到袖带漏气	

（何茹、陶艳玲）

第四节　微量注射泵

一、定义

微量注射泵(JMS-SP-500)是一种新型泵力仪器,能将少量药液精确、微量、均匀、持续地泵入体内,操作便捷、定时、定量,根据病情需要可随时调整药物浓度、速度,使药物在体内能保持有效血药浓度,运用微量泵抢救危重患者,能减轻护士工作量,提高工作效率,准确、安全、有效地配合医生抢救。

二、目的

将微量药物精确、均匀、持续地泵入体内。

三、操作者资质

注册护士。

四、操作流程与要点说明

各键名称及功能。

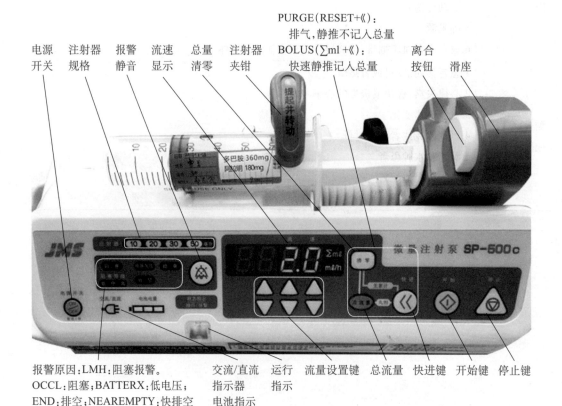

报警原因:LMH:阻塞报警。
OCCL:阻塞;BATTERX:低电压;
END:排空;NEAREMPTY:快排空

操作流程	要点说明
核对: 1. 核对医嘱。 2. 核对患者身份并做自我介绍。	1. 正确执行医嘱。 2. 至少用两种方法确认患者身份。
评估: 1. 评估患者。 2. 评估该药物需要用微量注射泵,输注血管适用。	1. 了解患者年龄、病情、意识状态、治疗情况、心理状态、理解与合作程度。 2. 保持环境安静、安全、舒适、温湿度适宜(室内温度不低于18℃)。
告知: 向患者或家属说明使用注射泵的目的、方法、注意事项及配合要点。	患者和(或)家属理解并配合使用注射泵。
准备: 1. 用物准备:SP-500注射泵1台,适当型号注射器及药物、药物标签2张、延长管、三通(必要时)、电插板(必要时)。 2. 操作者准备:资质符合要求,着装符合规范,洗手,戴口罩。	1. 用物准备完善,注射泵性能良好,符合操作要求。 2. 操作者穿戴整齐,精神饱满,具备足够的专业知识。
实施: 1. 携带用物至床旁,查对床号与患者姓名,安置体位。 2. 检查仪器性能:连接电源,开机,自检。 3. 标识注射药品: 　(1)清晰完整填写相同静脉控速药物标识两张,配药时间具体到分,双人核对签名。 　(2)标识一张工整张贴于注射器刻度非数值侧,半覆盖刻度。 　(3)另一张张贴在延长管上,完整露出药名,距衔接口10～15cm。	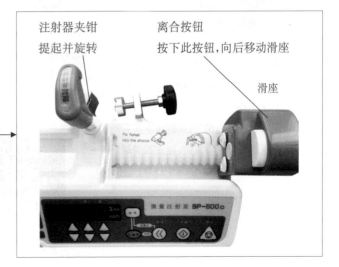 注射器夹钳　　　　　离合按钮 提起并旋转　　　　　按下此按钮,向后移动滑座 　　　　　　　　　　　　　　滑座

操作流程	要点说明

操作流程

4. 安装注射器:

  (1) 按住离合按钮,同时将滑座移向电源线方向。

  (2) 完全提起注射器夹钳,后向左或右旋90º。

  (3) 安装注射器,将注射器突缘置于固定插口中,再将注射器夹钳返回起始位置。

  (4) 按住离合按钮,移动滑座,至滑座与注射器推杆末端密贴后松离合按钮。

5. 设置流速。

6. 排气(有空气时),连接静脉通路。

7. 按开始键(START),开始注射。运行指示绿灯亮。

8. 注射毕,按停止键(STOP),终止注射,按住离合按钮,取出注射器,注射器夹钳归位。

9. 特殊操作:

  (1) 快速静推:先按停止键(STOP),长按快进键和总流量键,至流速显示窗显示的静推量达目标。按下开始键,继续注射。

  (2) 改变流速:按停止键,调整流速,按开始键。

  (3) 查看总量:按总流量键,在流速显示窗即可显示总量,运行或停止状态均有效。

  (4) 阻塞报警级别设置:同时按下报警消音键和总量重置键,改变报警级别低中高(LMH),多选中(M)。

要点说明

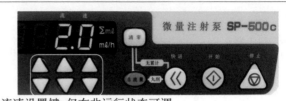

流速设置键:仅在非运行状态可调
增加流速值或减少流速值

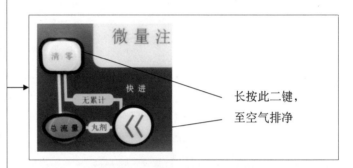

长按此二键,
至空气排净

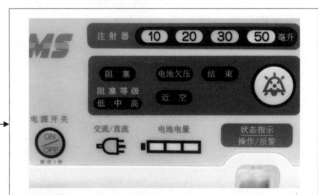

运行指示灯:绿灯亮,正常运行,绿灯闪烁,未接交流电,但运行正常

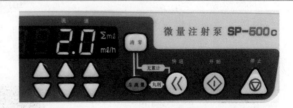

运行指示灯:绿灯亮,正常运行,绿灯闪烁,未接交流电,但运行正常

操作流程

要点说明

健康教育：
说明治疗目的及注意事项，防止自行调节。
整理、记录：
1. 整理床单位，整理用物。
2. 快速手消毒液洗手。
3. 记录使用药物、时间、总量、效果、患者反应。

1. 用语规范，通俗易懂，把握教育时机。
2. 使用过程中防止液体滴入泵内；仪器报警时按呼叫铃。
3. 不要往50ml注射器中充入多于50ml的液体，否则注射器连接不上。
4. 使用血管活性药物等不可中断药品时，请在上一组泵完前3～5min配好药物。

五、常见并发症预防与处理

名称	原因	临床表现	预防与处理
药物外渗	1.针头滑脱或静脉破损 2.血管弹性降低，脆性增加 3.输入药品浓度过高，输液速度过快 4.自身疾病因素	一般表现为局部肿胀、胀痛、回抽无回血，刺激性强的药物易发生烧灼、刺痛、红肿、局部水疱、皮肤发黑变硬，甚至组织坏死，形成溃疡	1.正确选择静脉，高危药物宜选择粗大静脉，必要时选择中心静脉 2.定时巡视患者，严密观察用药的局部反应，有无回血、外渗 3.一旦发生药物外渗，应立即停止推注，请静脉输液治疗小组会诊，做好局部处理，如冷敷、热敷
静脉炎、静脉硬化	1.药物浓度相对高，对血管内膜产生物理和化学刺激 2.导管针留置时间太长 3.操作技术不良	局部疼痛、红肿、水肿或条索样物形成，甚至出现硬结的炎性改变，严重者可有发热等全身症状	1.合理输入液体和药物，根据所用溶液或药物类型选择适当的输注途径 2.发生静脉炎，抬高患肢，可局部外敷50%硫酸镁或土豆片、喜疗妥涂抹
静脉回血	1.注射速度过慢 2.延长管过长或折叠扭曲 3.双通道同时注射等因素	正在进行输液的管道内形成一小段回血	1.使用注射泵前，先选择好血管，一般选择血管较粗直，易固定并便于观察的部位进行静脉穿刺 2.对老年患者尽量避免在下肢穿刺输液
微泵速率调节错误	1.操作者不熟悉速度设置键； 2.更换药物后未及时更改速度 3.在个别情况下速度设置被他人无意中误触而改变了速度，使药物进入体内过多或不足	药物进入体内过多或不足，过多会造成药物中毒，不足会影响治疗效果	1.规范化操作，熟悉注射泵性能，正确掌握使用方法和各键的设置 2.向患者或家属说明使用注射泵的目的、方法及注意事项，防止自行调节

六、操作考核清单

项目		分值(分)	得分(分)	存在问题
1.操作前评估(20分)				
护士评估	(1)仪容、仪表符合规范	1		
	(2)洗手,戴口罩	1		
	(3)操作时机适宜	1		
	(4)操作人员资质符合要求	1		
患者评估	(1)自我介绍	1		
	(2)身份确认(至少用两种方法)	2		
	(3)告知操作目的,配合方法	2		
	(4)评估病情、意识状态、体位、有无大小便及其他生活需要;能识别操作中的风险点与关键点;患者的心理状态、理解与合作程度	5		
环境评估	环境安全舒适,温湿度适宜	2		
用物评估	(1)用物准备齐全:SP-500注射泵1台,适当型号注射器及药物、药物标签2张、延长管、三通(必要时)、电插板(必要时)	3		
	(2)用物性能完好	1		
2.操作过程(60分)				
安装使用	(1)检查仪器性能:连接电源,开机,自检	2		
	(2)标识注射药品 ①清晰完整填写相同静脉控速药物标识两张,配药时间具体到分,双人核对签名 ②一张工整张贴于注射器刻度非数值侧,半覆盖刻度,另一张张贴在延长管上,完整露出药名,距衔接口10~15cm	4		
	(3)安装注射器 ①按住离合按钮,同时将滑座移向电源线方向 ②完全提起注射器夹钳,后向左或右旋90度 ③安装注射器,装注射器突缘置于固定插口中,将注射器夹钳返回起始位置 ④按住离合按钮,移动滑座,至滑座与注射器推杆末端密贴后松离合按钮	4		
	(4)设置流速	5		
	(5)排气(有空气时),连接静脉通路	5		

项目		分值(分)	得分(分)	存在问题
安装使用	(6)按开始键(START),开始注射。运行指示绿灯亮	3		
	(7)注射毕,按停止键(STOP),终止注射,按住离合按钮,取出注射器,注射器夹钳归位	3		
特殊操作	(1)快速静推:先按停止键(STOP),长按快进键和总流量键,至流速显示窗显示的静推量达目标。按下开始键,继续注射	5		
	(2)改变流速:按停止键,调整流速,按开始键	5		
	(3)查看总量:按总流量键,在流速显示窗即可显示总量,运行或停止状态均有效	5		
	(4)阻塞报警级别设置:同时按下报警消音键和总量重置键,改变报警级别低中高(LMH)	5		
报警处理	根据患者情况消除报警,恢复正常使用状态	5		
整理	协助患者取舒适体位,整理床单位,整理用物	2		
洗手	使用快速手消毒液洗手	2		
记录	记录使用药物、时间、总量、效果、患者反应	5		

3.整体效果(20分)

(1)操作时间10min内完成	2			
(2)有效应变:能根据患者情况,采取必要的紧急处理与特殊操作	4			
(3)人文关怀:关爱患者,保护隐私、关注舒适度。在操作过程保持与患者或家属的沟通与交流	4			
(4)健康教育技巧	3			
(5)整体操作熟练	3			
(6)相关知识掌握	4			

注:每项根据完成程度或比例酌情评分,带"*"项目为"全或无"评分项,完成则得分,反之则不得分。

七、案例要点解析

患者周某,男性,39岁,因"上腹部疼痛、发热1d"到急诊科就诊,急诊测T 39℃、P 124次/min、R 30次/min、BP80/50mmHg(平均压52mmHg),神志淡漠,拟发热查因、感染性休克? 收入院。医生要求泵入5%葡萄糖溶液45ml+去甲肾上腺素10mg控制血压,你作为值班护士该如何正确使用注射泵?

1.评估关注点

要素		评估要点	关键点风险点
一般评估	一般资料	患者年龄39岁	无
	过敏史	无药物过敏史	无
	既往史	既往体健	无
专科评估	全身情况	神志淡漠	1.中凹卧位卧床休息,吸氧、物理降温; 2.密切观察神志、生命体征、尿量、CVP; 3.防坠床,防窒息
	专科情况	1.血压80/50mmHg(平均压52mmHg); 2.去甲肾上腺素静脉微量泵入; 3.T:39℃,P:124次/min; 4.右锁骨下留置深静脉导管	1.保持病室安静,稳定患者情绪,上心电监护,吸氧; 2.依血压调控去甲肾上腺素泵入速度,调控升压药时5～15min测血压一次,平均压维持在65mmHg以上; 3.留置尿管,观察尿量; 4.冰敷; 5.监测CVP
	心理评估	患者神志淡漠,护士应针对此项操作的目的、流程、注意事项详细说明,加强巡视	

2.操作关注点

(1)护士:患者留置深静脉导管,此项操作可由1名护士完成。

(2)患者:取休克卧位,吸氧、冰敷。

(3)SP-500注射泵1台。

(4)适当型号注射器及药物、药物标签2张、延长管、三通、电插板(必要时)。

(5)操作中严格落实患者身份识别,医嘱双人核对,遵循注射泵操作流程。

(6)病室安静、整洁,注意关闭门窗,启用防坠床警示标识。

(7)根据患者生命体征情况,调节升血压药的泵入速度。

第五节　氧疗技术

一、定义

氧疗是给予患者氧气并监测其疗效,用以纠正缺氧的一种治疗方法。

二、目的

纠正缺氧,以维持人体代谢和生理需要。

三、操作者资质

有执业资质并经过培训合格的护理人员。

四、操作流程与要点说明

操作流程	要点说明

评估:
1. 核对患者身份。
2. 患者病情、意识、合作能力、呼吸、缺氧程度。
3. 患者有无口、鼻、呼吸道畸形或损伤。
4. 过敏史(胶布、塑胶制品)。
5. 操作者:符合资质要求,衣帽整洁,洗手,必要时戴口罩。
6. 环境:安静、安全、舒适。

能识别患者操作过程可能出现的风险点与关键点,以针对不同情况做好操作人员与用物准备。

评估:
根据评估结果选择合适的氧疗方法。

告知:
1. 向患者解释氧疗目的、操作过程可能的不适。
2. 教会患者配合操作的方法及注意事项。

1. 禁止明火,禁吸烟,防高温。
2. 患者和家属不可自行调节氧流量。

1. 吸氧流量4L/min以下的患者给氧无需湿化,即吸氧管直接连接中心供氧管接口或吸氧装置干燥状态安装连接吸氧管,吸氧流量>4L/min时常规给予湿化。
2. 常用的湿化液有冷开水、蒸馏水,急性肺水肿患者用20%~30%乙醇湿化给氧。
3. 湿化液及湿化瓶每日更换。

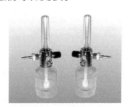

准备:
1. 操作者:洗手,戴口罩。
2. 环境:做好防震、防火、防热、防油。
3. 用物:选择合适的供氧装置,湿化液2/3或1/2满,连接给氧装置、手电筒、棉签、胶布。
4. 患者:取合适、舒适的体位。

操作流程	要点说明

实施：

1. 鼻导管给氧：

　　(1)用手电筒查看鼻孔是否清洁，有鼻痂用棉签蘸水湿润清洁。

　　(2)连接鼻导管，调节氧流量。

　　(3)鼻导管延长管选择经头顶或下巴固定。

　　(4)调整鼻导管在鼻腔的正中位置。

2. 面罩给氧：

　　(1)面罩置患者口鼻部，并妥善固定（对氧化锌胶布过敏者可使用纸胶布）。

　　(2)确定氧气流出通畅后，调节氧流量。

　　(3)连接氧气与面罩的进气接口。

3. 面罩给氧：

　　(1)置头罩于婴幼儿头部。

　　(2)调节好氧流量。

　　(3)连接氧气与头罩的进气孔。

4. 停止氧疗：

　　(1)取下吸氧装置，关闭氧流量开关。

　　(2)协助患者取舒适体位。

　　(3)用物分类放置，湿化瓶和管芯送供应室消毒。

注意事项：

1. 经常询问患者吸氧有无不适，检查鼻腔是否干燥、充血、有无鼻痂。

2. 简易面罩有明显的重复呼吸作用，不适用CO_2潴留者。

3. 面罩给氧最小氧流量是6L/min，避免重复呼吸。

4. 用带储气囊的面罩时，储气囊至少保持1/3充盈。

5. 选择合适型号的头罩：早产儿、新生儿选小号，新生儿至4岁儿童选中号，一般＞4岁儿童选大号。

6. 床边挂用氧标识。

严禁烟火　　注意安全

病房内不能吸烟，用氧期间严禁烟火！
病房就是病人的家，请大家共同维护！

7. 氧气筒内氧气压力＜5kg/cm^{2}时禁用；对未用或已用空的氧气筒，要用标识区分。

氧气空
请及时更换！

氧气满
请放心使用！

观察与记录：

1. 记录给氧、停氧时间，记录给氧浓度。

2. 观察并记录氧疗改善效果。

五、常见并发症预防与处理

名称	氧中毒
原因	氧浓度高于60%、持续时间超过24h
临床表现	胸骨下不适、疼痛、灼热感,继而出现呼吸增快、恶心、呕吐、烦躁、断续的干咳
预防与处理	避免长时间、高浓度氧疗,经常做血气分析,动态观察氧疗的治疗效果
名称	肺不张
原因	吸入高浓度氧气后,肺泡内氮气被大量置换,一旦支气管有阻塞时,其所属肺泡内的氧气被肺循环血液迅速吸收,引起吸入性肺不张
临床表现	烦躁,呼吸、心率增快,血压上升,继而出现呼吸困难、发绀、昏迷
预防与处理	鼓励患者做深呼吸,多咳嗽和经常改变体位、姿势,防止分泌物阻塞
名称	呼吸道分泌物干燥
原因	氧气是一种干燥气体;吸氧流量过高
临床表现	呼吸道黏膜干燥,分泌物黏稠,不易咳出
预防与处理	根据病情适当调整吸氧流量,防止过高。加强湿化和雾化吸入
名称	晶状体后纤维组织增生
原因	氧浓度过高,用氧时间长
临床表现	新生儿、早产儿由于视网膜血管收缩、视网膜纤维化,预后出现不可逆转的失明
预防与处理	控制氧浓度和吸氧时间
名称	呼吸抑制
原因	见于Ⅱ型呼衰患者
临床表现	呼吸中枢抑制加重,甚至呼吸停止
预防与处理	对Ⅱ型呼衰患者给予低浓度、低流量吸氧,维持PaO_2在8kPa即可

六、操作考核清单

项目	分值(分)	得分(分)	存在问题
1.操作前评估(30分)			
仪容、仪表符合规范	2		
洗手,戴口罩	2		
自我介绍	2		

（续　表）

项目	分值(分)	得分(分)	存在问题
患者身份确认	4		
告知操作目的、配合方法	2		
评估患者神志、呼吸状态、缺氧程度,检查口鼻腔情况	6		
能识别操作中的风险点与关键点	4		
操作时机适宜			
操作人员资质符合要求	2		
用物准备齐全	2		
用物性能完好	2		
环境安全舒适	2		
2.操作过程(54分)			
患者身份再次确认	4		
装表	4		
清洁鼻腔,连接吸氧管	4		
开小开关,调节流量,查通畅,湿润鼻塞(鼻导管)	6		
给患者吸氧	4		
调整导管长度,绕过双耳郭固定在颈前	4		
解释,交代注意事项,抹手	2		
记录吸氧时间,观察用氧时间并交班	4		
【停氧】			
根据医嘱评估患者病情、缺氧改善程度	6		
取下氧管—关流量表开关—擦净脸部—分离氧管—卸下氧表装置—湿化瓶消毒	6		
抹手,记录停氧时间	2		
整理床单位	2		
协助采取舒适体位	2		
整理用物、分类处理	2		
洗手,记录	2		
3.整体效果(16分)			
有效应变、人文关怀	4		
健康教育技巧	2		
整体操作熟练	4		
相关知识掌握	4		

（续　表）

项目	分值（分）	得分（分）	存在问题
操作时间15min内完成	2		

注：每项根据完成程度或比例酌情评分，带"*"项目为"全或无"评分项，完成则得分，反之则不得分。

七、案例要点解析

李某，女，87岁，因"阵发性胸闷、心悸5年伴胸闷气促加重3d"来院就诊，诊断为冠心病、慢性心衰，心功能3级，予强心、利尿、扩冠等对症治疗，住院第3天12:30患者在输液过程中突发气促，严重呼吸困难，咳粉红色泡沫痰并大汗淋漓，氧饱和度急剧下降至65%，听诊双肺布满湿啰音和哮鸣音。请做出正确措施改善患者症状。

1.评估关注点

（1）病情：患者在输液过程中突发气促，严重呼吸困难，咳粉红色泡沫痰并大汗淋漓，氧饱和度急剧下降至65%，听诊双肺布满湿啰音和哮鸣音。由此判断患者出现了呼吸系统危急状况（参照附件3），提示急性肺水肿。

（2）用品：吸氧面罩、20%～30%的酒精湿化液、棉签、胶布。

（3）协助患者采取正确的体位：取端坐双腿下垂位。

（4）结合病情交代注意事项：限制活动，控制输液速度。

2.操作关注点

（1）正确安装吸氧装置，20%～30%的酒精湿化液1/2至2/3满，每日更换。

（2）手电筒检查患者鼻腔，清理口腔，查看患者口鼻处皮肤情况。

（3）固定面罩，确保无漏气，吸氧流量6L～8L/min。

（4）观察患者呼吸，监测患者SpO_2变化，确保有效氧合，必要时做动脉血气分析。

（5）备好呼吸球囊及气管插管用物。

（6）注意因吸氧装置摩擦、牵拉而产生的皮肤破损。

（7）悬挂用氧标识，做好用氧安全宣教。

八、相关知识链接

1.氧中毒的类型包括肺型和脑型

（1）肺型氧中毒：发生在吸入氧之后，患者表现为胸骨后疼痛、咳嗽、呼吸困难、肺活量减少、氧分压下降；肺部有炎性细胞浸润，呈炎性病变、充血、水肿、出血和肺不张。

（2）脑型氧中毒：患者吸氧后短时内出现视觉障碍、听觉障碍、恶心、抽搐、晕厥等神经系统症状，严重者可导致昏迷或死亡。

2.呼吸困难分级

0级：重体力活动时才出现呼吸困难。

1级：在平地上快步走或爬坡时感到气短。

2级：和同龄人相比，在平地上行走速度较慢(因气短)，或走一段平路后，需要停下来以调整呼吸。

3级：在平路上走100码(91米)就需要停下来休息。

4级：因喘息不能到室外活动或者日常活动即喘息。

3.脉搏血氧饱和度监测

(1)血氧饱和度指血红蛋白被氧饱和的百分比，即血红蛋白的氧含量与氧结合量之比乘以100，主要取决于动脉血氧分压(PO_2)。血氧饱和度是反映呼吸循环功能的一个重要生理参数，血氧饱和度监测在临床应用中日趋普遍。在心肺危重患者、麻醉手术患者、早产儿和新生儿中都有大量应用，以便及时评价血氧饱和度的状态，极早地发现低氧血症的患者，从而更有效地预防或减少缺氧所致的意外死亡。

(2)脉搏血氧饱和度监测仪是根据血红蛋白具有光吸收的特性设计而成的，它是采用Lamber-beer定律(朗伯-比尔定律)，用两束不同波长的光透射动脉血管(其波长为660nm和波长为940nm)，其血氧饱和度与穿过它的光强度成对数关系而设计的。根据朗伯-比尔(Lamber-Beer)定律，物质在一定波长处的吸光度和它的浓度成正比，当恒定波长的光照射到人体组织上时，通过人体组织吸收、反射衰减后测量到的光强在一定程度上反映了被照射部位组织的结构特征。由于血液中氧合血红蛋白(HbO_2)和还原血红蛋白(Hb)在红光、红外光区(600~1000nm)有独特的吸收光谱，利用这些特性，便可测量出人体血氧饱和度。

(3)血氧饱和度的正常值

血氧探头类型：成人型、儿童多功能型。在平原地区，正常人的血氧饱和度为94%以上，在94%以下为供氧不足。有学者将SpO_2<90%定为低氧血症的标准。因此，脉搏血氧仪的SpO_2报警下限一般设为90%。

(4)使用脉搏血氧仪的注意问题

①选择循环灌注良好的肢体，皮温不能太低，局部皮肤不能太厚。

②不要将传感器放在有动脉导管、静脉注射管或测血压的肢体上。

③指(趾)甲下无血肿或涂指甲油、破损感染。

④不要在监测仪附近使用手机，以免干扰监测波形。

⑤定时检查血氧探头监测部位皮肤，防止出现压疮。

(陶艳玲、何茹、周秀红)

第六节　吸痰技术

一、定义

吸痰是指经口腔、鼻腔、人工气道将呼吸道的分泌物吸出，以保持呼吸道通畅，预防吸入性肺炎、肺不张、窒息等并发症的一种方法。

二、目的

1.清除呼吸道分泌物，保持气道通畅。

2.促进呼吸功能，改善肺通气。

3.预防并发症的发生。

三、操作者资质

护士或经过培训合格的护理员。

四、操作流程与要点说明

操作流程	要点说明
评估： 1. 病情、意识、年龄、生命体征、痰液的量和黏稠度、自主咳嗽排痰能力。 2. 呼吸状况：有无呼吸困难和发绀，SpO_2是否下降，有无痰鸣音等。 3. 口鼻腔黏膜情况，有无气管插管或气管切开，如果有，需确定管道的刻度和固定情况。 4. 心理状态及合作程度。 5. 病房环境。	吸痰指征： 1. 患者咳嗽有痰，但咳嗽无力。 2. 听到明显的痰鸣音。 3. 气道梗阻呼吸机高压报警。 4. 血氧饱和度下降，呼吸困难，发绀。 5. 听诊肺部有大量湿啰音。 6. 怀疑误吸。
告知： 1. 吸痰的目的、方法和必要性。 2. 操作中可能出现的不适和风险，取得合作。	1. 注意：当患者出现呼吸系统相关危急值(参照附件3)时应立即吸痰解除患者危急状况，然后再向患者及家属做好解释。 2. 吸痰过程中可能的并发症。 　(1)呼吸方面：缺氧、气道塌陷、支气管痉挛收缩、呼吸停止。 　(2)心血管方面：高血压、低血压、心跳过慢、心跳过快、心律不齐、心跳停止、平均动脉压增加。 　(3)其他方面：气管及支气管黏膜损伤、感染、颅内压增加、不舒服及疼痛感。

操作流程	要点说明

准备:

1. 环境:安静、清洁、舒适。

2. 操作者:洗手,戴口罩。

3. 用物:负压吸引装置、吸痰管(不同型号)、手套、治疗巾、手电筒、听诊器、0.9%生理盐水(玻璃瓶)、黄色垃圾桶、纸巾或纱块。

4. 患者:头偏向操作者一侧,并略后仰,检查口腔黏膜,取下活动性义齿,颌下铺治疗巾,妥善固定人工气道,躁动者采取适当约束。

5. 密闭式吸痰管吸痰患者仍需准备数条普通吸痰管,用于吸口鼻腔分泌物。

---

1. 吸痰装置示意图

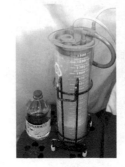

吸痰装置说明
1. 取消吸痰无菌盘。
2. 吸痰罐为一次性注液袋。
3. 吸痰负压连接管接吸痰管(另一端打结成盲端)置于吸痰装置旁备用。
4. 吸痰生理盐水开启后24小时内有效。

2. 做好职业防护:特殊感染的患者,需戴手术帽、一次性隔离衣。

实施:

1. 调节氧流量:普通吸氧患者增加氧流量至6～10L/min,机械通气患者给予100%纯氧2～3min。

2. 检查负压吸痰装置是否完好,有无漏气。

3. 选择合适吸痰管,连接负压连接管,调节合适负压。

4. 戴手套:口鼻腔吸痰戴薄膜手套,人工气道吸痰戴无菌手套。

5. 经口鼻腔吸痰:不需反折吸痰管连接口端,直接带负压吸引,顺序由浅到深再到浅,逐段吸尽分泌物。

6. 轻柔旋转吸痰管,调节吸痰管位置及深度,直至将分泌物吸引干净后退出吸痰管,结束口鼻腔吸痰。

7. 机械通气患者经人工气道吸痰:一手持负压连接管,另一手持吸痰管末端,打开人工鼻顶端盖子插入吸痰管或嘱助手分离人工鼻与人工气道接口后将吸痰管插入人工气道深部,自

吸痰管的选择:

1. 人工气道患者吸痰管外径应小于导管内径的1/2,一般患者10～12号,紧急情况下以能快速解除气道梗阻为前提选择大号吸痰管。

2. 经鼻吸痰选择6～10号吸痰管,尽可能选择小号吸痰管。

3. 吸痰管一用一换。

负压的选择:

尽可能选择低负压,减少气道黏膜损伤。

1. 成人(−100 mmHg)～(−150mmHg)。

2. 儿童(−80 mmHg)～(−100mmHg)。

3. 婴幼儿(−60 mmHg)～(−80mmHg)。

吸痰管插入深度:

1. 经口腔:14～16cm。

2. 经鼻腔:22～25cm。

3. 气管套管:8～10cm。

4. 气管插管:35～39cm(人工鼻长度约4cm),原则上超过气管插管长度,插管至合适深度,遇阻力向外退出1cm后吸引。

操作流程

下而上,边旋转边向上提吸痰管,痰液较多处稍作停留,直至吸净痰液,患者咳嗽频繁时应稍等片刻再吸引。

8. 退出吸痰管,将吸痰管螺旋式卷起后包裹在手套中取出,丢弃在黄色有盖垃圾桶中。

9. 观察患者气道是否通畅,患者的面色、呼吸、心率等,吸出痰液的颜色、性质和量。

10. 吸痰完毕,重新连接人工鼻给氧,2~3min后将氧流量恢复至原状态,机械通气患者再次选择"充氧呼吸"2~3min后恢复原吸氧浓度。

整理:

恢复患者舒适体位,擦干净患者面部分泌物,按院感要求分类处置各用物。

观察并记录:

1. 观察呼吸是否改善,持续心电监护的患者生命体征、血氧饱和度情况。

2. 记录痰液的量、性质、颜色。

要点说明

吸痰顺序:

普通患者经口或经鼻吸痰。

1. 患者呕吐反射强烈时建议经鼻吸痰。

2. 人工气道患者未使用声门下吸引装置者为了减少肺部感染,在无明显气道梗阻的情况下,建议先吸口鼻后吸气道。

吸痰时间:

一般人工气道导管内每次吸痰时间不超过15s,口鼻腔以单次操作彻底吸净分泌物为准。

吸痰后记录方法:

分子式,分子为罗马数字:I度痰液稀薄白色;II度痰液黄白色黏稠但容易冲洗;III度痰液极黏稠不易冲洗。分母为阿拉伯数字:1吸痰管内很少痰液;2痰液充满吸痰管但未超出吸痰管;3痰液达到连接管但未到贮痰罐;4痰液直接达到贮痰罐内。痰液II度/ 2 为最理想状态。

I度痰液外观　　　　　　II度痰液外观

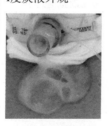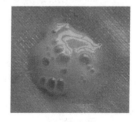

III度痰液外观

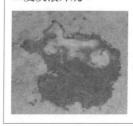

操作流程	要点说明
健康教育： 1. 指导呼吸功能锻炼。 2. 有效咳嗽、排痰。 3. 深呼吸。 4. 补充水分。	1. 咳嗽和排痰：胸骨上窝刺激引发咳嗽反射。 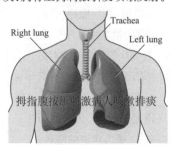 拇指腹按压刺激病人咳嗽排痰 2. 补水计划： 　(1)每日生理需要量40ml/kg+500ml(心功能良好不限制液体者)。 　(2)体温基线37℃，每升高一度补水3～5ml/kg。 　(3)人工气道800～1200ml/d。 　(4)引流、腹泻、呕吐等量补充。

五、常见并发症预防与处理

名称	低氧血症
原因	1.中心供氧中断，导致缺氧或低氧血症 2.吸痰时负压过高 3.吸痰时间过长 4.吸痰管外径过粗 5.置管过深 6.患者剧烈咳嗽
临床表现	根据缺氧程度的不同，其临床表现也有差别： 1.初期表现为呼吸加快，脉搏加强，脉率加快，血压升高，肢体协调动作差等 2.缺氧进一步加重时，表现为疲劳、精细动作失调、注意力减退、反应迟钝、思维混乱 3.严重时头痛、发绀、眼花、恶心、呕吐、耳鸣、全身发热，甚至意识丧失、心跳减弱、血压下降、抽搐、张口呼吸、呼吸骤停，继而死亡
预防与处理	1.熟练、准确掌握吸痰技术，机械通气患者吸痰前后给予100%氧气吸入，可由2人共同完成吸痰操作，减少中断供氧时间。对能配合的患者可指导吸痰前深呼吸3～4次，吸痰后继续高浓度吸氧2～3min 2.选择合适的吸痰管，以达到有效吸引 3.选择合适的负压 4.吸痰患者应使用心电监护仪严密监测患者生命体征及血氧饱和度的变化，发现异常及时停止吸痰，及时处理

（续　表）

预防与处理	5.机械通气患者建议使用密闭式吸痰管。非机械通气有人工气道的患者使用人工鼻,吸痰时只需从吸痰孔处进入吸痰即可,无需断开接着氧气的人工鼻
名称	**呼吸道黏膜损伤**
原因	1.吸痰管选择不当 2.吸痰次数过多、过频 3.负压调节过大 4.忽视痰液的黏稠度及位置 5.吸痰顺序错误 6.患者不配合 7.患者原有呼吸道感染
临床表现	1.吸出血性痰液 2.纤支镜检查可发现受损处黏膜糜烂,充血肿胀,渗血或出血
预防与处理	1.选择合适的、尽可能小号的吸痰管和低负压吸引 2.掌握吸痰顺序,先吸口鼻再吸人工气道 3.经鼻吸痰前可使用石蜡油润滑吸痰管 4.准确判断痰液黏稠度,适当湿化,吸引动作轻柔 5.不合作患者适当镇静 6.积极治疗呼吸道疾病
名称	**感染**
原因	1.未严格执行无菌技术操作,未戴无菌手套,吸痰管未严格按照一次性使用原则,不同部位吸痰管混用 2.人工气道患者失去了鼻腔加温加湿作用,破坏了气道的天然屏障导致感染发生 3.吸痰时漏吸,误吸; 4.原发呼吸道疾患未控制
临床表现	1.口鼻黏膜感染时,出现局部充血、肿胀、疼痛,有时有脓性分泌物 2.肺部感染时出现寒战,高热,痰多,黄色黏液痰或脓痰,听诊肺部有湿啰音,X线检查可发现散在或片状阴影,痰培养可找到致病菌
预防与处理	1.吸痰时严格遵守无菌操作原则,采用一次性无菌吸痰管,包装完好,吸痰管一次性使用,吸口鼻腔吸痰管严禁再用于吸人工气道。吸痰前后洗手,冲洗负压连接管的溶液24h更换 2.条件许可使用密闭式吸痰管,密闭式吸痰管24～48h更换 3.加强口腔护理,常规使用刷牙式口腔护理法;加强医护人员责任感,防止漏吸、误吸 4.人工气道患者使用人工鼻;人工鼻24～48h更换,人工鼻被污染时及时更换 5.积极治疗原发呼吸道疾患 6.防止呼吸道黏膜损伤 7.发生局部感染者,给予对症处理,全身感染时根据药敏结果选用抗生素

(续　表)

名称	心律失常
原因	1.吸痰管反复刺激 2.低氧血症 3.原发心脏疾病
临床表现	吸痰过程中出现各种快速型或缓慢型心律失常
预防与处理	1.所有预防低氧血症的措施均适合预防心律失常 2.一旦出现心律失常,立即停止吸引,给予吸氧或加大氧浓度 3.一旦发生心搏骤停,立即进行胸外心脏按压,启动急救程序
名称	阻塞性肺不张
原因	1.吸痰管外径过大,吸引时氧气被吸出,同时进入肺内的气体过少 2.吸痰时间过长,负压过大,导致肺泡内正压消失,肺泡萎陷而致肺容积下降 3.痰痂形成阻塞吸痰管造成无效吸痰
临床表现	急性大面积的肺不张,可出现咳嗽、喘鸣、咯血、脓痰、畏寒和发热,或因缺氧出现口唇,指甲发绀;X线胸片按肺叶、段分布的致密影
预防与处理	1.根据患者年龄,痰液的黏稠度选择合适的吸痰管,人工气道选择外径小于气管导管/气管套管1/2的吸痰管 2.控制吸痰的持续时间,人工气道内一次吸痰一般不超过15秒,间歇3～5分钟按需再吸引 3.调节合适的负压,一般成人(−100)～(−150)mmHg,儿童(−80)～(−100)mmHg,婴幼儿(−60)～(−80)mmHg。吸痰管拔出时应边旋转吸引边退出,使分泌物脱离气管壁,减少肺不张和气道痉挛 4.吸痰过程中注意观察吸痰管是否通畅,防止无效吸痰 5.加强肺部体疗,1～2h翻身一次,翻身同时给予自下而上,自边缘向中央的叩背体疗,使痰排出。还可以利用超声雾化法湿化气道,稀释痰液 6.吸痰前后听诊肺部呼吸音情况,并密切观察患者呼吸频率、呼吸深度、血氧饱和度、血气分析结果及心率的变化 7.对于机械通气患者,可采用膨肺吸痰法吸痰 8.肺不张一旦明确,根据引起原因采取必要的措施,如气管切开或纤支镜气道灌洗、吸引以排除气道梗阻 9.阻塞性肺不张常合并感染,需酌情使用抗生素
名称	气道痉挛
原因	有哮喘病史长期发作的患者,因插管刺激,使气道痉挛加重缺氧
临床表现	呼吸困难,胸闷不适,喘鸣和咳嗽
预防与处理	1.对于气道高度敏感患者,可于吸痰前滴入少量1%利多卡因,也可以给予组胺拮抗剂如氯苯那敏4mg口服,每日3次 2.气道痉挛发作时,应暂停气道吸引,遵医嘱给予相应治疗措施

名称	窒息
原因	1.痰液过度黏稠 2.吸痰次序不当 3.痰液黏稠者湿化过度 4.吸痰过程中造成喉头水肿
临床表现	患者躁动不安、大汗、呼吸困难、发绀、呛咳、脉搏加快、血氧饱和度急剧降低,严重者心搏骤停
预防与处理	1.加强气道湿化:应用空气湿化器,以保持空气湿度60%～70%,人工气道患者根据患者病情补充足够的液体,保证身体不失水的前提下使用人工鼻保湿,输液泵持续气道湿化法,湿化液滴入速度6～8ml/h,雾化湿化法,3～4次/d,每次20min 2.掌握吸痰的次序,无气道紧急状况时优先吸口鼻腔分泌物再吸气管内分泌物 3.湿化与吸痰过程中,严密观察面色、呼吸、血氧饱和度变化 4.备好氧气、吸引器、气管插管、呼吸机等
名称	误入食管
原因	1.经口鼻吸痰经过咽部时误入食管 2.昏迷患者舌后坠,取平卧位时阻塞咽部,吸痰管遇阻力,易误入食管
临床表现	恶心、呕吐,吸出少量食物残渣或黄绿色胃液,呈酸味
预防与处理	1.加强医护人员操作技术培训 2.为昏迷患者吸痰前床头抬高30º,头偏向一侧 3.吸痰过程中,认真观察吸出液颜色,气味及呼吸情况的变化。发现误入食管立即退出,更换吸痰管重新吸引
名称	吸痰管拔出困难
原因	气管插管患者痰液黏稠,使吸痰管在上提时被痰液黏附在气管插管内壁,吸痰管的侧孔与气管插管内壁粘在一起,由于负压吸引,加上痰液极其黏稠,使吸痰管前后壁粘在一起,吸痰管内呈真空状态,吸痰管管腔变扁平,停止负压吸引后,吸痰管管腔亦未能恢复原状,导致吸痰管被紧紧吸附在气管插管内壁而无法拔出。
临床表现	吸痰管吸不出痰液,吸痰管管腔变扁平,常规方法不能拔出吸痰管。
预防与处理	1.对于气管插管痰液黏稠者,吸痰前充分湿化气道,可给予雾化吸入,每4h一次,也可在吸痰前将1ml无菌生理盐水沿气管插管内缘环形注入,并用无菌生理盐水充分湿润吸痰管后再插入气管吸引,减少痰液与吸痰管、气管插管的黏附 2.积极抗感染、解痉、祛痰、补液等治疗 3.如果出现吸痰管拔出困难,立即报告医生,先沿气管插管内注入1ml无菌生理盐水湿化痰液,然后给予气管插管气囊放气,气囊上的痰液松脱落入呼吸道,刺激患者出现呛咳,吸痰管出现松动,立即边吸边旋转将吸痰管取出

六、操作考核清单

项目	分值(分)	得分(分)	存在问题
1.操作前评估(20分)			
仪容、仪表符合规范,洗手,戴口罩	2		
自我介绍,患者身份确认,告知操作目的,步骤	2		
评估患者病情、意识状态、体位、咳嗽、咳痰能力	2		
评估双肺情况、血氧饱和度、气道压力(上呼吸机患者)	2		
评估口腔黏膜情况,有无活动性假牙	2		
评估患者的心理状态、理解与合作程度	2		
评估气管插管情况,气囊压力,了解呼吸机的参数设置	2		
能识别操作中的风险点与关键点	2		
环境安静舒适	2		
用物完好齐备	2		
2.操作过程(60分)			
体位正确	3		
痰液黏稠者给予雾化或拍背3～5min后再吸引	3		
吸痰前调节氧流量	3		
选择合适的吸痰管,连接吸引器	3		
戴手套,调节吸引负压正确合适	4		
检查管道是否通畅	3		
注意无菌操作原则	4		
吸痰管插入深度正确	4		
吸痰顺序正确	5		
吸痰动作轻柔,边旋转边吸引,边调整吸痰管位置及深度	4		
吸痰管一用一换	3		
吸痰时间把握到位	3		
关注患者反应、生命体征、血氧饱和度等情况	4		
吸痰完毕给予高流量吸氧2～3min后将氧流量复原	2		
肺部听诊	2		
未发生吸痰并发症	2		
患者体位舒适、床单整洁	2		
用物按消毒隔离规范处理	2		
洗手	2		
记录	2		

（续 表）

项目	分值(分)	得分(分)	存在问题
3.整体效果(20分)			
有效应变、人文关怀	4		
健康教育技巧	2		
整体操作熟练	3		
吸痰效果好	6		
相关知识掌握	4		
操作10min内完成	1		

注：每项根据完成程度或比例酌情评分，带"*"项目为"全或无"评分项，完成则得分，反之则不得分。

七、案例要点解析

患者男，70岁，体重80kg，因咳嗽、咳痰伴胸闷憋气20余年，加重1个月，于2014年12月15日收住院。既往有支气管炎病史。查体：神志清，体温38.5℃，血压140/85mmHg，脉搏90次/min，呼吸26次/min，血氧饱和度90%，有痰鸣音，间断咳嗽，诉痰多无力咳出，饮食、睡眠差，便秘，尿少。遵医嘱予止咳化痰，氧气雾化治疗，效果欠佳。

1.评估关注点

(1)评估患者病情、年龄，生命体征，呼吸急促，血氧饱和度偏低。

(2)间断咳嗽，有痰，无自行排痰能力。

(3)患者便秘，尿少。

(4)目前治疗情况：止咳化痰、雾化吸入。

(5)了解患者的心理状态及合作程度。

2.操作关注点

(1)抬高床头30°，协助取舒适体位。

(2)指导患者深呼吸，有效咳嗽的方法，练习吹气球，每天3~4次，每次10~15min。

(3)选择8号吸痰管经鼻为患者吸痰，负压100~150mmHg，尽可能动作轻柔，减少刺激。

(4)吸痰过程中严密观察患者口鼻腔黏膜有无损伤及患者反应，观察生命体征及血氧饱和度情况。

(5)遵医嘱为患者行雾化吸入，促进痰液溶解，利于排出。

(6)制订补水计划，每日生理需要量3200ml，采用静脉加口服方式补充液体。根据患者痰液黏稠度，调节补水量及雾化吸入次数。

(7)鼓励患者多饮水，协助患者通便排便，观察尿液情况。

(8)床边备好急救车，处于完好备用状态，确保紧急时可以快速实施抢救(参照附件1、附件2)。

八、相关知识链接

1.膨肺吸痰法

即一名护士将接通氧气的简易呼吸球囊与患者的人工气道连接,然后均匀挤压气囊,潮气量为患者平时潮气量的1.5倍,频率为10~12次/min,每次送气后嘱患者屏气10~15s(昏迷者堵塞人工气道出口10~15s),呼气时以较快速度放气,使肺内部与外部之间产生压力差,以利分泌物排出。持续2min后,另一护士按无菌操作迅速插入吸痰管吸痰。按照膨肺→吸痰→膨肺→湿化气道→膨肺→吸痰的循环过程操作,直至把痰吸干净。

2.肺部听诊法

一般由肺尖开始,自上而下分别检查前胸、侧胸和背部。听前胸应沿锁骨中线和腋前线,侧胸部沿腋中线和腋后线,听诊背部沿肩胛线。自上而下逐一肋间进行,而且上下左右对称的部位进行对比(呈弓字形顺序听诊)。

3.密闭式吸痰法的应用

密闭式吸痰管和人工气道是一个封闭的系统,吸痰时无需分离气管导管和呼吸机管道,尤其适用于:依赖高浓度氧气,开放式吸痰可能导致低氧血症的患者;使用高PEEP机械通气的患者;有呼吸道传染性疾病患者。

(1)密闭式吸痰的优点:

①使患者气道与外界相对隔离,可防止环境、患者及医务人员被污染,加强了医疗护理工作的安全性。有报道显示,使用密闭式吸痰可预防和降低呼吸机相关性肺炎的发生。

②简化吸痰过程,能及时满足患者吸痰的需要,节省时间和人力,提高护士的工作效率,减轻护理人员的工作量。

③不需要中断通气和供氧,对患者血氧的影响较低,有利于维持较好的氧合和防止出现反射性心率增快、血压增高。

④保持了呼吸机的供气压,从而对PEEP值影响较小,减少了由于断开呼吸机,PEEP消失,肺泡壁失去支撑而塌陷,从而影响气体弥散作用。

⑤减少医疗废物处理成本,降低清醒上机患者对吸痰的恐惧症,提高气道管理护理质量。

(2)密闭式吸痰的使用:

①正确实施密闭式吸痰系统、负压系统、呼吸机管路之间的连接,将密闭式吸痰管的透明三道与呼吸机管路、气管插管(或气切导管)连接,尾端连接负压吸引器。

②密闭式吸痰系统、管道冲洗液、气道湿化液标注使用日期、时间,每24h更换1次。

③吸痰前,从冲洗注液口注入适量湿化液,冲洗吸痰管的同时达到润滑作用,并可检查负压系统和吸痰管的通畅。

④吸痰时将吸引管插入气管导管深部,遇有阻力时向后退1~2cm,拇指按住阀门,即可形成负压吸痰,边吸边螺旋式退出,遇到痰液多的地方可停留片刻,充分吸引痰液。每次吸痰

时间不超过15s(痰液黏稠者可从湿化注水口推注湿化液)。

⑤吸痰后,将吸痰管头端退至冲洗注液口处,先按住阀门,再从冲洗注液口注入冲洗液,冲洗吸痰管(可有效避免冲洗液流进气道,避免患者呛咳与不适)。

4.声门下吸引

声门下是指建立人工气道患者,气囊上到声门下间隙的部位。气管插管或气管切开的患者应运用带有声门下吸引装置的人工气管,通过声门下吸引有效地减少呼吸机相关性肺炎的发生。根据患者声门下分泌物的量、性状等选择不同的吸引方法。对于声门下分泌物较多且黏稠的患者应采用持续声门下吸痰;声门下分泌物较少的患者可采用间歇声门下吸痰。吸痰时体位要求30°～45°,仰卧比侧卧位更利于引流,负压调节在-150～-90mmHg(-20～-12kPa),气囊压力保持在25～30cmH$_2$O。当吸引不通畅时可以将气管套管向下颌方轻微上抬。

(1)持续声门下吸引:将气管导管附加吸引管腔连接一次性痰液收集器,收集器的另一端连接于墙式负压吸引装置,用恒定负压(<-90mmHg)进行连续吸引。

(2)间歇声门下吸引:每次进行气道内吸痰后,均用10ml注射器抽吸冲洗管。①冲洗式气管导管连接间歇吸引泵(ISU),以负压(<-90mmHg)每隔10s持续吸引8s。②引导管与墙式负压或微负压吸引装置连接,以恒定负压(<-90mmHg)间歇吸引4h,停2h。

(3)预防声门下吸引并发症:观察吸引出的分泌物的性质、量并记录,患者是否出现刺激性咳嗽或声门下吸出血性物,警惕气管黏膜因负压抽吸引起干燥、损伤、出血。

(4)声门下冲洗:对于声门下分泌物较为浓稠的患者可以协助医生采用生理盐水冲洗,在进行冲洗前要测定气囊压>30cmH$_2$O,冲洗抽吸完将气囊压调整原合适状态;每次用注射器注入2～5ml,用注射器抽吸出液体大于注入相同的液量,才能进行下一次的冲洗,否则要反复抽吸和接持续负压吸引;在进行冲洗前必须进行口鼻腔及气管内吸痰。

5.痰液黏稠度的判断与处理

(1)Ⅰ度(稀痰):如米汤和泡沫样,吸痰后无痰液滞留在玻璃接头内壁。提示要减少气道湿化。

(2)Ⅱ度(中度黏痰):痰液外观较Ⅰ度黏稠,吸痰后有少量痰液滞留在玻璃接头内壁,易被水冲洗干净。提示气道湿化度较满意,可维持目前的气道湿化量。

(3)Ⅲ度(重度黏痰):痰液外观明显黏稠,常呈黄色,吸痰后有痰液滞留在玻璃接头内壁,不易被水冲净。提示气道湿化严重不足或伴机体脱水,需要增加补液和气道湿化量。

(陶艳玲、何茹)

附件 1.急救物资管理

（一）目的

规范医院各病区急救物资的管理,保证各病区急救物资完好有效,满足急救需要。

（二）适用范围

适用于医院病区所有急救物资。

（三）管理要求

1.急救物资管理做到"四固定"和"三及时"。

(1)四固定:定品种数量、定位置、定人管理、定期维护。

(2)三及时:及时检查,及时消毒、及时补充。

2.科室须建立急救物资清单(含急救车药品物品示意图)与急救物品/药品效期警示卡。科室急救物资的品种、数量由科主任批准确认。

3.急救物资做到每日(普通病区)或每班(使用频次≥10次/月,如急诊科抢救室、ICU、NICU、CCU等)清点核查,纳入班次岗位职责;各科室设立急救物资专管人1名,负责每周清点核查急救物资;护士长每月清点核查一次;护理部每季度抽查一次。

4.科室各类人员核查时需对照急救物资清单、效期警示卡逐一查核,并做好记录以示责任。

5.急救车一旦使用需立即核查补充并做好交接班。急救车药品使用后需立即在急救车药品使用登记本上记录并签名,急救药品使用登记本放在急救车内。

6.急救车使用频次≤1次/月,采用封车管理。使用频次1～3次/月,推荐封车管理。封车时,需由2名护理人员核查确认物品、药品数量、效能完好、在有效期内方可封车,并在封条上注明封车起止日期(最长30d,如有30d内失效物品,则以失效期为终止日期)、双人签名以示责任。封条张贴时做到:所有能开启的开关均被封闭,一旦封条被拆开,能看到被拆痕迹。

7.采用封车管理的急救车,核查人员须按核查频次要求,核查封条的完整性、起止日期及物品/药品效期警示卡,一旦发现封条破损、到期或物品/药品接近失效期,需重新执行核查程序,按第6条处理。

8.急救车上不得放置任何杂物,保持清洁,不准任意挪用或外借。

9.建立急救物资管理手册,放在急救车内或车外(封车时),每年更新一次。急救物资管理手册包括以下部分:

(1)急救物资清单。

(2)急救物品/药品效期警示卡。

(3)急救物资核查表。

(4)科室常见急救配合流程。

(5)急救车药品使用指引。

(6)急救物资管理规定。

附件 2. 急救车喉镜管理

1.喉镜送供应室灭菌处理;供应室有可供更换已灭菌的喉镜片。

2.喉镜的3片喉镜片要分开纸塑包装,内可放纱布1块。3片不要同一时间消毒,送消毒和取回做好登记和交接。

3.喉镜片取回后为了保证应急使用,要全部拆封检查灯是否亮。拆封时保持包装袋三边完整,一边开放,开放的一边不要是书写有效期的那一边。检查前洗手或快速手消毒液擦手,检查时手不得直接接触喉镜片,检查完毕将喉镜片装好,将开放的一边反折叠紧,用橡皮筋扎紧,拆封后写上开启时间和失效期。经院感同意有效期30d。

4.喉镜的镜柄消毒灭菌时请注意将电池取出。如果只有一个镜柄,使用后可用酒精擦拭,干燥清洁保存。

5.除外急救车,科室备用的喉镜,消毒灭菌取回后,拆封检查不做强行规定。

■ 喉镜检查示意图

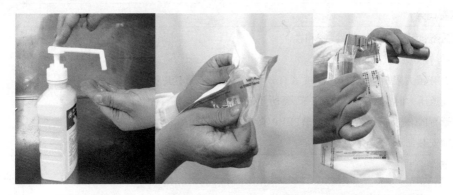

卫生手消毒　　　　撕开外包装,无触碰包装内面　　　隔包装袋抓镜片安装

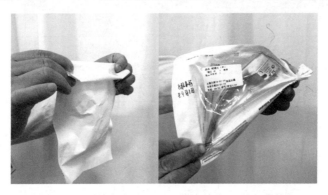

包装袋开口返折两次　　　　橡皮筋扎口,注明有效期

附件 3.护理人员应急能力考核记录

科室：　　　　　　　姓名：　　　　　　　层级：

得分：　　　　　　　标准分：　　　　　　（计算方法:得分÷考核项总分值×100%）

结果评定：□A级　□B1级　□B2级　□C级　考核人：　　　　考核日期：

项目	得分	备注
一、急救设施(共56分)		
1.急救车(13分)		
熟悉抢救车内物品放置位置(每项任意抽查三种相关物品) 气道用物　□　　　　　　□　　　　　　□ 循环用物　□　　　　　　□　　　　　　□ 其他用物　□　　　　　　□　　　　　　□	9分	每项1分
能说出抢救车内4种药物的作用、单支剂量及最严重的不良反应 □　　　　　　□ □　　　　　　□	4分	每项1分
2.呼吸球囊(5分)		
□　呼出活瓣:瓣膜完整性、弹性、密和性 □　球囊:弹性好,进气阀完好,无漏气 □　如皮囊有压力限制阀,选择关闭或者打开状态(常规情况下开放,在需要较高的气道压力时关闭如气道痉挛等。婴幼儿开放状态) □　如皮囊有PEEP功能,按照需要调节PEEP(呼气末正压)阀门 □　能正确安装加压面罩	5分	每项1分
3.负压装置(3分)		
安装 □　熟练安装墙式负压 □　正确连接吸引管	1分	每项0.5分
检测及调试 □　墙式负压装置漏气的检测及压力调试 □　电动负压吸引漏气的检测及压力调试	1分	每项0.5分
使用 □　吸痰负压要求 □　其他吸引(如胸腔引流、伤口引流等)负压要求	1分	每项0.5分
4.除颤仪(17分)		
能识别除颤仪各功能键 □　monitor ON (Energy Select) 监护开关键(能量选择) □　Charge　　　　　充电键 □　Sync　　　　　　同步复律键	5分	每项0.5分

项目	得分	备注
□　Record　　　心电图记录打印/条图 □　ECG SIZE↑↓波形振幅(高低)选择键 □　Lead Select　导联选择 □　Mark　　　　标识键 □　HR Alarm　　心率报警界限 □　Review　　　回顾键/摘要 □　放电键(红色按钮)		
能独立完成仪器测试(单相除颤仪) □　将能量选择键旋至100J(Test) □　按充电键 □　按同步按钮,两手同时按放电键,不放电 □　关闭同步模式,分别按纵隔或心尖的单块电极板,均不放电 □　同时按除颤板,能放电 □　心电图轴纸上可见TEST 100J PASSED,提示电极板功能正常 能独立完成仪器测试(双相除颤仪) □　拔除电源 □　持续按住条图的同时打开机器至"手动通",系统将自动完成测试,显示"PASS" □　测试电极板的除颤功能(充电→放电→显示PASS) □　机器自动打印测试结果 □　如机器有起搏功能,接起搏测试板,按1-3步骤完成系统测试和除颤功能测试 □　测试起搏功能,完成后自动打印测试结果	5分	每项0.5分
能说出除颤步骤 □　打开除颤仪,选择PADDLE导联,等电击板放在除颤位置获得心电图 □　分析心律,确定需要除颤的节律(VF/无脉性室速) □　选择合适的电量(双极除颤仪100～200J,单极360J,儿童2J/kg) □　在电击板上涂上导电糊 □　放置电击板(胸骨电极放在右锁骨下、胸骨右缘,心尖部电极放在左锁骨中线第五肋间电极板内缘齐左锁骨中线) □　按压"Charge"开关充电,等待充电完毕指示 □　喊"清场",并查看四周,确保无人与床、患者或其他设备相连 电击板紧贴皮肤(电击板上的指示器显示绿色表示接触良好),施加约10kg的压力放电	7分	每项1分
5.床边监护仪(14分)		
心电监护 □　导联粘贴电极片的部位	5分	每项0.5分

（续　表）

项目	得分	备注
RA电极：右锁骨中线锁骨下或右上肢连接躯干的部位。 LA电极：左锁骨中线锁骨下或左上肢连接躯干的部位。 LL电极：左锁骨中线第6.7肋间或左髋部。 □　选择合适的导联。最常用的是Ⅱ导联 □　调整波形振幅（SIZE） □　正确选择波速：心电监护波形走速常规设置为25mm/s □　脉率来源		
指脉搏氧饱和度监测 □　选择合适的测量部位（最常用示指，选用甲床条件好的手指，根据选用探头不同，可以选择耳垂、鼻尖等部位） □　正确放置探头：红外线光源对准指甲，指套松紧适宜 □　观察波形，如果波幅很小，说明读数可信度很低 □　明确SpO$_2$常见影响因素：外周循环、色素、灰指甲、CO中毒等	2分	每项0.5分
无创血压监测 □　正确放置血压袖带：按照要求对好标记（标记对准肱动脉搏动处），把袖带绑在肘关节上2～3cm处，松紧度以能容纳1指为宜选择测量模式：手动MANNUAL、自动AUTO和快速测定STAT测量时用于测量血压的肢体应与患者的心脏置于同一水平位 □　以下这些状况测压不可靠或测压时间延长：患者移动、发抖或者痉挛；心律失常，极快或极慢的心率；血压迅速变化；严重休克或者体温过低；肥胖和水肿	2分	每项1分
设置报警范围 □　心率在自身心率上下30% □　血压根据医嘱要求、患者的病情及基础血压设置 □　指氧饱和度根据病情（COPD、ARDS及一般肺部感染的患者设置） □　报警音量调节	2分	每项0.5分
患者/家属教育 □　仪器报警时不要惊慌 □　心电图电极片可能会导致皮肤过敏，如有发痒发红，需告知医护人员 □　不要随意取下监测导线，以免造成监测中断 □　不要在监护仪附近使用手机或充电 □　不要在监护仪上放置物品 □　不要打湿和私自移动仪器	3分	每项0.5分
6.呼吸机（16分）		
能识别呼吸机各功能键 □　开关键：on/off **按压不放指导仪器提示开关机** □　待机键：按压一次开关仪器进入待机状态	6分	每项0.5分

项目	得分	备注
□　确认键:调节/更改参数后需要按压确认键才能生效		
□　通气模式:控制/辅助/自主三种模式		
□　潮气量:VT通常5~8ml/kg范围		
□　氧浓度:FiO$_2$依据患者病情调节		
□　呼吸频率:成人一般12~20次/min		
□　呼气末正压:PEEP一般5~15cmH$_2$O		
□　PC键:压力控制通常在PEEP以上		
□　报警键:alarm 按照患者病情设置		
□　静音键:消除报警音造成的干扰		
□　电源:能识别交流电和直流电的标识		
能独立连接管道和调试呼吸机		
□　正确连接呼吸机回路		
□　连接电源		
□　连接中心供氧阀:Oxygen白色插孔		
□　连接中心空气阀:Air黑色插孔		
□　连接排气阀:Vacuum黄色插孔	5分	每项0.5分
□　打开呼吸机电源,仪器自检		
□　选择通气模式:VC/PC /SIMV+PC/SIMV+VC/SPONT		
□　调节通气参数:依据患者体重、病情调节		
□　设置安全报警:依据患者病情设置范围		
□　连接模拟肺试运行:测试仪器高低压报警功能		
能合理设置报警范围		
□　压力报警:压力上限P <50cmH$_2$O		
□　呼吸频率:成人RR 8~30次/min		
□　分钟通气:MV 4~12L/分,特殊情况高限可按照最高值VTX RR	5分	每项1分
□　呼吸末压力:低限为PEEP-2~3cmH$_2$O,高限为PEEP+2~3cmH$_2$O		
□　呼吸暂停:窒息时间设置一般15~20s		

二、病情与知识点(32分)

1.病情相关(考查现场出现的应急案例)(10分)		
□　对患者病情变化有预见性,能说出可能发生的并发症		
□　能说出并发症的处理原则及先后顺序		
□　能说出并发症的抢救流程	10分	每项2分
□　能说出并发症的预防与观察要点		
□　能演示相应的急救操作		

（续　表）

项目	得分	备注
2.通用知识（22分）		
能识别致命的心律失常 ☐ 室颤 ☐ 心搏停止 ☐ 无脉性心电活动（PEA） **能识别常见的心律失常** ☐ 窦性心动过速、过缓 ☐ 房颤 ☐ 室性早搏	6分	每项1分
说出何种情况下须立即呼叫医生（临床危急值）		
呼吸系统相关4项 ☐ 气道紧急情况（如窒息） ☐ 呼吸窘迫，呼吸暂停，明显发绀 ☐ RR＜8次/min或RR＞30次/min ☐ SpO_2＜85%（鼻导管供氧状态下） **神经系统相关**3项 ☐ 突然语言障碍 ☐ 意识/瞳孔改变（瞳孔大小不等或大小超出正常范围2～5mm） ☐ 癫痫大发作 **循环系统相关**3项 ☐ 收缩压＜90mmHg或低于基础值20%，收缩压＞160mmHg或高于基础值30%。 ☐ HR＞140次/分或＜40次/分或为0 ☐ 少尿、无尿 **检验相关**6项 ☐ 血钾≥6.0mmol/L或≤3.0mmol/L（正常范围3.5～5.5mmol/L） ☐ 血钠≥170mmol/L或≤120mmol/L（正常范围135～145mmol/L） ☐ 血糖≥25mmol/L或≤2.8mmol/L（正常范围3.89～6.11mmol/L） **血气：** ☐ pH≥7.8mmol/L或≤6.8mmol/L（正常范围7.35～7.45） ☐ PaO_2＜50mmHg（正常范围80～100mmHg） ☐ $PaCO_2$＞70mmHg或＜10mmHg（正常范围35～45mmHg）	16分	每项1分

注：考核结果评定：按标准分评定：

A级：优秀90～100分；B1级：达标80～89分；B2级：及格60～79分；C级：不及格60分以下。

第六章 医院感染防控技术

第一节 手卫生

一、定义

1.手卫生：是指洗手、卫生手消毒和外科手消毒的总称。

2.洗手：是指用皂液和流动水进行揉搓，去除手部皮肤污垢、碎屑和部分致病菌的过程。

3.卫生手消毒：是指用速干手消毒剂揉搓双手，以减少手部暂居菌的过程。

4.外科手消毒：是指外科手术前医务人员用皂液和流动水洗手，再用手消毒剂清除或者杀灭手部暂居菌和减少常居菌的过程。

二、目的

1.洗手：在诊疗护理前后，确保操作者的手部无污垢、皮屑及暂居菌。

2.卫生手消毒：清除或杀灭手部的暂居菌和减少常居菌，预防或减少院内感染的发生。

3.外科手消毒：通过机械性洗刷及化学消毒的方法，清除双手及前臂的暂居菌和部分常驻菌，达到手消毒的目的。

三、操作者资质

1.洗手和卫生手消毒适用于所有的医务人员。

2.外科手消毒适用于准备行外科手术的所有医务人员。

四、操作流程与要点说明

操作流程	要点说明
洗手： 评估与准备： 1. 洗手的指征。 2. 环境：清洁、宽敞、明亮。 3. 操作者：着装整洁规范、修剪指甲、除去手表及饰品。 4. 洗手设施及干手设备：完好、齐全、设置合理。	1. 操作者具备洗手或卫生手消毒的指征（详见相关知识链接）。 2. 洗手设施评估：具备齐腰高洗手池、脚踏式或感应式水龙头、一次性干手纸巾或烘手机、清洁剂、手消毒剂，给液装置完好，符合院内感染要求。 3. 手无可见污染物时，可用速干消毒剂消毒双手来代替洗手（按照洗手步骤）。

操作流程	要点说明
实施： 1. 将衣袖上挽至腕上约20cm。 2. 流动水使双手充分淋湿。 3. 取适量洗手液，按六步洗手法均匀涂抹至整个手掌、手背、手指、指缝、指尖及手腕上10cm。 4. 认真搓揉双手不少于15s。 5. 流动水下彻底冲净双手。 6. 一次性干手纸巾或烘手机吹干双手。	1. 洗手顺序按六步洗手法：内、外、夹、弓、大、立： 　(1) 掌心相对，手指并拢，相互揉搓。 　(2) 手心对手背，手指交叉，沿指缝相互揉搓。 　(3) 掌心相对，手指交叉沿指缝相互揉搓。 　(4) 弯曲手指，使关节背在另一手掌心旋转揉搓。 　(5) 一手握住另一手拇指旋转揉搓。 　(6) 将五根手指尖并拢放在另一手掌心旋转揉搓。 　(7) 必要时一手握住另一手手腕转动揉搓；每一步双手交替进行。 2. 冲洗从前臂流向手指尖，至皂液洗净为止。 3. 防止水溅到衣服及地面。 4. 关闭水龙头时，手不可直接接触水龙头。
卫生手消毒： 1. 卫生手消毒的指征。 2. 快速手消毒液在有效浓度内，有注明开瓶日期及有效期。 3. 取足量速干手消毒剂于掌心，涂抹双手，按照六步洗手法进行揉搓直至手部干燥。	1. 手消毒顺序同六步洗手法。 2. 揉搓时保证手消毒液完全覆盖手部皮肤。 3. 选用手消毒剂符合国家有关规定，符合作用快、不损伤皮肤、不易引起过敏反应的要求。 4. 手消毒剂：包装、存放要避免导致二次污染造成致病菌微生物的传播。
评价： 1. 遵循洗手指征，洗手设施完善。 2. 操作程序正确，手的各部位都已洗到、冲净。 3. 洗手后，工作服不潮湿，周围环境未污染。 4. 洗手后，手上未检出致病性微生物。 5. 卫生学检测达标：监测的细菌菌落总数应≤10cfu/cm^2。	
外科手消毒： **评估与准备：** 1. 环境：清洁、宽敞、明亮；具备刷手条件。 2. 操作者：手部无炎症，无皮肤破损，对消毒液无过敏史；着装规范、戴口罩、	1. 手部炎症及皮肤破损不参加外科手消毒。 2. 穿专用洗手衣裤、指甲长度不超过指尖、不戴人工指甲或涂指甲油。 3. 选用外科手消毒液符合国家有关规定。 4. 外科洗手池应设置在手术间附近；洗手池每日清洁与消毒。

操作流程	要点说明

戴帽子、剪指甲、除去手部饰品；衣袖卷至上臂下1/3。

3. 用物：一般洗手用物、洗手液、手消毒液、无菌巾、钟表；各类物品齐全并在有效期内。

4. 洗手用水：水质应符合GB5749《生活饮用水卫生标准》要求，水温建议控制在32℃~38℃。不宜使用储备水。

5. 消毒液出液器采用非接触式。

6. 洗手液、外科消毒液开启后使用时间不超过30d。

实施

1. 第一步：外科洗手

　(1)流动水打湿双手和前臂及上臂下1/3，取洗手液约3ml涂满双手，按照六步洗手法清洗双手约2min。

　(2)洗手臂：取洗手液约3ml，涂满腕部、前臂及上臂下1/3并揉搓，双手交替进行，每个手臂约洗1min。

　(3)冲洗：用流动水从指尖到手部、前臂、上臂下1/3彻底冲洗干净。

　(4)干手：取无菌干手纸或灭菌小毛巾依次擦干双手、前臂及上臂下1/3。

2. 第二步：外科手消毒

　(1)外科洗手完毕，取免冲洗手消毒剂3ml于一侧手心，揉搓一侧指尖、手背、手腕，将剩余手消毒液环转揉搓至前臂、上臂下1/3。

　(2)取免冲洗手消毒剂3ml于另一侧手心，步骤同上。

　(3)最后取免冲洗手消毒剂3ml，按照六步洗手法揉搓双手至手腕部，揉搓至干燥。

1. 外科手消毒应遵循以下原则
　(1)先洗手，后消毒。
　(2)连台手术之间、手套破损或消毒后手臂、肘部、双手不慎触及他物，必须重新刷洗。

2. 清洁双手时应包括清洁指甲下的污垢。

3. 冲洗时不要在水中来回移动手臂，避免水溅湿手术衣；整个过程中应保持手的位置高于肘部。

4. 消毒后双手应置于胸前，肘部抬高外展，远离身体，迅速进入手术间。

5. 使用后的指甲清洁器、洗手刷、无菌巾，应当放在指定的容器中，一用一灭菌。

6. 禁止往未使用完洗手液的取液器中添加洗手液。

7. 手部皮肤应无皮损。

8. 连台手术先脱手术衣，再脱手套，再按洗手规则消毒双手。

操作流程	要点说明

评价：

1. 洗手设施完善,符合要求。
2. 消毒剂选择恰当。
3. 消毒前已经洗手并保持手的干燥。
4. 消毒完毕,手未触及他物。
5. 卫生学检测达标:监测的细菌菌落总数应≤5cfu/cm^2。

五、操作考核清单

项目:一般洗手及卫生手消毒	分值(分)	得分(分)	存在问题
1.操作前评估与准备(25分)			
洗手或手消毒设施完好,非接触式流动洗手装置,用物齐全、在有效期内	2		
操作者:穿戴整齐、摘除饰物、修剪指甲、清除指甲内污垢、双手无外伤及裂口	3		
掌握洗手或手消毒指征 【手卫生的5个重要指征】(每点2分) □ 接触患者前后;从同一患者身体的污染部位转移到清洁部位之前 □ 接触患者黏膜、破损皮肤或伤口前后;接触患者血液体液、伤口敷料后 □ 穿脱隔离衣前后,摘手套后 □ 接触患者周围环境及物品后 □ 进行清洁(无菌)操作前、后;处理药物或配餐前	10		
【卫生手消毒指征】下列情况时应先洗手,然后进行卫生手消毒(每点2分) □ 直接为传染病患者进行检查、治疗、护理或处理传染患者污物后 □ 接触具有传染性的血液、体液和分泌物以及被传染性致病微生物污染的物品后 □ 出入隔离病房、重症监护病房、烧伤病房、新生儿重症病房和传染病病房等医院感染重点部门前后 □ 检查、治疗、护理免疫功能低下的患者前 □ 需双手保持较长时间抗菌活性时,包括连续性作业,手部无可见性污染时,作业中可用卫生手消毒代替洗手	10		
2.实施(65分)			
检查确认洗手液或快速手消毒液在有效期内	2		

（续　表）

项目:一般洗手及卫生手消毒	分值(分)	得分(分)	存在问题
齐腰水槽,工作服未触及水槽边缘	2		
取下手表,衣袖挽至腕上20cm	2		
用流动水使双手充分湿润	2		
取适量洗手液或快速手消毒液于掌心	2		
按洗手顺序内、外、夹、弓、大、立步骤(每一部位5分) □　掌心相对,手指并拢,相互揉搓(内) □　手心对手背,手指交叉,沿指缝相互揉搓(外) □　掌心相对,手指交叉沿指缝相互揉搓(夹) □　弯曲各手指关节,在另一手掌心旋转揉搓(弓) □　一手握住另一手拇指旋转揉搓(大) □　将五根手指尖并拢放在另一手掌心旋转揉搓(立) □　手指掌面及手掌握另一手手腕转动揉搓(必要时) □　双手交替进行,顺序颠倒一处扣2分	30		
每部位揉搓五次以上,指甲、指尖、指缝和指关节等易污染的部位重点揉搓,揉搓时间＞15s	10		
流动水冲净双手:从上至下冲洗,污水从前臂流至手指尖,无污染手臂,无水溅到衣服和地面	5		
关闭水龙头时未触及水龙头开关	5		
使用一次性纸巾擦干或烘手机烘干双手	5		

3.结果评价(10分)

手部清洁,洗手后细菌培养(能说出标准要求及实际检测合格):普通病区护士手部菌落数≤10cfu/cm²;手术室、产房、NICU、重症监护室、供应室、烧伤病房≤5cfu/cm²;感染科病房≤15cfu/cm²	5		
指甲修剪适宜、无有色甲油;不佩戴戒指等手部装饰品	5		

注：每项根据完成程度或比例酌情评分，带"*"项目为"全或无"评分项，完成则得分，反之则不得分。

项目:外科手消毒	分值(分)	得分(分)	存在问题
1.操作前评估与准备(15分)			
环境:清洁、宽敞,符合操作要求	3		
洗手给液装置:完好、非接触式	3		
用物:齐全、放置合理、在有效期内	3		

（续　表）

项目：外科手消毒	分值(分)	得分(分)	存在问题
操作者：穿戴整齐、卷衣袖、摘除饰物、修剪指甲、无人工指甲及涂指甲油、双手无伤口等	3		
掌握外科手消毒指征	3		
2.实施（75分）			
检查确认洗手液、消毒液在有效期内	4		
齐腰水槽，工作服未触及水槽边缘	4		
衣袖挽至肘关节上2/3处	3		
清洁指甲下的污垢	4		
外科洗手　洗手：流动水打湿双手和前臂及上臂下1/3，取洗手液约3ml涂满双手，按照六步洗手法清洗双手约2min	4		
洗手臂：取洗手液约3ml涂满前臂及上臂下1/3，环形揉搓腕部、前臂、上臂下1/3，换手进行重复动作，每个手臂约洗1min	4		
冲洗：从指尖到手部沿一个方向用流动水冲洗双手和前臂及上臂下1/3，彻底冲洗干净	4		
干手：取无菌干手纸擦干双手、前臂、上臂下1/3（从手到前臂依次进行）	4		
外科手消毒　外科洗手完毕，取适量免冲洗手消毒剂于一侧手心	4		
揉搓一侧指尖、手背、手腕，将剩余手消毒液环转揉搓至前臂、上臂下1/3	4		
取适量免冲洗手消毒剂于另一侧手心，步骤同上	8		
最后取适量免冲洗手消毒剂	4		
按照六步洗手法揉搓双手至手腕部，揉搓至干燥	4		
手部皮肤无皮损	4		
整个手消毒过程中应保持手指朝上，让手的位置高于肘部	4		
消毒后的双手应置于胸前，肘部抬高外展，远离身体，迅速进入手术间，避免污染	4		
使用后的用物应当放在指定的容器中，一用一消毒	4		
冲洗双手时，未溅湿衣裤及周围环境	4		
3.整体评价（10分）			
操作程序正确	5		
整体操作熟练	5		

注：每项根据完成程度或比例酌情评分，带"*"项为"全或无"评分项，完成则得分，反之则不得分。

六、考核案例要点解析

护士小王在为1床患者更换腹腔引流袋后未洗手,随后即为2床患者行肌肉注射,注射完毕依然未洗手便协助3床患者进食午餐。请问,小王在手卫生操作过程中,是否遵循洗手指征?

1.评估关注点

(1)洗手指征;

(2)操作场所是否具备洗手条件及洗手设施是否齐全;

(3)操作者手部有无炎症、皮肤破损、对消毒液过敏史等。

2.操作关注点

(1)根据具体操作,可随治疗车配备免洗洗手液或速效手消毒剂;

(2)根据不同操作的需要,正确选择医用手套;

(3)掌握洗手指征:

1)直接接触每一位患者前后,从同一患者身体的污染部位移到清洁部位时;

2)接触患者黏膜或创口前后,接触患者的血体液、分泌物、排泄物、伤口敷料后;

3)穿脱隔离衣前后,摘手套后;

4)进行无菌操作前、后,处理清洁、无菌物品之前,处理污染物品之后;

5)处理药物及配餐前;

6)接触患者周围环境及物品后。

(4)掌握洗手5个重要时刻:二前三后、把好五关。二前:接触患者前、行无菌操作前;三后:体液暴露后、接触患者后、接触患者周围环境后。

七、相关知识链接

国际洗手日	
要点说明	1.10月15日是国际洗手日 2.目的:呼吁全世界通过洗手这个简单而重要的动作,加强卫生意识,以防止感染到传染病
七步洗手法	
要点说明	1.内:掌心相对,手指并拢相互揉搓 2.外:掌心对手背,手指交叉相互揉搓 3.夹:掌心对掌心,手指交叉相互揉搓 4.弓:弯曲手指在另一手掌心揉搓关节 5.大:一手握住另一手拇指在掌中揉搓 6.立:将五根手指尖并拢放在另一手掌心旋转揉搓 7.腕(必要时):手指掌面及手掌握另一手手腕转动揉搓 注:以上每一步需左右手交换进行

图片	
	内外夹弓大立腕

	洗手指征
要点说明	1.直接接触每一患者前后,从同一患者身体的污染部位移到清洁部位时
	2.接触患者黏膜或创口前后,接触患者的血液体液、分泌物、排泄物、伤口敷料后
	3.穿脱隔离衣前后,摘手套后
	4.进行无菌操作前、后,处理清洁、无菌物品之前,处理污染物品之后
	5.处理药物及配餐前
	6.接触患者周围环境及物品后

	手消毒指征
要点说明	1.接触需行保护性隔离的患者之前
	2.出入隔离病房、重症监护病房、烧伤病房、新生儿重症病房及传染病房等医院感染重点部门前后
	3.接触具有传染性的血液、体液、分泌物、受污染的物品后
	4.双手直接为传染病患者进行诊疗护理或处理后
	5.需双手保持较长时间抗菌活性时

项目	手部皮肤细菌类型

	手部皮肤细菌类型
暂居菌	寄居在皮肤表层,常规洗手容易被清除的微生物;直接接触患者或被污染的物体表面时可获得,可随时通过手传播,与院内感染关系密切

	常居菌
常居菌	能从大部分人体皮肤上分离出来的微生物,是皮肤上持久的固有寄居菌,不易被机械地摩擦清除。如凝固酶阴性葡萄球菌、棒状杆菌类、丙酸菌属、不动杆菌属,一般不致病

	外科手消毒设施
要点说明	1.应配置洗手池:洗手池设置在手术间的附近,水池大小、高度适宜,能防止洗手水溅出,池面应光滑,死角易于清洁。洗手池应每日清洁与消毒
	2.洗手池及水龙头的数量应根据手术间的数量设置,应不少于手术间的数量,为非接触式
	3.洗手用水:水质应符合GB5749《生活饮用水卫生标准》要求,水温建议控制在32℃～38℃。不宜使用储备水

要点说明	4.应配备清洁剂:洗手液采用一次性包装,洗手液有浑浊或变色时禁止使用
	5.应配备清洁指甲的用品,配备手刷,并定期检查,及时剔除不合格手刷
	6.手消毒液应取得卫生部门卫生许可证,有效期内使用
	7.手消毒液出液器为非手触式,一次性包装
	8.应配备干手物品,干手巾一用一清洁灭菌,盛装消毒巾的容器每天清洁、灭菌
	9.应配备计时装置、洗手流程及说明图

监测指标

| 要点说明 | 1.卫生手消毒:监测的细菌数≤10cfu/cm^2 |
| | 2.外科手消毒:监测的细菌数≤5cfu/cm^2 |

消毒剂

要点说明	1.手消毒剂:指用于手部皮肤消毒,以减少手部皮肤细菌的消毒剂。如乙醇、异丙醇、氯己定、碘伏等
	2.速干手消毒剂:含有醇类和护肤成分的手消毒剂。包括水剂、凝胶和泡沫型
	3.免洗手消毒剂:主要用于外科手消毒,消毒后不需要水冲洗的手消毒剂,包括水剂、凝胶和泡沫型

（梁文仙、陶艳玲）

第二节　无菌技术

一、定义

无菌技术是指在诊疗护理过程中,防止一切微生物侵入机体和防止无菌物品、无菌区域被污染的操作技术。

二、目的

在诊疗护理过程中,防止一切微生物侵入人体和防止无菌物品、无菌溶液、无菌区域被污染。

三、操作者资质

具备执业资质并经过培训合格的所有医务人员。

四、操作流程与要点说明

操作流程	要点说明

评估:
环境:环境清洁、干燥、宽敞、明亮,符合无菌技术操作要求。

→ 避免尘埃飞扬:操作前半小时停止打扫,减少走动,避免不必要的人群流动。

准备:
1. 操作者:着装整洁,修剪指甲,去除手部饰品;按六步洗手法洗手并戴口罩。
2. 用物:治疗车、治疗盘、弯盘、抹布、笔、卡片、快速手消毒液、碘伏、棉签、生活垃圾桶、医疗垃圾桶、无菌手套、无菌溶液、无菌包、治疗巾包、无菌持物钳筒、无菌容器中盛无菌物品。

→
1. 操作者:掌握无菌技术操作原则与操作流程。
2. 用物:查对用物是否齐全,放置是否合理;查对无菌物品是否在有效期内,指示带是否变色,无菌溶液是否符合要求。

实施:
无菌持物钳的使用。
1. 核查容器盖上粘贴的灭菌指示带是否变色及有效期。
2. 将盛放无菌持物钳的容器盖打开。
3. 手持钳的上1/3,将持物钳移至容器中央使钳端闭合向下,垂直取出,持

→
1. 若新开启无菌持物钳包应检查有无潮湿、破损、指示卡是否变色及有效期,并将指示卡贴于容器盖上,标明开启日期、时间及有效期。
2. 打开容器盖时注意不要污染持物钳及盖内面,容器盖未打开时不可从盖孔中取、放无菌持物钳。
3. 防止无菌持物钳在空气中暴露过久而污染。
4. 无菌持物钳不能用于夹取油纱、换药、消毒皮肤。
5. 使用无菌持物钳时不低于操作者腰部以下。
6. 干筒每4h更换;污染随时更换。

操作流程	要点说明

物钳下2/3不可碰及容器边缘。

4. 使用时保持钳端一直向下,不可倒转向上。
5. 使用后闭合钳端,立即垂直放回容器中。
6. 取远处无菌物品时,应将持物钳连同容器一起搬移,就地使用。
7. 用后放于污物处置室固定位置,一用一灭菌。

无菌容器的使用:

1. 核查容器盖上粘贴的灭菌指示带是否变色及有效期。
2. 打开无菌容器,拿起容器盖平移离开容器,内面向上置于稳妥处,或内面向下拿在手中。
3. 取物后,立即将盖盖严。
4. 手持无菌容器时,应托住容器底部。
5. 开启后的无菌容器有效期为24h。

一次性无菌小包(纱块、棉球)

1. 核查无菌小包名称,有效期及有无潮湿、破损、漏气、有无异物等。
2. 手抓无菌小包外层,用力使无菌小包密封的包装口分离打开。
3. 使用无菌持物钳夹取包中所需物品放入无菌治疗碗内,或手抓无菌小包外层,将无菌小包内的无菌物品投入无菌治疗碗内,不跨越无菌区。

1. 无菌容器的使用:
   (1)若新开启无菌容器包应检查有无潮湿、破损、指示卡是否变色及有效期,并将指示卡贴于容器盖上,标明开启日期、时间及有效期。
   (2)打开无菌容器盖,手不触及容器内面及边缘,容器盖内面不触及非无菌区域。
2. 一次性无菌小包:
   (1)用无菌持物钳夹取包中的无菌物品时,持物钳及无菌物品不可触及包装口的外面。
   (2)将无菌小包内的无菌物品通过已打开的包装口投入无菌治疗碗内时,无菌物品不可触及包装口的外面。

无菌盘的布置

1. 取无菌治疗巾:
   (1)用清洁小毛巾抹拭治疗盘后置于治疗车合适位置,使用后小毛巾叠好放于治疗车下层。

1. 取无菌治疗巾:
   (1)无菌包超过有效期、破损不可用。
   (2)打开包时,手不可触及包内面。
   (3)如不慎污染包内物品或无菌巾被浸湿,应重新更换。
2. 铺无菌盘:
   (1)无菌盘保持于腰平面至视野之内。

操作流程	要点说明
(2)洗手或进行卫生手消毒。 (3)核查无菌小包名称、外包装质量、有效期,打开无菌包。 (4)一手抓住无菌包装袋外层,另一手抓住无菌巾外层,将其投入治疗盘内,外包装袋置入生活垃圾桶。 2. 铺无菌治疗巾: (1)拿起无菌治疗巾外层,双手分别捏无菌巾的一边外面两角,轻轻抖开,双折铺于治疗盘内,将上层折成扇形,边缘向外,治疗巾内面构成无菌面。 (2)放入无菌物品,双手捏着治疗巾外面拉开扇形折叠层盖于物品上,上下边缘对齐,开口处向上翻折2次,两边向下翻折1次。 (3)记录铺盘人、日期、时间及有效期。	(2)无菌治疗巾的内面为无菌面,手不可触及。 (3)保持无菌盘内物品处于无菌状态,勿跨越无菌区。 (4)已铺好的无菌盘4h内有效。 (5)双巾铺盘法:从治疗盘内拿无菌巾,双手分别捏无菌巾的一边左右两上角的外面,轻轻抖开,由远至近铺于治疗盘上,治疗巾朝上面构成无菌面;再夹取另一条治疗巾,同法抖开,由近到远覆盖于物品上。
取无菌溶液(外用无菌溶液): 1. 取盛有无菌溶液的密封瓶,核查后用启瓶器撬开铝盖。 2. 取无菌棉签蘸碘伏消毒瓶口2圈。 3. 手指捏住橡胶塞外侧边缘并将其拉出瓶口,内面向下。 4. 另一手拿起无菌溶液瓶,标签握于掌心,倒出少量溶液冲洗瓶口。 5. 从已冲洗的瓶口处倒出所需溶液至无菌容器中。 6. 完毕后立即塞好瓶塞,碘伏棉签消毒瓶口2圈。 7. 记录开瓶日期、时间及有效期。	1. 核查:药名、剂量、浓度、有效期,并检查瓶盖有无松动,瓶子有无裂缝,溶液的澄清度等。 2. 消毒瓶口从起点始消毒一圈回到起点止。 3. 拔出瓶塞时手勿触及瓶塞内面及瓶口,防止污染。 4. 倒溶液时,请勿将标签沾湿,瓶口距离容器20～30cm倒液,瓶口不能接触任何物体。 5. 已开启的瓶内无菌溶液,24h内有效。 6. 不可将物品伸入无菌溶液瓶内蘸取溶液,已倒出的溶液不可再倒回瓶内。

操作流程	要点说明
戴无菌手套： 1. 按六步洗手法洗手或手消毒。 2. 核对无菌手套袋上号码、灭菌日期及有无潮湿、破损，打开手套袋，取出无菌手套。 3. 穿无菌手术衣时双手不露出袖口。 4. 隔衣袖取手套置于同侧的掌侧面，指端朝向前臂，拇指相对，反折边与袖口平齐，隔衣袖抓住手套边缘并将之翻转包裹手及袖口。 脱手套： 1. 用戴手套的手抓取另一手的手套外面翻转摘除。 2. 用已摘除手套的手伸入另一手套的内侧面翻转摘除。注意清洁手不被手套外侧面所污染。	1. 无菌手套过期、潮湿、破损或穿戴过程中污染需立即更换。 2. 戴手套时，双手始终保持在腰部以上，只能在无菌区内活动，防止手套外面(无菌面)触及任何非无菌物品。 3. 已戴好手套的手不可触及未戴好手套的手及另一手套的内面(非无菌面)，未戴手套的手不可触及手套的外面(无菌面)。

五、操作考核清单

项目	分值(分)	得分(分)	存在问题
操作前评估、准备(6分)			
环境：半小时内停止打扫、减少走动，符合无菌技术操作要求	2		
操作者：穿戴整齐、规范，六步洗手法洗手，戴口罩	2		
用物齐全，放置合理，在有效期内，符合无菌技术操作要求	2		
操作过程(86分)			
1.无菌持物钳的使用(18分，每点2分)			
□　核查容器消毒指示卡及有效期			
□　打开容器盖方法正确，未触及容器盖内面			
□　取：持钳上1/3，移至容器中央，钳端闭合向下垂直取出，不触及容器边缘	18		
□　使用时保持钳端一直向下，没有倒转向上			
□　夹取无菌物品时稳妥，无物品掉落			
□　放：钳段闭合垂直向下，不触及容器边缘			
□　取远处无菌物品时，将持物钳连同容器一起搬移，就地使用			
□　夹取无菌物品后立即放回			

(续　表)

项目	分值(分)	得分(分)	存在问题
2.无菌容器的使用(10分,每点2分)			
□　核查容器消毒指示卡及有效期或注明开包日期、时间及有效期 □　开盖内面朝上,放稳妥或拿在手上盖内面向下 □　打开容器盖时手不触及容器内面及边缘 □　容器内面不触及非无菌区域、非无菌物不得跨越无菌区 □　用毕即盖严	10		
3.无菌包(含一次性无菌小包)使用(10分,每点2分)			
□　查无菌包品名及有效期,无菌包干燥完整、无潮湿、破损、漏气等 □　撕开包外化学指示胶带,依次揭开外、左、右、内角。开包时,手未触及无菌包内面及无菌物品 □　取物用无菌钳镊,夹取包中的无菌物品或向无菌治疗碗投入无菌物品时,持物钳及无菌物品不可触及包装口的外面,不可跨越无菌区 □　回包按原折痕,内角→右→左→外角 □　注明开包日期时间并签名,无污染情况下,24h有效	10		
4.铺无菌盘(16分,每点2分)			
□　治疗盘清洁、干燥,用清洁小毛巾擦拭治疗盘,用后小毛巾放于治疗车下层 □　洗手或快速手消毒液擦拭手(按六步洗手法) □　用无菌钳夹取无菌巾,如无菌包内只剩一条无菌巾,可用手取出放入治疗盘内。取无菌巾方法正确 □　捏无菌巾一端两角外面,将无菌巾展开 □　扇形折叠无菌面向上,开口向外 □　无菌物品放置合理,放置时不跨越无菌区 □　治疗巾上下边缘对齐,开口处向上折2次,两侧边缘向下折1次,保持无菌相对密闭性 □　注明日期时间并签名,4h有效	16		
5.取无菌溶液(12分,每点2分)			
□　核查药名、剂量、浓度、有效期并检查瓶盖有无松动、瓶子有无裂缝、溶液的澄清度等 □　去铝盖,消毒瓶口2周,胶塞内面向下捏于手上,方法正确 □　另一手拿起无菌溶液瓶,标签握于掌心,倒出少量溶液冲洗瓶口;从已冲洗的瓶口处倒出所需溶液至无菌容器中 □　倒液高度20~30cm,未污染治疗巾及未沾湿标签 □　用毕后立即塞好瓶塞,正确消毒瓶口2圈,消毒方法正确 □　注明开瓶日期、时间,并签名,24h有效	12		

（续　表）

项目	分值(分)	得分(分)	存在问题
6.无菌手套使用(20分,每点2分)			
1.戴无菌手套: □ 指甲修剪适宜,取下手上的手表和饰物,按六步洗手法洗手 □ 选择合适的无菌手套型号,确认无菌手套在有效期内,包装无潮湿、破损 □ 采用分次提取法从无菌手套包中取出无菌手套,向前向上取出手套,手套未污染 □ 凡未戴手套的手,只能接触手套内面,不可触及手套外面;已经戴好手套的手,只能接触手套外面,不可触及未戴手套的手及另一手套的内面 □ 戴手套时,双手始终保持在腰以上,并防止手套外面(无菌面)触及任何非无菌物品 □ 如手套有破损或污染,立即更换 2.使用: □ 戴好手套的手只能在无菌区内活动,始终保持在腰部以上水平、视线范围内 □ 进行无菌操作过程中,无菌手套被(或疑被)穿破、污染,应立即更换或加戴一对无菌手套 3.脱手套: □ 用戴手套的手抓取另一手的手套外面翻转摘除。用已摘除手套的手伸入另一手套的内侧面翻转摘除。注意清洁手不被手套外侧面所污染 □ 脱下的手套丢至医疗废物容器内,按六步洗手法洗手	20		
7.整体评分(8分,本项得分按总分减扣分计,扣完为止)			
操作规范,无菌观念强,动作熟练、轻巧、准确	4		
操作中始终坚持无菌原则,未跨越无菌区	4		
保证无菌物品/无菌溶液未污染(若不慎污染能有效应对,得4分)	8		
使用后的一次性医疗器械、敷料按医疗废物处置要求进行分类处理;已过有效期或被污染的持物钳和筒及布类放于指定位置集中处置	4		

注：每项根据完成程度或比例酌情评分,带"*"项为"全或无"评分项,完成则得分,反之则不得分。

六、考核案例要点解析

小李与老师一起换药,小李手持无菌镊从远处来回夹取棉球、纱布,从桌面拿起一瓶无菌溶液开启后,直接倒入无菌盘的治疗碗内,无菌液瓶口接触到治疗碗边缘,换药过程中,老师戴着无菌手套的手触碰到小李未戴手套的手。请问:(1)小李在上述过程中违反了哪些无菌操作原则?(2)她应如何做?

1.评估关注点

(1)周围环境、操作台是否方便操作;

(2)操作者是否掌握相关无菌概念,如无菌技术、无菌物品、无菌区、非无菌区等。

2.操作关注点

(1)取远处无菌物品时,应将持物钳连同容器一起搬移,就近使用;

(2)取无菌溶液前核查药名、浓度、剂量、有效期,检查瓶盖有无松动、瓶身有无裂缝、溶液的澄清度等;倒出少量溶液冲洗瓶口,从已冲洗的瓶口处倒出所需溶液至无菌容器中;

(3)倒溶液时,瓶口距离容器20~30cm倒液,瓶口不能接触任何物体;

(4)已戴好手套的手不可触及未戴好手套的手,未戴手套的手不可触及手套的外面(无菌面)。

七、相关知识链接

1.无菌技术操作解析

持物钳	
要点说明	1.取持物钳:手持持物钳上1/3处,将钳移至容器中央,使钳端闭合,垂直取出 2.用后闭合钳端,立即垂直放回容器内
图片	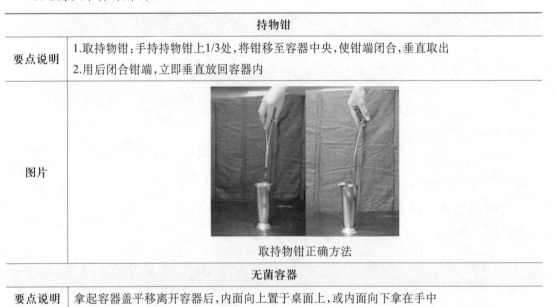 取持物钳正确方法
无菌容器	
要点说明	拿起容器盖平移离开容器后,内面向上置于桌面上,或内面向下拿在手中

（续　表）

图片	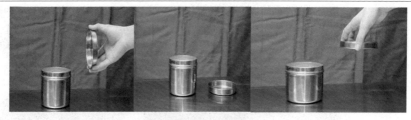
	打开无菌容器法

无菌巾

要点说明	双手捏住无菌巾一边外面两上角,轻轻抖开

图片	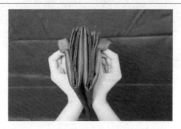
	打开无菌巾

铺无菌巾

要点说明	拿起无菌治疗巾外层,双手分别捏无菌巾的一边外面两角,轻轻抖开,双折铺于治疗盘内,将上层折成扇形,边缘向外,治疗巾内面构成无菌面

图片	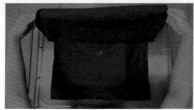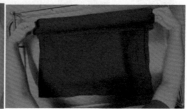
	单巾铺盘法

无接触式戴无菌手套

要点说明	1.穿无菌手术衣时双手不露出袖口 2.隔衣袖取手套置于同侧的掌侧面,指端朝向前臂,拇指相对,反折边与袖口平齐,隔衣袖抓住手套边缘并将之翻转包裹手及袖口

（续 表）

图片	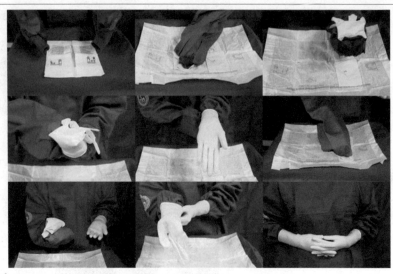 无接触式戴无菌手套

	脱手套
要点说明	1.用戴手套的手抓取另一手的手套外面翻转摘除 2.用已摘除手套的手伸入另一手套的内侧面翻转摘除。注意清洁手不被手套外侧面所污染
图片	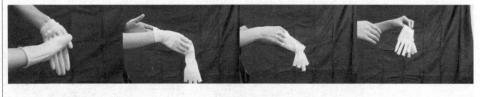 脱手套

2.无菌物品使用注意事项

（1）无菌治疗包内无菌（治疗）巾的折叠方法：①纵折法，治疗巾纵折两次，再横折两次，开口边向外。②横折法，治疗巾横折后纵折，再重复一次。

（2）独立包装的无菌持物钳有效期：棉布包装的无菌持物钳有效期为7d；无纺布、医用皱纹或纸塑包装的无菌持物钳有效期为180d。

（3）独立包装无菌持物钳宜在治疗前才开包取出使用。

（4）常用无菌持物钳有卵圆钳、三叉钳和长、短镊子4种。卵圆钳用于夹取刀、剪、镊、治疗碗、弯盘等；三叉钳用于夹取较大或较重物品，如瓶、罐、盆、骨科器械等；镊子用于夹取针头、棉球、纱块等。

（梁文仙、陶艳玲）

第三节　标准预防技术

一、标准预防原则

1.概述

标准预防是指将所有患者视为具有潜在感染性的患者,即认为患者的血液、体液、分泌物、排泄物均具有传染性,不论是否有明显的血液或是否接触非完整的皮肤与黏膜,必须采取防护措施。标准预防技术包括手卫生、戴工作帽、护目镜、口罩、面罩、手套、穿隔离衣、实施安全注射等。

2.护理目标

实施标准预防既要预防疾病从患者传给医务人员,又要阻止疾病从医务人员传给患者。

3.护理重点步骤

(1)在为患者行诊疗护理过程中,无论患者是否具有传染病,都要采取防护措施。

(2)医务人员进行有可能接触患者体液、血液的诊疗护理操作时必须戴手套,必要时戴双层手套。要避免已经污染的手套接触清洁区域或物品。操作完毕,脱去手套后应立即洗手,必要时进行手消毒。

(3)当有可能发生血液、体液飞溅到医务人员的面部时,医务人员应当戴具有防渗透性的护目镜、口罩、护面罩;必要时穿戴具有防渗透性的隔离衣或者围裙。

(4)使用后的针头、注射器、输液器、缝合针、刀片等锐器应当直接放入耐刺、防渗漏的锐器盒,以防刺伤。

(5)立即清洁污染的环境。

(6)处理废弃物时必须戴厚质乳胶清洁手套,必要时戴防护眼镜。

4.护理结局

提高个人防护能力,无职业暴露发生,有效预防院内感染。

二、医务人员防护原则

1.概述

医务人员防护是指医务人员进行诊疗护理过程中,凡是接触患者的血液体液、分泌物、排泄物、破损皮肤及黏膜,无论污物是否明显,是否具有传染性,都应做好防护隔离措施。

2.护理目标

实施双向防护。预防疾病在患者与医务人员之间相互传播。防止经血或非经血传播性疾病的传播。

3.护理重要步骤

(1)医务人员使用的防护用品应当符合国家医用级标准。

(2)针对不同的污染源采取相应的防护技术并熟练使用,包括手卫生、戴手套、戴工作帽、戴各种口罩、戴护目镜或防护面罩、穿隔离衣或防护服、防水鞋等。

（3）预防传染病的防护方法详见隔离技术中的要求。

（4）进入感染病区时要遵循从清到污的原则，合理安排工作秩序。

（5）及时处理污染器械，防止病原微生物的传播。

（6）做好职业暴露及化学放射职业暴露的防护。建立防护的工作制度，组织专业培训与教育，降低职业安全事件发生率。

4.护理结局

提高个人防护能力，无职业暴露发生，有效预防院内感染。

三、患者防护原则

（1）感染性疾病或疑似感染性疾病患者按指定路线进入病区。

（2）患者进入病区前更换患者服，个人物品经消毒后方可随患者或家属带回家。

（3）患者住院期间其活动应限制在病区内，如需外出检查，必须做好隔离措施。甲类传染病、非典型性肺炎等严密隔离的患者，一切诊疗活动尽量在病区内完成。病情允许时，呼吸道感染性疾病的患者在传染期应当戴口罩。

（4）严格探视制度，不设陪护，在规定的时间和区域设探视区。甲类传染病、非典型性肺炎或其他特殊传染病的患者一般不安排探视，如必须探视应按照规定的时间、路线，采取严格的防护措施后进入。

（5）患者出院、转院时必须进行沐浴，更换干净的衣服后方可离开病房。

（6）患者死亡时，需用消毒液浸泡的棉球填塞患者口、鼻、耳、肛门等所有开放通道；用双层布单包裹尸体，装入双层尸体袋中，由专用车辆送至指定地点火化。

四、标准预防术

标准预防术包括手卫生，戴帽子、护目镜、口罩、面罩、手套，穿隔离衣和隔离裤、防护鞋等基本措施。

1.口罩的使用

（1）概述：口罩是用于保护患者和医务人员，防止飞沫污染，可分为纱布口罩、外科口罩和医用防护口罩。

（2）护理目标：减少医患之间通过呼吸道感染发生院内感染的机会。

（3）护理重点步骤

①佩戴口罩前、脱口罩前后必须洗手。

②选择合适的口罩。

a.一般医疗活动可佩戴纱布口罩或外科口罩。

b.在手术室工作、护理免疫功能低下的患者、进行体腔穿刺等操作时，应戴外科口罩。

c.接触经空气传播或近距离飞沫传播的呼吸道传染病患者时,应戴医用防护口罩。

d.非典型性肺炎、爆发型流感等呼吸道传染病流行期间的门、急诊医务人员建议佩戴两个外科医用口罩,一用一弃,持续应用6～8h。非典型性肺炎患者及其亲属建议佩戴一个外科医用口罩。

e.进入传染性非典型性肺炎患者隔离病房时,需戴医用防护口罩或N95口罩,持续应用6～8h。

③口罩的佩戴方法。

a.让口罩紧贴面部和完全覆盖口、鼻、下巴,有金属片的一边向上,外科医用口罩有颜色的一面向外。

b.系紧固定口罩的绳子或把口罩的松紧带绕在耳朵上,并把金属片沿鼻梁两侧按紧,使口罩紧贴面部。

c.戴好口罩后,双手完全覆盖在口罩上,呼气时用手感觉气体有无从口罩的边缘逸出。

d.戴口罩后和脱口罩时,保持口罩的清洁干燥,要避免接触口罩的外面。

④纱布口罩应每日更换、清洁与消毒,遇污染时及时更换。口罩更换应视使用环境而定。以下情况之一必须立即更换口罩。

a.外科手术后。

b.口罩有破损、污染、潮湿、异味时。

c.口罩与脸部无法密合后。

d.进入隔离病房接触患者后。

e.任何环境下口罩的使用不能超过24h。

⑤使用后的口罩应弃于感染性废物容器内,复用的棉纱口罩应集中处置。

(4)护理结局:医务人员及患者未因佩戴口罩不当而发生呼吸道感染性疾病,且佩戴口罩的依从性增加。

(5)相关链接:

① 口罩应符合《医用防护口罩技术要求》(GB19083—2003)或《普通脱脂纱布口罩》(GB19084-2003)中的标准,或选用符合N95标准的防护口罩。其中《医用防护口罩技术要求》规定口罩滤料的颗粒过滤率应不小于95%。

② 纱布口罩:保护呼吸道免受有害粉尘、气溶胶、微生物及灰尘伤害的防护用品。

③ 外科口罩:能阻止血液、体液和飞溅物传播的,医务人员在有创操作过程中佩戴的口罩。

④ 医用防护口罩是指可过滤空气中的微粒,阻隔飞沫、血液、体液、分泌物等的自吸过滤式防尘口罩。这是一种能阻止经空气传播的直径≤5μm感染因子或近距离

（≤1m）接触经飞沫传播的疾病而发生感染的口罩。医用口罩的使用包括密合性测试、型号的选择、医学处理和维护。

2.护目镜及防护面罩的使用

（1）概述：护目镜及防护面罩是防止患者的血体液等具有感染性物质溅入人体眼部和面部的用品。

（2）护理目标：防止患者的血液、体液、分泌物等具有感染性物质溅入医务人员眼睛及面部。

（3）护理重点步骤：

① 佩戴护目镜或防护面罩前应检查装置的完好性。

② 佩戴护目镜或防护面罩前后必须进行手卫生，手不触及内面。

③ 护目镜及防护面罩的应用指征。

　　a.在进行诊疗护理操作，可能会发生患者血液体液、分泌物等喷溅时；近距离接触经飞沫传播的传染病患者时。

　　b.为呼吸道传染病患者进行气管切开、气管插管等近距离操作，可能发生患者血液、体液、分泌物喷溅时，应使用全面型防护面罩。

④ 使用后的护目镜或防护面罩，放入专用的容器进行清洁和消毒。一次性的护目镜或防护面罩按感染性医疗废物处理。

（4）护理结局：医务人员使用护目镜或防护面罩方法恰当，未污染眼部、面部皮肤及黏膜。

（5）相关链接：

①护目镜：应符合《医用防护镜技术要求》（DB11/188-2003）中的标准，如顶焦度、棱镜度偏差、色泽、可见光透视比、抗冲击性能、耐腐蚀和消毒性能等应符合规定。防护眼罩及防护面罩应有弹性佩戴装置。

②重复使用颗粒过滤呼吸防护器。

　　a.半面罩（half-mask）：可重复使用颗粒过滤呼吸防护器。通过吸气使空气通过滤膜进入，并形成相对负压。

　　b.全面罩（full-facepiece）：可重复使用颗粒过滤呼吸防护器。相对负压，滤膜采用高效过滤（HEPA），保护性更强，密封性更好，并提供眼保护。

　　c.Tight-fitting PAPR：由半面罩或全面罩、呼吸管、电动送风机和HEPA滤膜组成。使用时通过送风机将污染的空气通过HEPA滤膜将污物阻留，并将净化的空气送达面罩中，呼吸阻力较低，可产生凉快的感觉。呼吸器必须定期更换电池确保送风机能送出合适流速的空气。

　　d.Loose-fitting PAPR：由头套（头盔）、呼吸管、电动送风机和HEPA组成。呼吸阻力低、视线佳且感觉舒适凉快，但体积较大，产生一定噪音，必须定期更换电池。

　　e.正压空气供给式呼吸防护器：将压缩空气通过软管送达面罩形成相对正压。呼吸阻力最小,提供更佳保护。

3.手套的使用

(1)概述:手套是防止病原体通过医务人员的手传播疾病和污染环境的用品。

(2)护理目标:防止医务人员手上的菌群传给患者,减少医源性感染的发生。在医务人员手部皮肤破损,但需接触患者或污染物品时,防止职业暴露的发生。

(3)护理重点步骤:

① 根据不同操作的需要,正确选择医用手套。

　　a.进行侵入性无菌操作时,选用无菌乳胶手套。

　　b.采血、注射及输液、更换伤口敷料等可能发生针刺伤的操作中戴清洁乳胶手套,防止血源性职业暴露。

　　c.接触刺激性化学消毒液(如处置复用血液透析器)、配制细胞毒性化学药物、清洗污染手术器械时宜戴双层手套(内层为一次性薄膜手套,外层为一次性乳胶手套)。

　　d.为患者进行吸痰、收集引流液标本、清倒引流瓶内引流液、更换被血体液及粪便污染的布类(如床单)等操作时宜戴一次性薄膜手套。

② 医务人员手部有破损时应先用防水敷料保护再戴手套。

③ 戴手套操作过程中,避免已经污染的手套触摸清洁区域或物品。

④ 一副手套只能用于一位患者。同时多项操作时,应按污染程度从轻到重进行。手套破损立即更换。

⑤ 操作完毕,脱出手套后立即洗手,不可戴着手套直接洗手,必要时进行手消毒。

⑥ 正确处理使用后的手套。

(4)护理结局:医务人员正确使用手套,手卫生依从性不断提高,有效减少院内感染发生。

(5)相关链接:

① 乳胶手套:薄且柔软,触感良好,但防渗透功能差,因有细微小孔存在,增加了细菌等病原微生物的通透性。不能浸泡于乙醇、矿物油中,也不能存放于高温或低温环境下,否则可增加手套的通透性,从而降低保护作用,易引起佩戴者过敏。

② 一次性薄膜手套:又名聚乙烯手套,由聚氯乙烯制成,不易引起佩戴者过敏。防渗透功能强,因细微小孔较少,细菌等病原微生物不易通过。弹性、触感较乳胶手套差,不宜用于精细操作。使用过程中易破损,不可再利用。

③ 无需使用手套的情况:除接触隔离外,不接触血液、体液或污染环境,不需要使用手套。

　　a.直接接触:量血压、测体温和脉搏、皮下和肌肉注射、给患者洗澡和穿衣、转运患者、医治眼睛和耳朵(无分泌物)、无渗血的静脉导管操作。

b.间接接触:使用电话、书写医疗文书、发放口服药物、收发患者餐具、更换被服、放置无创呼吸机和氧气插管、去除气管插管、移动患者使用的设备,使用电脑键盘、电梯按钮、楼梯扶手、办公用品、医疗仪器等。

4.隔离衣与防护服的使用

(1)概述:

① 隔离衣是用于保护医务人员和患者免受污染及感染的防护用品。

② 防护服是临床医务人员在接触甲类或按甲类传染病管理的患者时所穿的一次性防护用品。

(2)护理目标:正确选择及使用隔离衣及防护服。医务人员工作服未受到病原微生物的污染。

(3)护理重点步骤:

① 下列情况应穿隔离衣。

　a.接触可能会受到患者血液、体液、分泌物、排泄物喷溅时,如传染病患者、多重耐药菌感染患者时。

　b.对患者实行保护性隔离时,如大面积烧伤、骨髓移植等患者的诊疗、护理时。

② 下列情况应穿防护服。

　a.临床医务人员在接触甲类或按甲类传染病管理的传染病患者时。

　b.接触经空气传播或飞沫传播的传染病患者,可能受到患者血液、体液、分泌物、排泄物喷溅时。

③ 防护服应具有良好的防水、抗静电、过滤效率和无皮肤刺激性,穿脱方便,结合部严密,袖口、脚踝口应为弹性收口。隔离衣应后开口,能遮盖住全部衣服和外露的皮肤。

④ 使用后的隔离衣、防护服处理正确。

(4)护理结局:正确使用隔离衣、防护服,操作者及清洁区没有被污染。

5.防护鞋(工作鞋)或鞋套的使用

(1)概述:防护鞋(工作鞋)或鞋套是用于避免将污物带入隔离病区和保护医务人员避免接触感染性因子的屏障用品。

(2)护理目标:减少医务人员在进入隔离病区(房)、ICU、烧伤病房、器官移植病房、新生儿及手术室区域时带来污染。

(3)护理重点步骤

① 进入隔离病区(房)和ICU、烧伤病房、器官移植病房、新生儿及手术室等区域时,需根据隔离防护要求选择工作鞋或鞋套。

② 每区域的工作鞋和鞋套只能在本区域内活动,不得跨区。

③ 从半污染区进入污染区,从缓冲间进入负压病室时应穿鞋套。

④　鞋套应具有良好的防水性能,并一次性使用,如有破损及时更换。

⑤　穿防护(工作)鞋时采用不接触技术,避免手、足部的污染。

⑥　使用后的防护(工作)鞋,放入专用的容器每日或每次进行清洁与消毒。

(4)护理结局:工作人员使用鞋套方法正确,未污染手足部。

(5)相关链接:

鞋套使用麻烦且易污染双手,所产生医疗垃圾增加处理费用,而工作鞋易穿,可循环利用。

6.工作帽的使用

(1)概述:是指既可防止工作人员的头屑、头发散落,又可自我保护的防护用品。

(2)护理目标:在进行诊疗护理过程中,无头发、头屑散落,亦未被污染。

(3)护理重点步骤

①　使用工作帽前,检查帽子大小、有无破损和清洁度。

②　将头发全部收纳进工作帽内,不外露。

③　被患者血体液污染时,应立即更换。

④　布类帽子应每次或每日更换,用后清洁消毒。一次性工作帽用后按感染性医疗废物处理。

(4)护理结局:医务人员正确使用工作帽,时机恰当。

五、标准预防技术案例要点分析

护士小李未戴手套给一名患者进行静脉采血,采血完毕拔出针头时,穿刺处渗出少许血液沾到小李手上,小李即用棉签擦拭,再进行针头回套,刺伤左手示指指腹,未见明显出血,小李未做特殊处理。请问,小李在标准预防中,哪些环节做得不对?

1.评估关注点

(1)视所有操作对象为潜在感染性患者;

(2)在操作过程中可能会接触患者血液、体液,应采取相应防护措施;

(3)发生血源性职业暴露时应立即采取的处理措施;

(4)发生针刺伤后,如何正确处理。

2.操作关注点

(1)在为患者行诊疗护理过程中,无论患者是否具有传染病,都要采取防护措施;

(2)进行有可能接触患者血液、体液、分泌物的护理、诊疗操作时必须戴手套,必要时戴双层手套;

(3)使用后的针头、注射器等锐器应当直接放入耐刺、防渗漏的锐器盒,不再回套,以防刺伤;

(4)操作者接触患者血液、体液时,皮肤虽无伤口,仍需用肥皂水和流动水清洗;

(5)发生针刺伤职业暴露后的处理措施:

1)立即用流动水冲洗伤口10min；在伤口旁端轻轻挤压，尽可能挤出损伤处的血液，再用流动水和肥皂液进行冲洗；禁止进行伤口的局部挤压；

2)伤口冲洗后，使用75%乙醇或者0.5%碘伏进行消毒；

3)采集护患血标本检验传染病源；

4)报告科室主任、护士长、院感办（暴露源为HIV阳性或疑似患者，应当在暴露发生后1h内上报防保科）；

5)填写职业暴露登记表；

6)必要时注射或口服预防性药物，根据防保科要求定期复查。

（陶艳玲、梁文仙）

参考文献

[1] 刘雪琴，彭刚艺，等．临床护理技术规范（基础篇）[M]．广州：广东科学技术出版社，2013．

[2] 李小寒，尚少梅．基础护理学（第五版）[M]．北京：人民卫生出版社，2013．

[3] 英国国家卫生和临床技术优化研究所．儿童发热指南[EB/OL].http://max.book118.com/html/2019/0528/6100/55/53002033.shtm,2019-5-29.

[4] 张萍，郑伟，姚丽芳，等．体温测量与体温计[J]．中国计量，2009,12:47-50．

[5] 姜安丽．新编护理学基础（第2版）[M]．北京：人民卫生出版社，2013．

[6] 李淑迦，巩玉秀，等．护理学分册[M]．北京：人民军医出版社，2011．

[7] 吴惠平，罗伟香，等．护理技术操作并发症及处理[M]．北京：人民卫生出版社，2014．

[8] 宋岳涛，等．老年综合评估[M]．北京：中国协和医科大学出版社，2012．

[9] 胡雁，成磊，住院患者跌倒危险因素评估[J]．上海护理，2012,12(2):88-94．

[10] 石凤英，等．康复护理学[M]．北京：人民卫生出版社，2008．

[11] 蒋琪霞，等．压疮护理学[M]．北京：人民卫生出版社，2015．

[12] 胥小芳，孙红，李春燕，等．动脉血气分析临床操作实践标准[J]，中国护理管理，2017,9:1158-1161．

[13] 罗洪源，沙妙生．提高动脉血气分析结果准确率的干预对策[J]，护士进修，2018,33(1):45-47

[14] 吕探云．健康评估[M]．北京：人民卫生出版社，2011．

[15] 中华医学会糖尿病学分会．中国血糖监测临床应用指南(2015版)[J]．糖尿病新天地（临床），2015,10(5):205-218．

[16] 顾经宇．这样征服糖尿病[M]．南京：东南大学出版社，2007．

[17] 陈灏珠，林果为．实用内科学[M]．北京：人民卫生出版社，2009．

[18] 赵佛容，等．口腔护理学（第二版）[M]．上海：复旦大学出版社，2013．

[19] 郑修霞，等．妇产科护理学[M]．北京：人民卫生出版社，2013．

[20] 罗桂平，等．降温毯在高热患者的临床运用及护理要点[J]．中外健康文摘，2012,(50)．

[21] 苏鸿熙．重症加强监护学[M]．北京：人民卫生出版社，1996．

[22] 许业珍，江朝光．重症加强护理学[M]．北京：军事医学科学出版社，2000．

[23] 杨莘．神经疾病护理学[M]．北京：人民卫生出版社，2011．

[24] 何闽，等．酒精擦浴不当致皮肤过敏1例报告[J]．福建医药杂志，2010,(1):179．

[25] 成人慢性气道疾病雾化吸入治疗专家组．成人慢性气道疾病雾化吸入治疗专家共识[J]．中国呼吸与危重监护杂志，2012,11:105-110．

[26] 那彦群，叶炎章，孙颖浩，等．中国泌尿外科疾病诊断治疗指南[M]．北京：人民卫生出版社，2014．

[27] 孟玮亿．小儿外科护理手册[M]．北京：北京大学医学出版社，2007．

[28] 徐惠萍 . 灌肠插管角度对灌肠并发症影响及其护理措施 [J]. 医学信息：上旬刊 ,2012,(9):156.

[29] 许红璐 , 肖萍 , 黄天雯 . 临床骨科专科护理指引 [M]. 广州 : 广东科学技术出版社 ,2013.

[30] 徐丽华 , 等 . 重症护理学全国专科护理领域岗位规范化培训教材 [M]. 北京 : 人民卫生出版社 ,2008.

[31] 杜喜英 , 杜文建 . 脉搏氧饱和度监测在急诊及创伤外科中的临床应用 [J]. 护理研究 ,2004,(7):1232-1234.

[32] 黄金 , 李乐之 . 临床护理技术操作并发症预防及处理 [M]. 北京 : 人民卫生出版社 ,2013.

[33] 尤黎明 , 吴瑛 . 内科护理学 (第 5 版)[M]. 北京 : 人民卫生出版社 ,2014.

[34] 吴惠平 . 临床护理相关仪器设备使用与维护 [M]. 北京 : 人民卫生出版社 ,2010.

[35] 吴在德 , 吴肇汉 , 外科学 (第 7 版)[M]. 北京 : 人民卫生出版社 ,2008.

[36] Springhouse 工作室 . 轻松危重症护理 [M]. 北京 : 北京大学医学出版社 ,2009.

[37] 郭莉 , 等 . 手术室护理实践指南 [M]. 北京 : 人民卫生出版社 ,2015.